JN021066

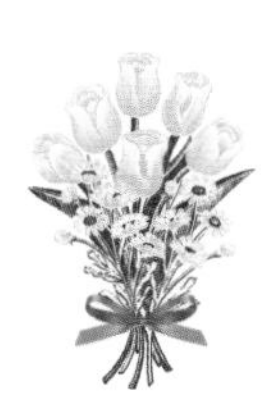

1日ひとつ、疲れが消える

おいしい漢方365

国際中医薬膳管理師
久保奈穂実（くぼなおみ）

世界文化社

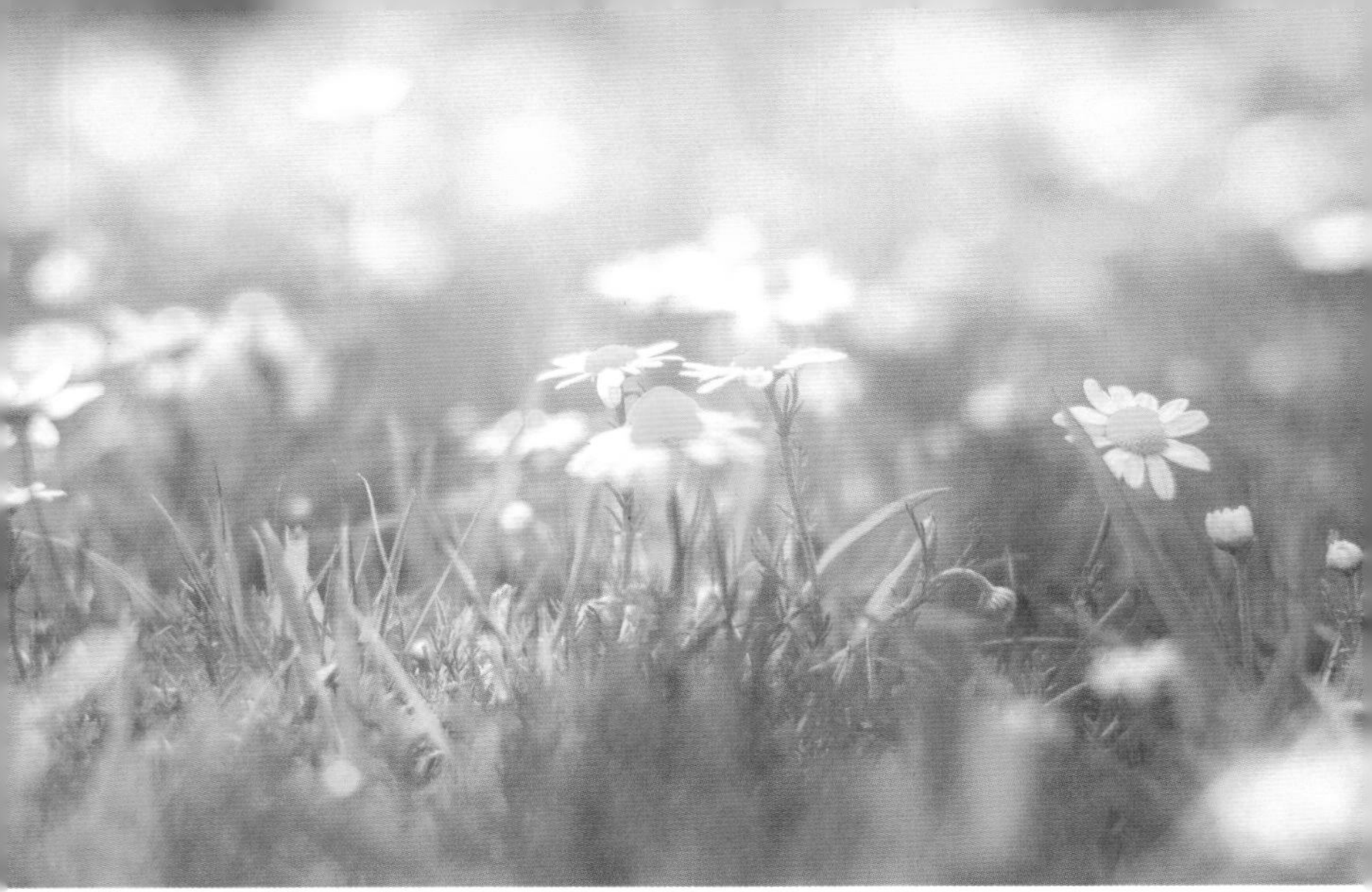

晴れて気持ちいい日。
雨で憂鬱な日。
暑さにぐったりな日。
寒さにしんみりする日。
忙しくてバタバタな日。
何もやる気が起きない日。
ちょっとだけ無理してがんばりたい日。

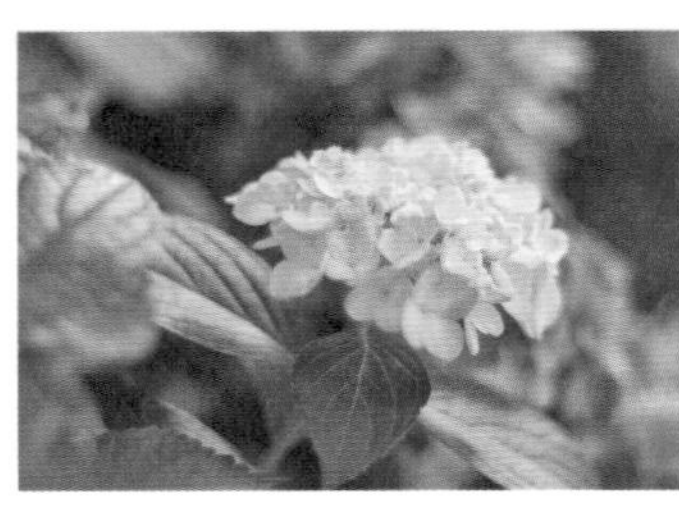

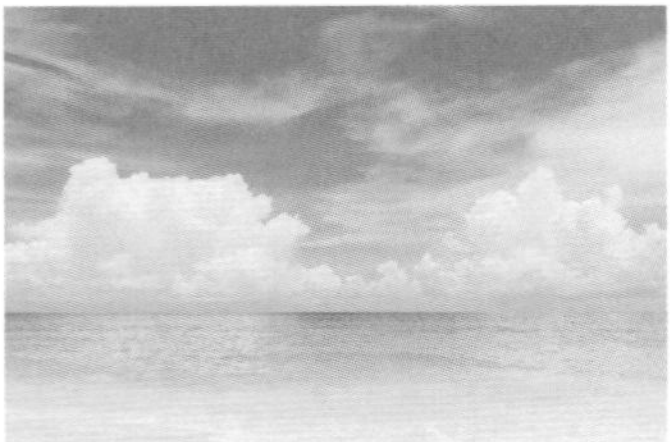

365日、同じ日はひとつもない。
揺らぐ日々にそっと寄り添うこの本で、
揺らがない心と体をつくりましょう。

今日の疲れを、自分でなくせたら。
今日の心を、自分で癒せたら。

きっと毎日が心地よくなって、
少し先の未来の体が、整っていきますよ。

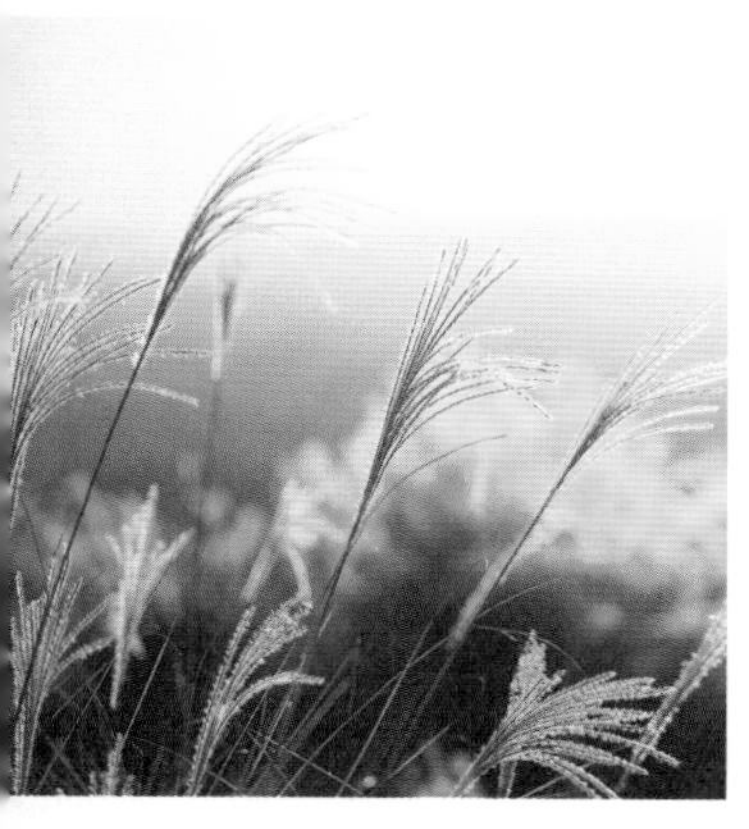

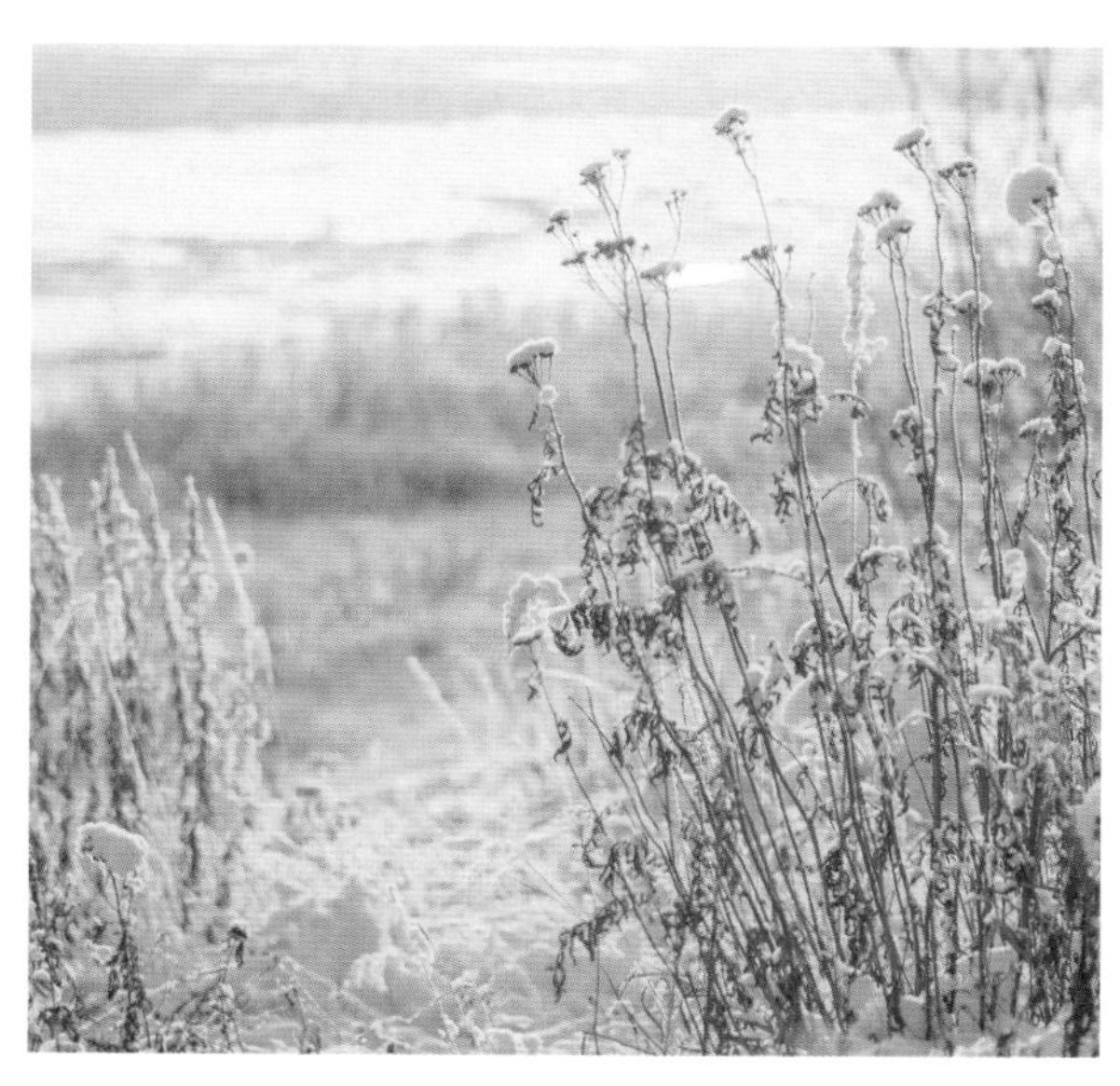

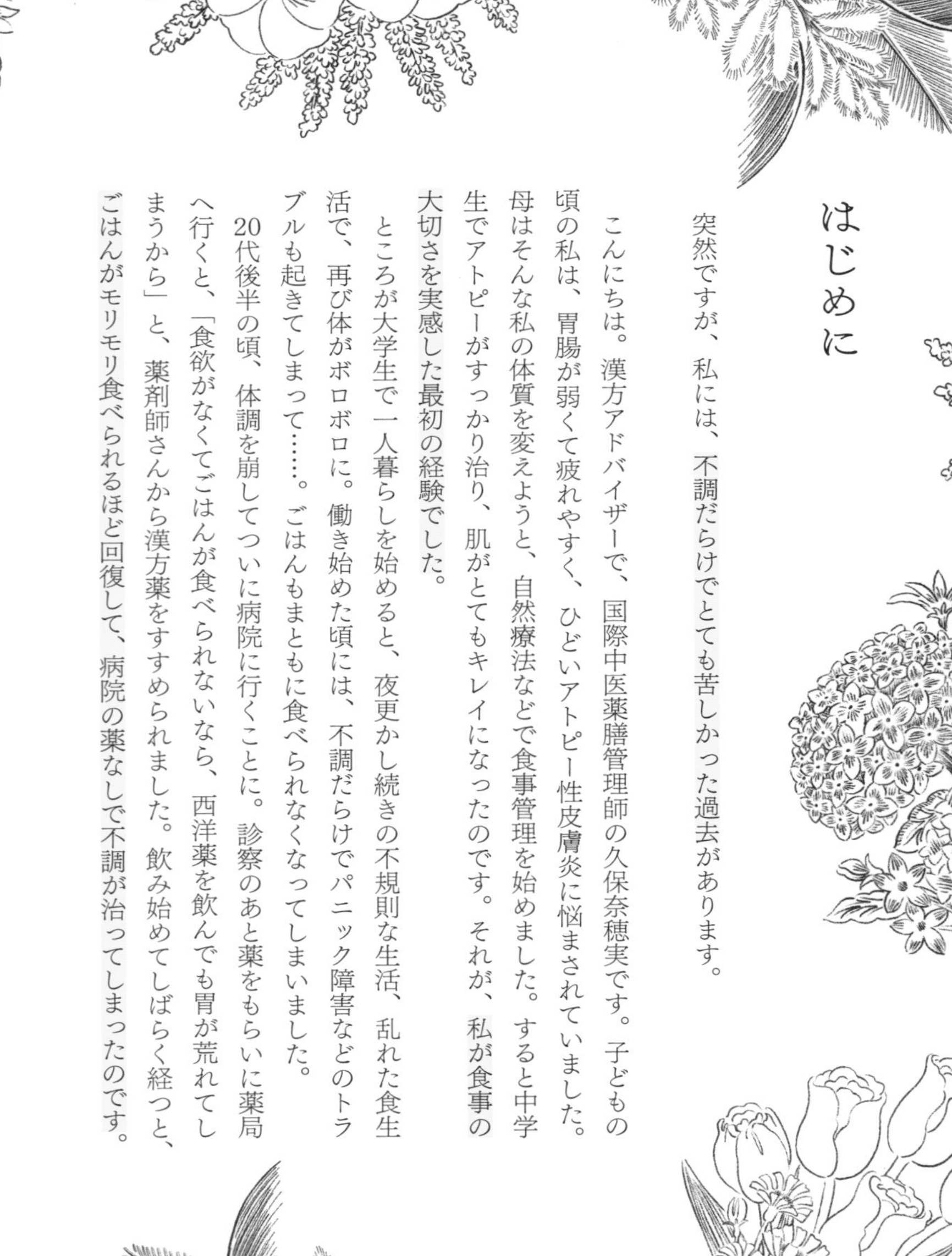

はじめに

突然ですが、私には、不調だらけでとても苦しかった過去があります。

こんにちは。漢方アドバイザーで、国際中医薬膳管理師の久保奈穂実です。子どもの頃の私は、胃腸が弱くて疲れやすく、ひどいアトピー性皮膚炎に悩まされていました。母はそんな私の体質を変えようと、自然療法などで食事管理を始めました。すると中学生でアトピーがすっかり治り、肌がとてもキレイになったのです。それが、私が食事の大切さを実感した最初の経験でした。

ところが大学生で一人暮らしを始めると、夜更かし続きの不規則な生活、乱れた食生活で、再び体がボロボロに。働き始めた頃には、不調だらけでパニック障害などのトラブルも起きてしまって……。ごはんもまともに食べられなくなってしまいました。

20代後半の頃、体調を崩してついに病院に行くことに。診察のあと薬をもらいに薬局へ行くと、「食欲がなくてごはんが食べられないなら、西洋薬を飲んでも胃が荒れてしまうから」と、薬剤師さんから漢方薬をすすめられました。飲み始めてしばらく経つと、ごはんがモリモリ食べられるほど回復して、病院の薬なしで不調が治ってしまったのです。

それを機に、自分も漢方の道を志そうと、漢方と中医アロマ（中医学に基づくアロマテラピー）の学校に通い始めました。

私は、その奥深さにたちまち心を奪われました。学んだ「養生（ようじょう）」を自分で実践するうちに、健康な体と心を取り戻すことができたのです。

私と同じように「原因がわからない不調」に悩んでいる人たちの役に立ちたいと思い、中医アロマ、漢方アドバイザー、国際中医薬膳管理師の資格を取得。漢方薬店や鍼灸院での勤務を経て、現在は「成城漢方たまり」で年間約二千人の方の漢方相談を行なっています。

この本は、日々のちょっとしたコツで「自分で自分の心や体を元気に保てる」ことを伝えたいという思いから生まれました。疲れている、料理が苦手、時間や心に余裕がない。そんな方に向けて、私自身の過去や漢方相談で得た知見をもとに、「これならできそう」と思っていただける優しい養生法をまとめました。SNSで発信して反響が大きかったレシピも、ブラッシュアップしてたっぷり掲載しています。

本書が、皆さまの日々に、そっと寄り添う一冊になりますように。

久保奈穂実

7年サイクルで変わる　女性の体

中医学では、左の図のように「女性は7の倍数で体に変化が現れる」という考え方があります（男性は8の倍数）。21歳になると成熟期が始まって女性らしい体つきになり、28歳には身体機能や生殖機能のピークを迎えます。それ以降は少しずつ下り坂になります。

実際、漢方相談に来られる女性は、ちょうど35歳、42歳、49歳の人が多いので、やはりみなさん、この年齢になると体の変化を感じるんだなあと思います。

28歳を過ぎてからの変化に、暗い気持ちになるかもしれません。でも、せっかくなら楽しんでみませんか。本書でご紹介するちょっとしたコツを日々に取り入れれば、養生で老化をゆるやかにし、最も体が大きく変化する更年期の49歳で、穏やかに着地できるよう整えていけます。エイジングを恐れる必要はないのです。養生をして、ポジティブに歳を重ねましょう。

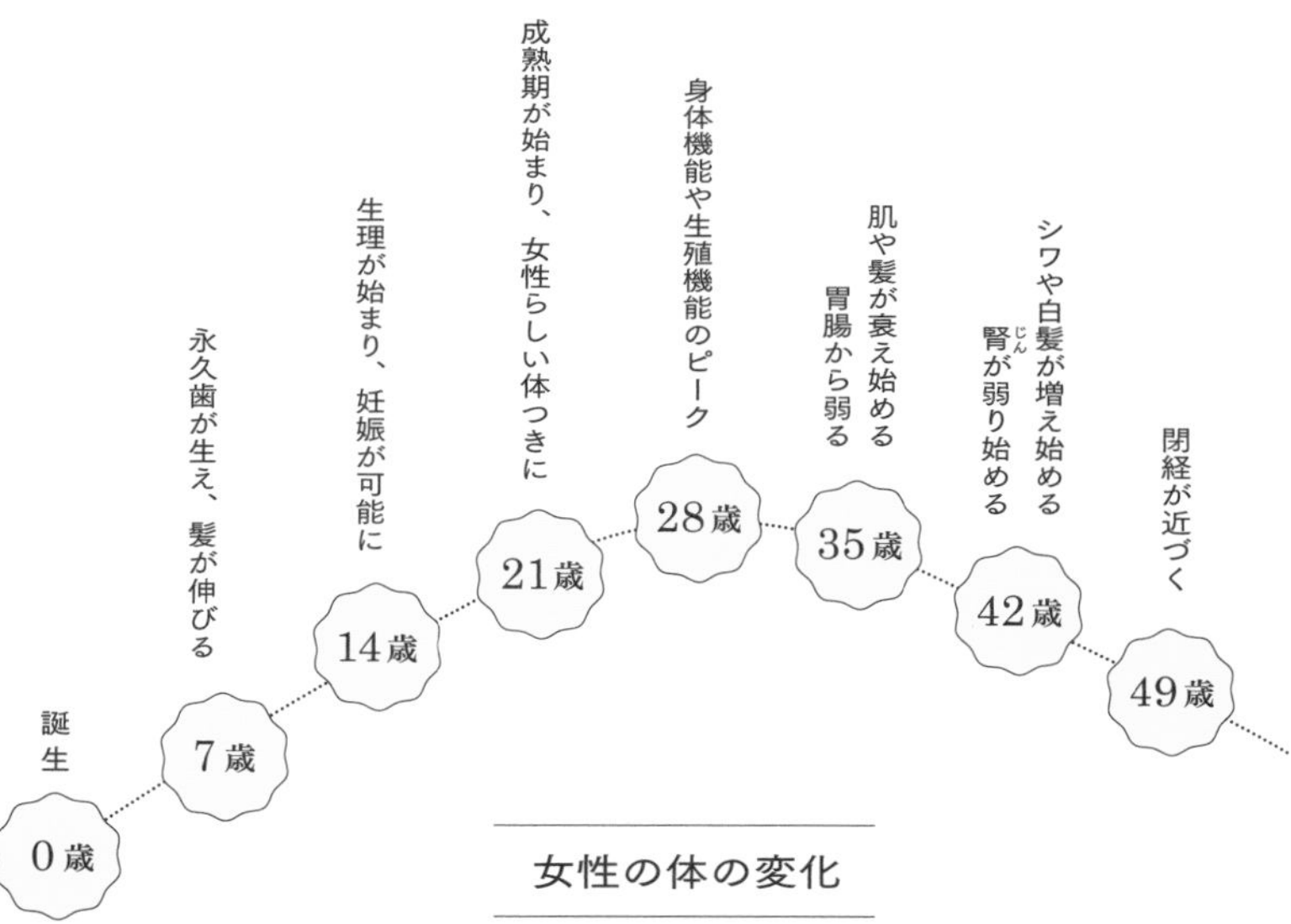

女性の体の変化

7歳	腎気が強くなり、歯が生え、 髪の毛の伸びるスピードが速くなる。
14歳	生殖を司る腎気が生じ、 血脈の流れが盛んになり、生理が始まる。
21歳	腎気のバランスがよくなり、親知らずが生えてくる。 女性らしい体つきになる。
28歳	骨が丈夫になり、体は最も元気な状態。
35歳	顔が老け始めて髪の毛も抜け始める。 胃腸から弱るので胃腸のケアが大切。
42歳	顔は老け、髪の毛は白くなる。 腎が弱り始めるので、腎のケアを始めて。
49歳	生殖を主る物質（ホルモンなど）がより少なくなり、 閉経が近づく。

「養生（ようじょう）」ってなんですか？

病気を未然に防ぐ

養生というと、引っ越しのときに使う「養生テープ」を思い浮かべる人も多いかもしれませんね。養生テープは、家や家具などに傷がつかないようにあらかじめ貼っておくものです。これと同じで、養生とは心身が元気な状態を保つために、あらかじめ生活習慣に気をつけること。

西洋医学では、病院に行って病名がついたら治療をしますが、中医学では、病気になる前の「未病」の段階で体を整えて病気を未然に防ぐという考えがベースにあります。たとえば体のどこかに不調があると、髪がパサついたり、爪が割れたり、舌に白い舌苔（ぜったい）がべったり付いたりなどと、気になる変化が現れます。これは実は、体からの重要なサイン。これらを見逃さずに心身の状態を整えて、未然に病気を防ぐのが養生です。

旧暦にそった生活

また、次の季節で元気に過ごせるように、前もってケアをしておくのも養生の基本。そのため実際の季節より少し前倒しの旧暦の暦に則って、立春を1年の始まりとして2～4月を春、5～7月を夏（一部は梅雨）、8～10月を秋、11～1月を冬として養生をします。早め早めに対処することで、季節の変化に対応して、元気で過ごせるのです。

食事で養生

養生の具体的な方法は、食事や運動、睡眠、感情のコントロール、生活習慣などですが、どれも簡単にできることばかり。特に私が大切にしているのは食事です。中医学では、すべての食べ物に効能があるとされていて、自分の今の体の状態にあった食べ物を取り入れて健康を保つことを「食養生」と言います。また、自分の不調に合った食べ物を取り入れて症状を改善するのが「薬膳」。この本では、すぐにできる食養生と薬膳をたくさんご紹介しています。

ただし、頑張りすぎて、負担になってしまっては本末転倒。この本では365日の養生をご紹介していますが、毎日すべてをやらなきゃいけないわけではありません。自分が心地よくできることを、ゆる～く取り入れていけばそれでOK。それが養生の一番、大事なポイントです。

入門 1

あらゆるものは陰（いん）と陽（よう）に分かれる

　ここからは、養生をするうえで知っておくといい3つのことをお話しします。

　ひとつめが、「陰」と「陽」です。中医学には、あらゆるものを陰と陽に分類して考える「陰陽説」という哲学があります。左の表のように、活動的で明るく温かい性質のものが陽で、暗く冷たい性質のものを陰とします。また、一日のうちで陽が極まるのが真昼で、そこから次第に陽が弱まって陰が徐々に増し、真夜中には陰が極まり、夜明けに近づくにつれて陰が弱くなっていきます。一年では陽が極まるのが夏至、陰が極まるのが冬至です。

　陰と陽、どちらが良い悪いという分類ではなく、バランスを取り合っている関係です。

　体でも陰と陽があり、陽が多過ぎる状態「実熱（じつねつ）」になると、イライラ、カッカしやすくなります。陰が少ない状態「陰虚（いんきょ）」になると、潤い不足で乾燥しやすくなります。

　陰陽のバランスは、生活習慣や食事の偏りなど、さまざまな原因で崩れてしまいます。でもたとえば、日向ぼっこをして陽を増やすというように、小さなことでバランスを整えられます。養生の大事なポイントなので覚えておきましょう。

季節ごとの陰陽の変化

陽は夏至（6月21日頃）、陰は冬至（12月22日頃）にピークを迎える。

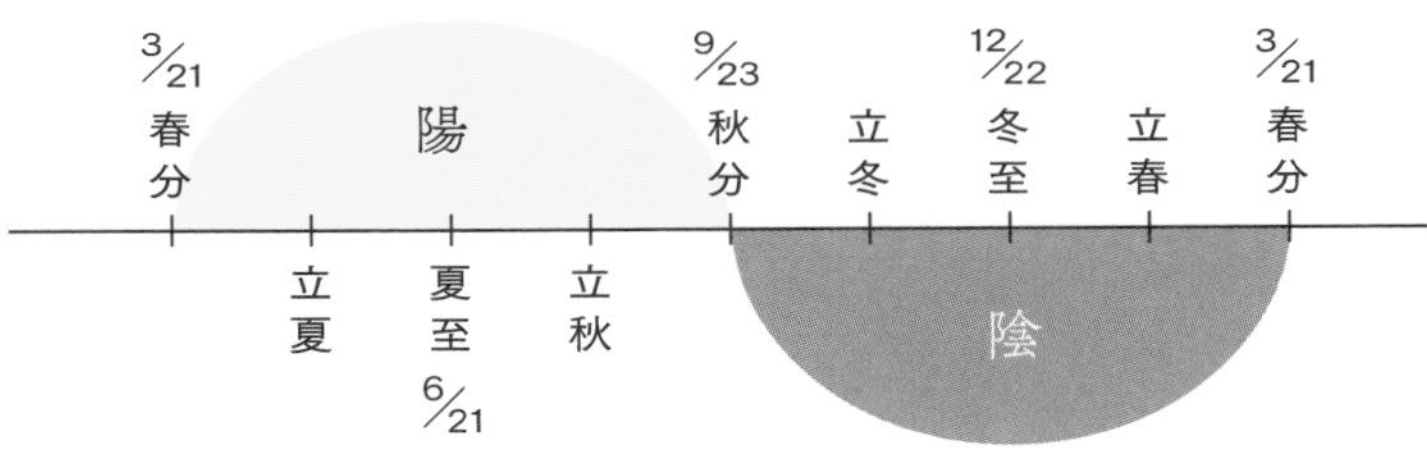

陰と陽の関係表

陽	陰
太陽	月
昼	夜
天	地
春・夏	秋・冬
男	女
背中・上半身	お腹・下半身
興奮	抑制
温熱	寒涼
動	静

入門 2

「気・血・水」のバランスを整える

養生をするうえで知っておきたい2つめの中医学の概念が、「気・血・水」です。中医学では、体に気・血・水の3つの要素があり、これが不足なくバランスよく巡っている状態を健康ととらえます。「気」は、生命を維持する源となるエネルギーのこと。「血」は血管を流れる赤く栄養のある液体。西洋医学で言う血液とは少し異なり、全身に栄養を行き渡らせる働き自体も含めたものが血です。そして「水」は血液以外の体液のこと。

この3つのどれかが不足したり、巡りが滞ったりするとバランスが乱れて不調が現れます。たとえば、気が不足した状態「気虚」になると疲れやすくなります。気が滞った状態「気滞」になるとイライラしやすくなり、血が滞った状態「瘀血」になると顔色が悪くなってコリや痛みに……といろいろな不調が起きます。バランスが乱れる原因は、普段の食事や生活習慣、感情などさまざま。そこでバランスを整えるのが養生です。

難しく思えるかもしれませんが、基本は単純。左の3つのポイントを意識すれば、バランスは整えられるからとてもシンプルです。

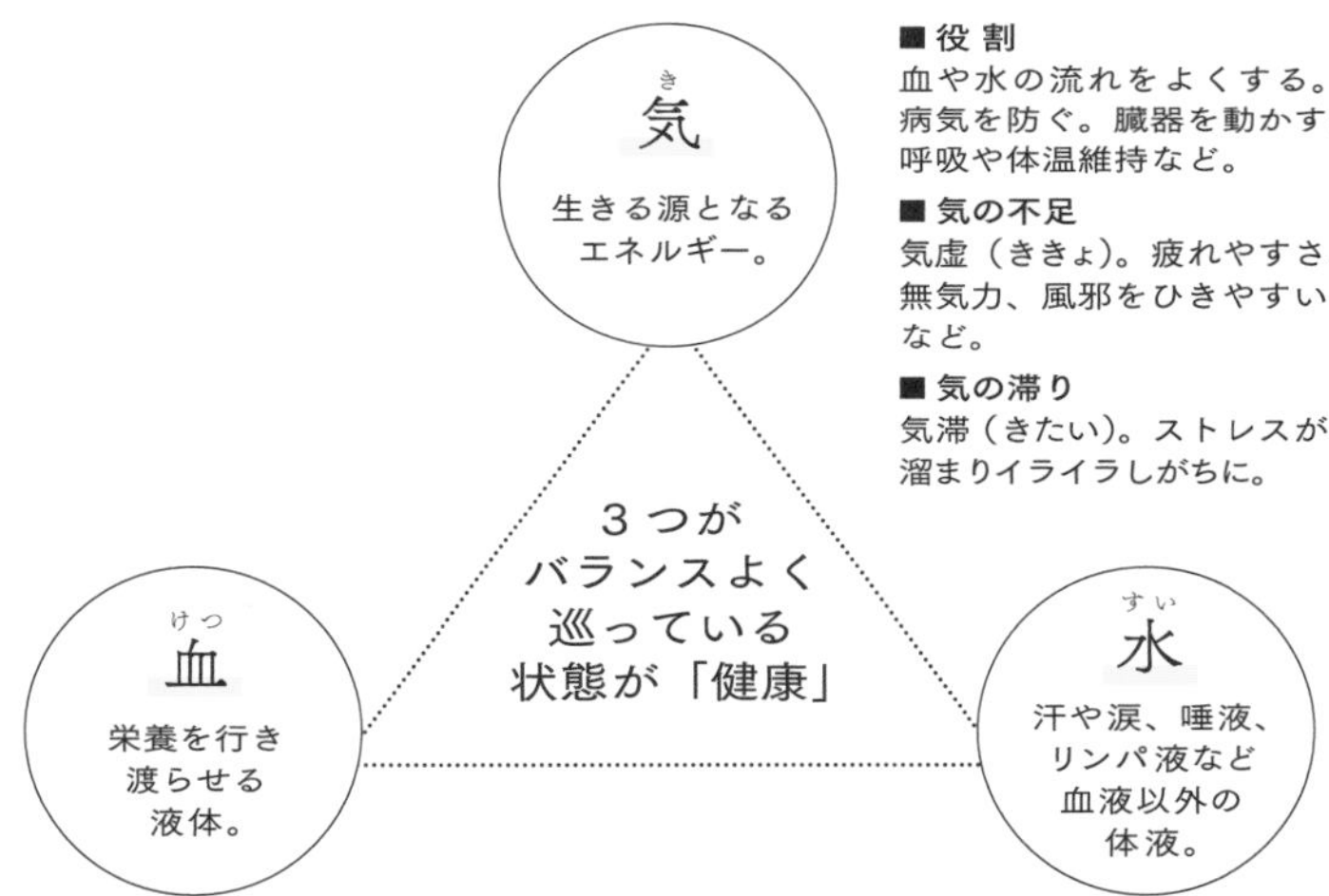

■役割
血や水の流れをよくする。病気を防ぐ。臓器を動かす、呼吸や体温維持など。

■気の不足
気虚（ききょ）。疲れやすさ、無気力、風邪をひきやすいなど。

■気の滞り
気滞（きたい）。ストレスが溜まりイライラしがちに。

■役割
全身に栄養を行き渡らせ、臓器の働きを高める。精神安定。

■血の不足
血虚（けっきょ）。顔色が悪くなり、貧血気味に。不眠、不安感。

■血の滞り
瘀血（おけつ）。冷え、生理痛、くすみ、クマ、肩こりなど。

■役割
体内の水分バランスを調整する。体を潤す。血の原料。

■水の不足
陰虚（いんきょ）。潤い不足。肌や髪の乾燥。ほてり、寝汗など。

■水の滞り
痰湿（たんしつ）。体のむくみ、重だるさ、ニキビなど。

気血水のバランスのために

① 余分なものは排出する。

例：水が溜まりすぎたら排出を促すものを食べる。

② 滞ったら、巡らせる。

例：気が滞ったら気を巡らすものを食べる。

③ 不足したら、補う。

例：気が不足したら気を補うものを食べる。

入門
3

「五臓」の働きとバランスを整える

　養生のために知っておきたい3つめが「五臓」です。中医学では、体の働きや機能を肝、心、脾、肺、腎の5つ＝五臓に分類します。五臓は、心臓、肝臓などという臓器だけを指すのではなく、より広くその機能や概念も含み、それぞれ左ページで示したような働きがあります。五臓は互いに働きを高め合ったり、抑制し合ったりしながらバランスを取っています。

　また、五臓は、季節、感情、味、感覚器、色なども相関しています。たとえば、「肝」と相関する季節の「春」は、肝に負担がかかりやすくなります。そして肝に負担がかかると、感覚器では「目」、部位では「爪」に不調が現れ、感情では「怒り」が生じやすくなります。改善のためには、肝と相関する「青」や「酸味」の食材がいいと考えます。この本では、そんな五臓のバランスを取る養生も紹介していきます。無理に憶えなくても大丈夫です。本編でこの考え方に慣れてきたら、巻末の「五行色体表」（p311）もチェックしてみてください。

肝（かん）

■ 働き

血の貯蔵や血量の調整など。気を巡らせ自律神経を安定させる。ほかの臓が正しく働くよう調整する。

■ 肝が弱ると…

自律神経が乱れ、イライラ、抑うつの原因に。肝はストレスに弱い。

心（しん）

■ 働き

血を体の隅々まで行き渡らせ、精神や意識を安定させる。筋肉や関節などに栄養を送り、スムーズに動けるようにする。

■ 心が弱ると…

血が巡りにくくなり、動悸や、精神の乱れの原因に。

脾（ひ）

■ 働き

消化吸収を担い、食べ物から滋養物質を作り出し肺と心に運ぶ。水分の吸収と排出の働きの一部も担当する。

■ 脾が弱ると…

食欲不振や消化不良など消化器の不調に。結果、気血の不足の原因に。

肺（はい）

■ 働き

呼吸を通して新鮮な空気を取り込み、全身に気や血を送り届ける。皮膚や粘膜の生成、免疫機能、水分代謝にも関わる。

■ 肺が弱ると…

空咳や喘息など呼吸器の不調のほか、風邪や顔のむくみにつながる。

腎（じん）

■ 働き

生命エネルギーの源で、成長や発育、生殖、ホルモン分泌、知能、知覚、運動系の発達と維持に関わる。体を温めて血を生成する。

■ 腎が弱ると…

下半身のむくみや、物忘れ、骨の弱り、耳が遠くなるなど老化症状が出る。

Contents

本書の使い方

●二十四節気に合わせた構成

二十四節気とは、四季をさらに六つにわけたもの。１冊を通して、立春や冬至などの二十四節気を紹介。各季節の特徴をつかみましょう。

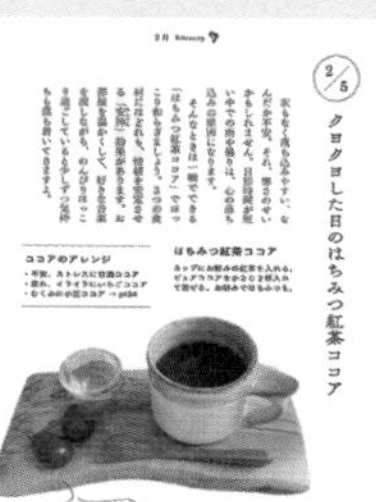

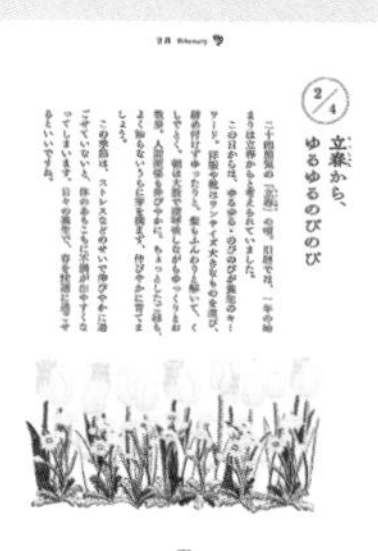

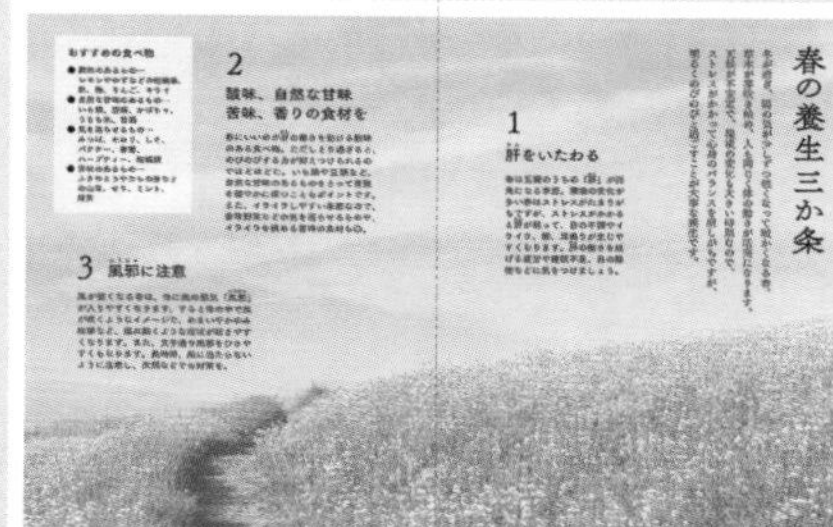

●各季節の養生三か条

各季節の導入ページで、季節に合わせた養生の３つのポイントとおすすめ食材を紹介。

●１日ごとのページ

１日１テーマで、身近な食材の簡単レシピ、食材の効能、アロマやツボなど今すぐできるセルフケアを紹介。分量記載がないレシピはお好みの分量で作ってください。

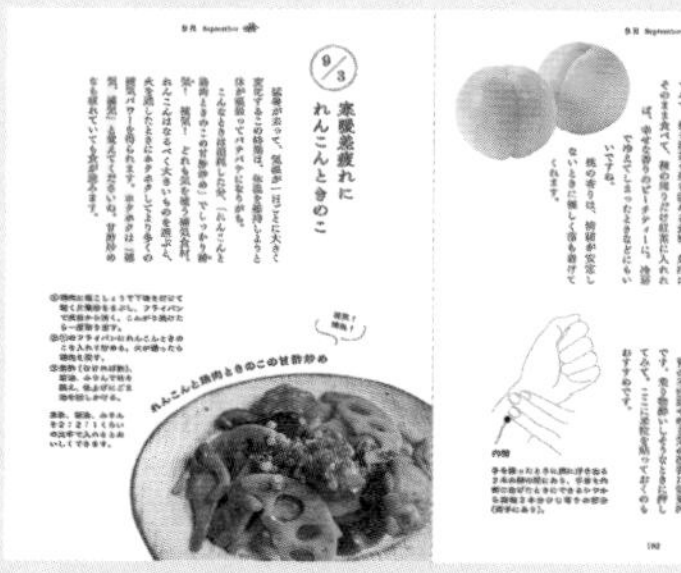

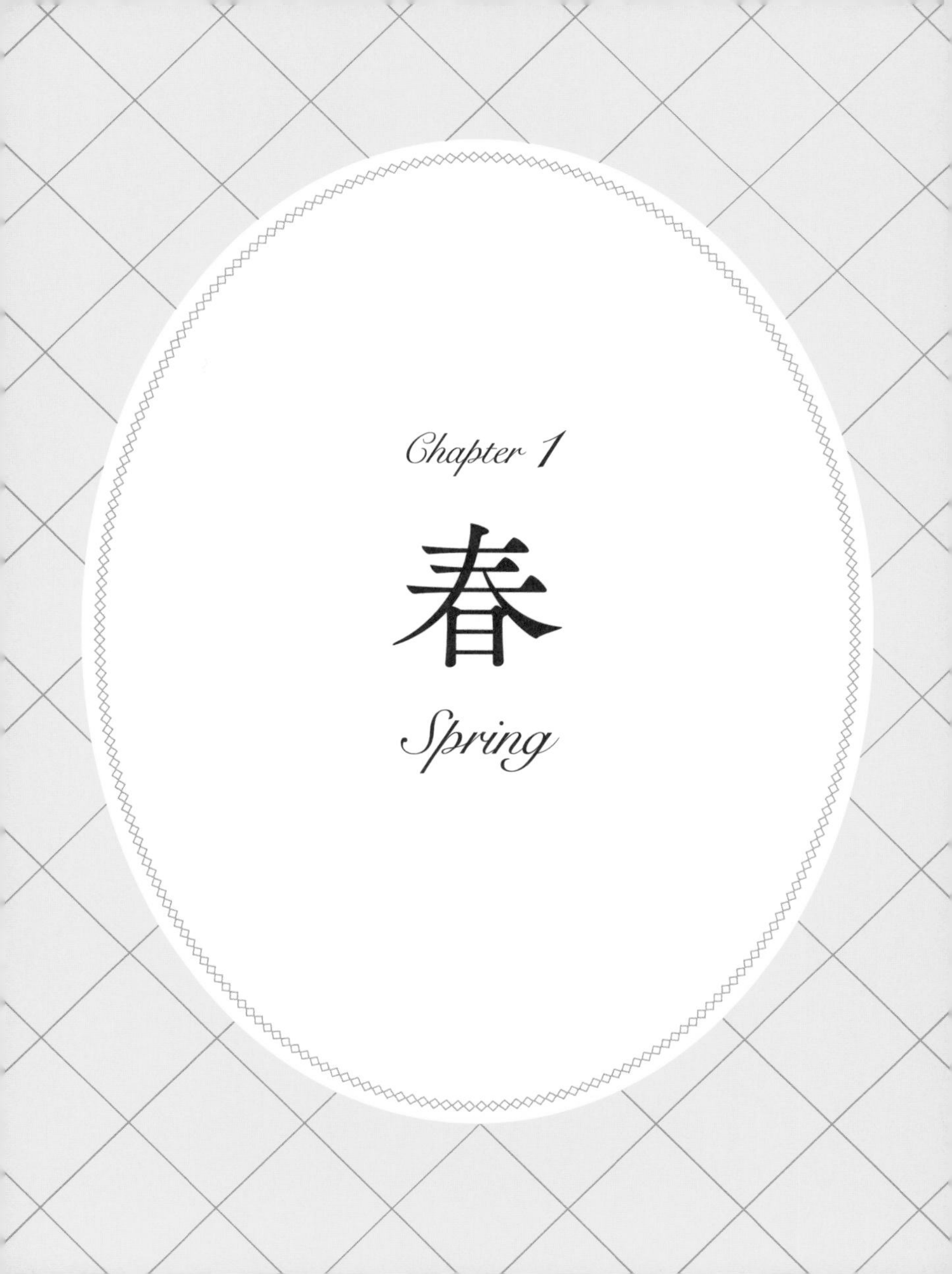

Chapter 1

春

Spring

春の養生三か条

冬が過ぎ、陽の気が少しずつ強くなって暖かくなる春。草木が芽吹き始め、人も同じく体の動きが活発になります。天候が不安定で、環境の変化も大きい時期なので、ストレスがかかって心身のバランスを崩しがちですが、明るくのびのびと過ごすことが大事な養生です。

1

肝(かん)をいたわる

春は五臓のうちの「肝(かん)」が活発になる季節。環境の変化が多い春はストレスがたまりがちですが、ストレスがかかると肝(かん)が弱って、目の不調やイライラ、鬱、耳鳴りが生じやすくなります。肝(かん)の働きを妨げる疲労や睡眠不足、目の酷使などに気をつけましょう。

おすすめの食べ物

- 酸味のあるもの…
  レモンやゆずなどの柑橘類、
  酢、梅、りんご、キウイ
- 自然な甘味のあるもの…
  いも類、豆類、かぼちゃ、
  うるち米、甘酒
- 気を巡らせるもの…
  みつば、セロリ、しそ、
  パクチー、春菊、
  ハーブティー、柑橘類
- 苦味のあるもの…
  ふきのとうやたらの芽など
  の山菜、せり、ミント、
  緑茶

2 酸味、自然な甘味 苦味、香りの食材を

春にいいのが肝(かん)の働きを助ける酸味のある食べ物。ただしとり過ぎると、のびのびする力が抑えつけられるのでほどほどに。いも類や豆類など、自然な甘味のあるものをとって胃腸を健やかに保つこともポイントです。また、イライラしやすい季節なので、香味野菜などの気を巡らせるものや、イライラを鎮める苦味の食材も◎。

3 風邪(ふうじゃ)に注意

風が強くなる春は、体に風の邪気「風邪(ふうじゃ)」が入りやすくなります。すると体の中で風が吹くようなイメージで、めまいやかゆみ痙攣など、揺れ動くような症状が起きやすくなります。また、文字通り風邪をひきやすくもなります。長時間、風に当たらないように注意し、衣類などでも対策を。

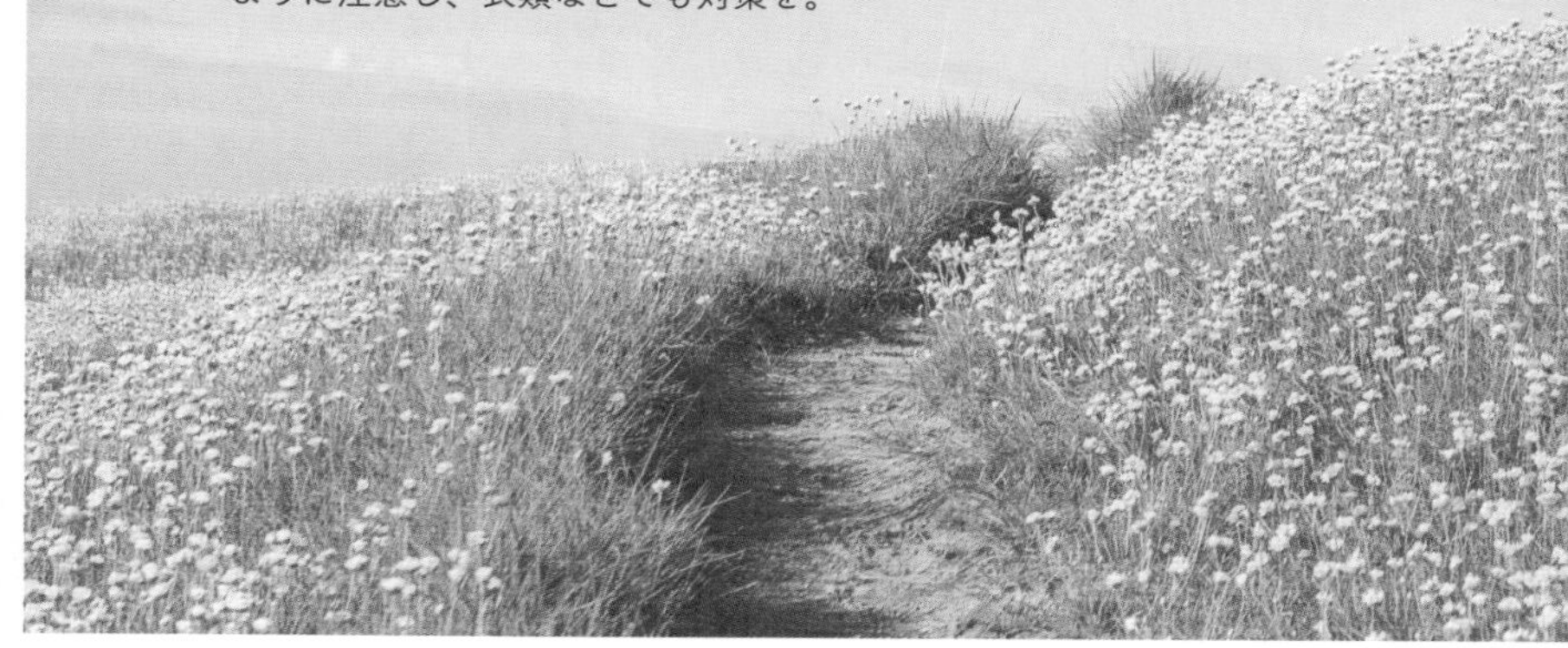

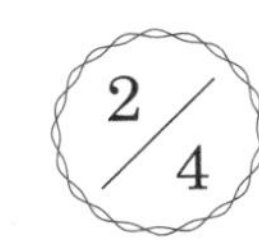

立春(りっしゅん)から、ゆるゆるのびのび

二十四節気の「立春(りっしゅん)」の頃。旧暦では、一年の始まりは立春からと考えられていました。

この日からは、ゆるゆる・のびのびが養生のキーワード。洋服や靴はワンサイズ大きなものを選び、締め付けずゆったりと。髪もふんわりと解いて、くしでとく。朝は大股で深呼吸しながらゆっくりとお散歩。人間関係も伸びやかに。ちょっとしたご縁も、よく知らないうちに芽を摘まず、伸びやかに育てましょう。

この季節は、ストレスなどのせいで伸びやかに過ごせていないと、体のあちこちに不調が出やすくなってしまいます。日々の養生で、春を快適に過ごせるといいですね。

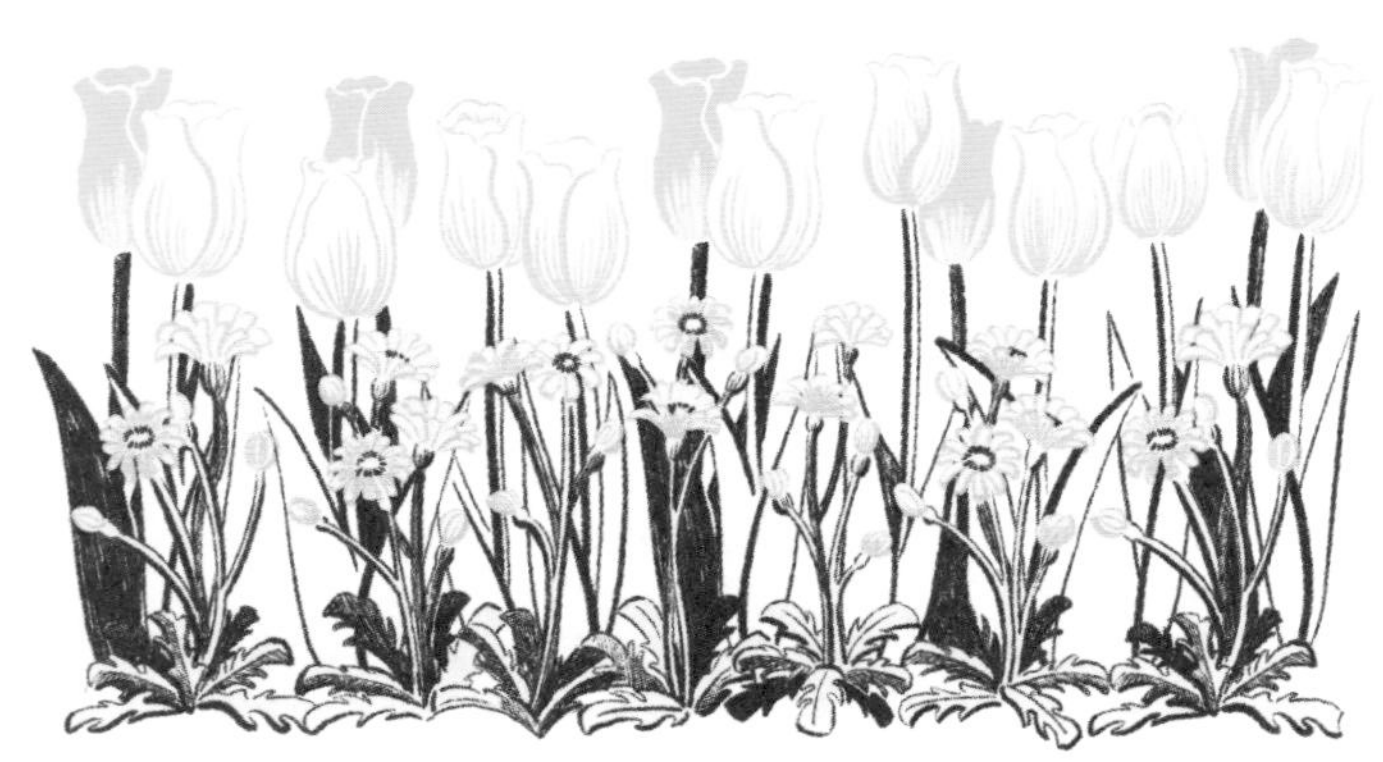

2/5

クヨクヨした日のはちみつ紅茶ココア

訳もなく落ち込みやすい、なんだか不安。それ、寒さのせいかもしれません。日照時間が短い中での雨や曇りは、心の落ち込みの原因になります。

そんなときは一瞬でできる「はちみつ紅茶ココア」でほっこり和らぎましょう。3つの食材にはどれも、情緒を安定させる「安神（あんじん）」効果があります。お部屋を温かくして、好きな音楽を流しながら、のんびりほっこり過ごしていると少しずつ気持ちも落ち着いてきますよ。

はちみつ紅茶ココア

カップにお好みの紅茶を入れる。ピュアココアを小さじ2杯入れて混ぜる。お好みではちみつを。

ココアのアレンジ

- 不安、ストレスに甘酒ココア
- 疲れ、イライラにいちごココア
- むくみに小豆ココア → p134

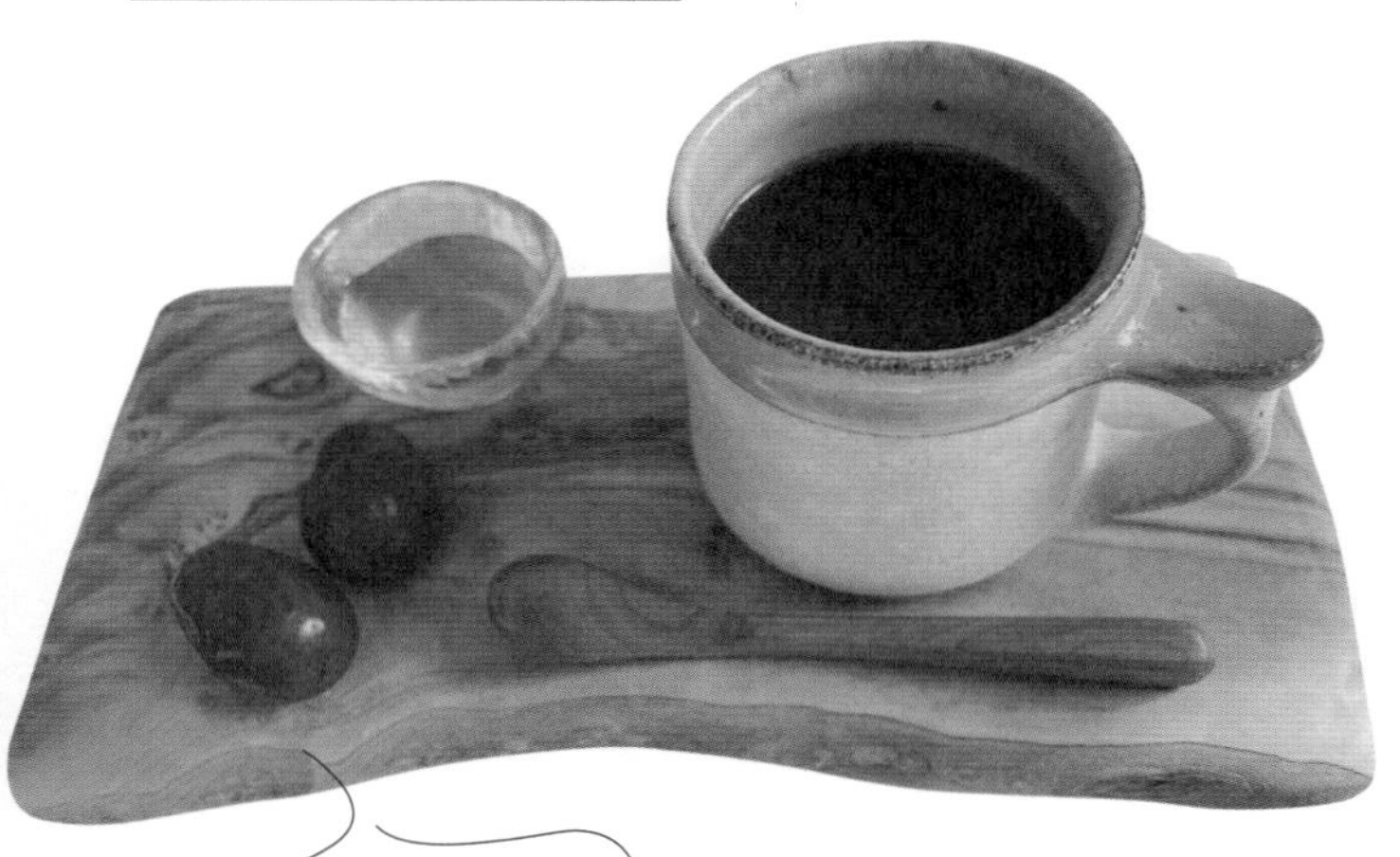

なつめも不安感解消におすすめ → p61

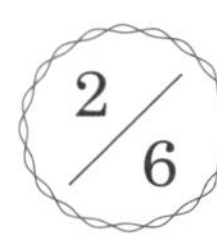

2/6 白湯(さゆ)は万人に合う薬

お金をかけずに体を整えたいなら、白湯と早寝を習慣にしてみてください。

お腹がちょぴっと温まるくらいの少量を、ゆっくり飲みましょう。

チベットの伝統医学に、「病気の最初は胃腸不良、薬の最初は白湯」ということわざがあります。毎朝の白湯は、お腹の調子を整え、病気を未然に防ぐ薬のような役割があるということですね。

誰にでも合う薬や食べ物はありません。でも、白湯だけはどんな人にもおすすめしたい飲み物です。

2/7 ゾクッときたらしょうが黒糖

暖かくなったと思ったら、急に冷え込んだりと寒暖差の激しい時期。なんだか首筋がゾクゾクして、風邪っぽいかも⁉

そんなときは、間髪入れずに「しょうが黒糖湯」を。スライスしたしょうがと、黒糖を小鍋に入れてコトコト。ふぅふぅしながらじんわりと汗をかくまで飲んだら、早めに寝てくださいね。ポイントは「間髪入れず」と「じんわりと汗をかく」の2つ。あとは温かくしてぐっすり寝れば、風邪を追い払えます。

冷えによる腹痛や、生理痛にも効果的なレシピです。

※のどの痛みや熱があるタイプの風邪には逆効果の場合があります。p292参照。

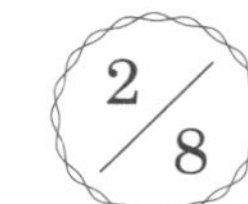

柑橘の香りで春のイライラがすっきり

この時期のイライラには柑橘がぴったり。中でもきんかんがおすすめです。春は、自律神経と深く関わる肝の働きが活発になる季節。のびのび過ごせていないと肝がうまく働かず、気が滞ってイライラの原因になります。

柑橘類の皮に含まれる精油成分の強い香りには、気を巡らせる効果があり、皮ごと食べられるきんかんは特に効果的なのです。誰かがイライラしていたら、そっと手渡してあげましょう。本人が一番つらいはずだから。

放っておくと
イライラが加速！

気滞のサイン

・お腹のはり　・脇腹の痛み　・情緒不安定
・のどのつまり　・肩のはり　・食欲のムラ
・便秘と下痢を繰り返す

香りで気を巡らせればスッキリ！

・きんかん緑茶 → p38　・レモンの精油 → p48　・柑橘ソーダ → p51

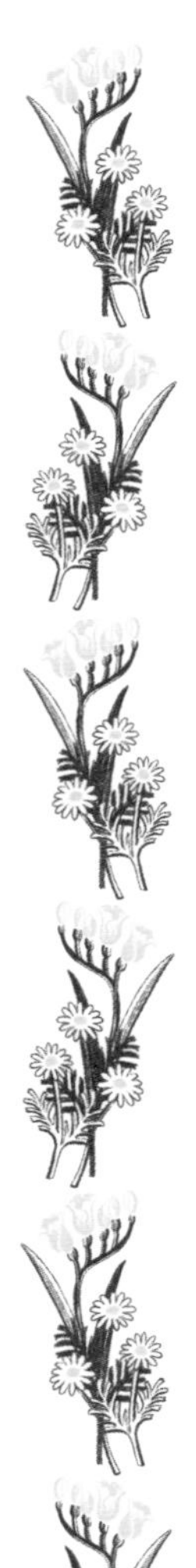

かゆみには辛いものNG

春は、陽の気が上がって顔や背中などの上半身に炎症やかゆみが出やすい季節。花粉のかゆみもつらいですよね。

そんなときは、辛いものを控えましょう。辛いものは体に熱を生み出すので、火に油を注ぐようなもの。できるだけ控えるほうが安心。

かゆみには「苦味」です。濃く煎れた緑茶や、グレープフルーツは手軽にとれる苦味の代表。苦味が熱を冷まし、炎症やかゆみを鎮静してくれます。

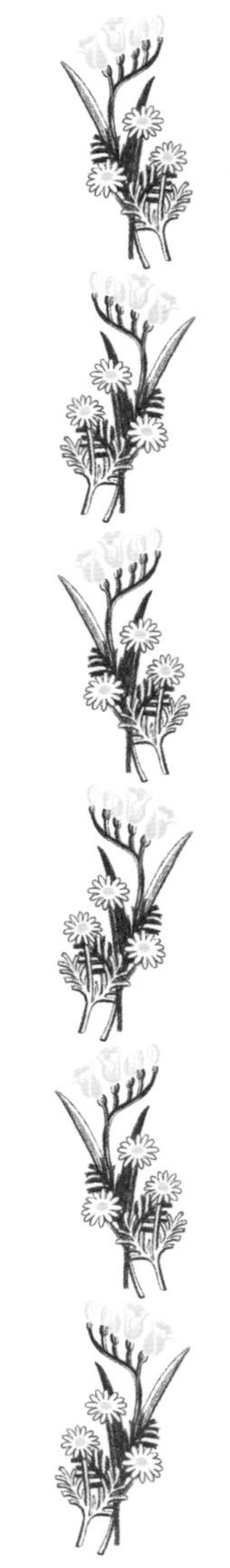

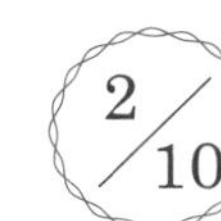

春ののぼせや頭痛は山菜で解消

春によくある上半身トラブルには、ほてり、のぼせ、めまい、頭痛、イライラ、顔や背中の肌荒れ・吹き出物があります。

かゆみ同様、これらにも体の余分な熱を冷ます「清熱(せいねつ)作用」がある苦味食材がおすすめです。春に山菜など苦味食材を食べることは、理にかなったことなのです。

山菜は、お酒や揚げ物、甘いものが好きな人のデトックスにもおすすめです。

山菜は天ぷらでなくおひたしで

おすすめの山菜は、春が旬のせり、ふきのとう、たらの芽などです。せりは根っこまできれいに洗って、さっとゆでたおひたしがおいしいですよ。

山菜は天ぷらがおいしいですが、清熱作用を期待するならおすすめできません。油で揚げると熱が加わり、清熱の効果が失われてしまいます。おひたしで春の苦味を口いっぱいに味わえば、こもった熱が解消されますよ。

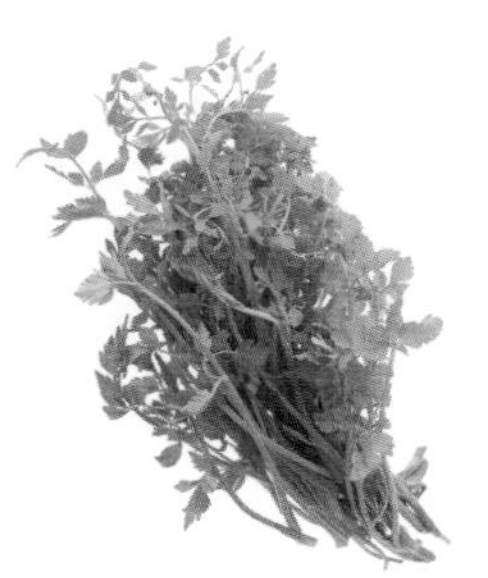

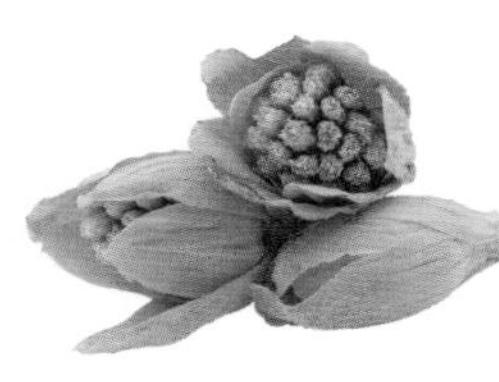

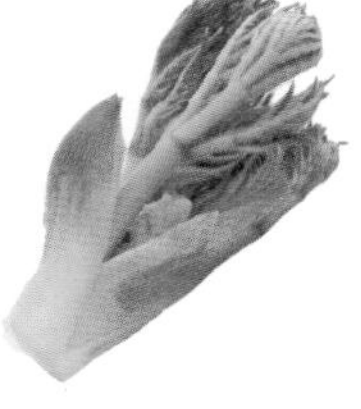

2/12

目のカユカユに菊花ミントティー

そろそろ花粉の季節が到来。つらい症状には、「菊花ミントティー」を。スッキリと爽やかな味で、菊花もミントも目のかゆみや充血をスーッと抑えてくれます。この組み合わせは春に多いのぼせ頭痛や、のどのイガイガ、鼻づまりにも効果的。

菊花は漢方薬局やインターネットなどで購入できます。菊花がなければ、緑茶とミントで作っても大丈夫（p49）。

菊花ミントティー

菊花とミント（できれば生のもの）を一緒に入れてお湯を注ぐだけ。

見た目もかわいくて癒されます

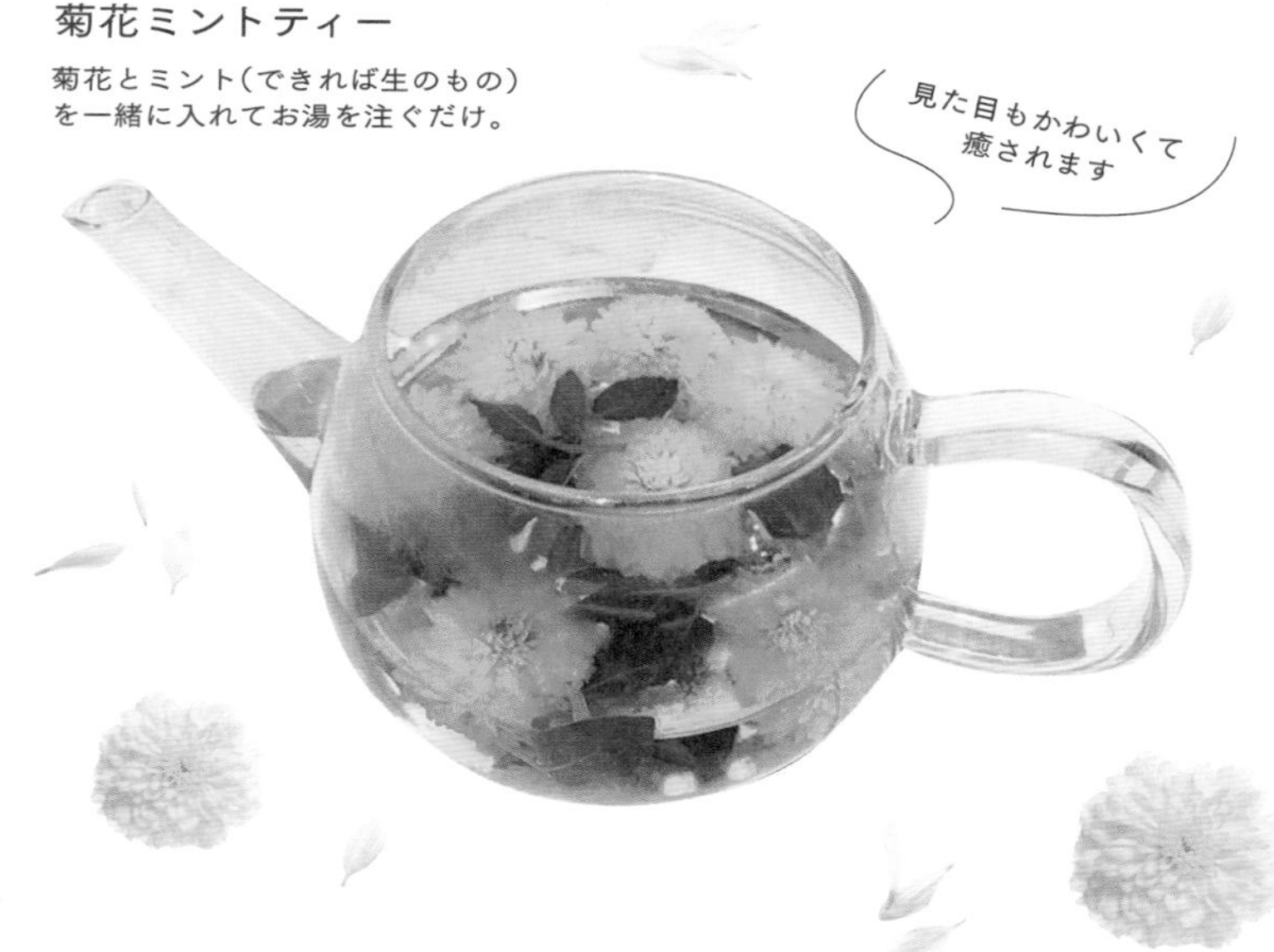

2/13

血虚(けっきょ)は爪が割れやすい

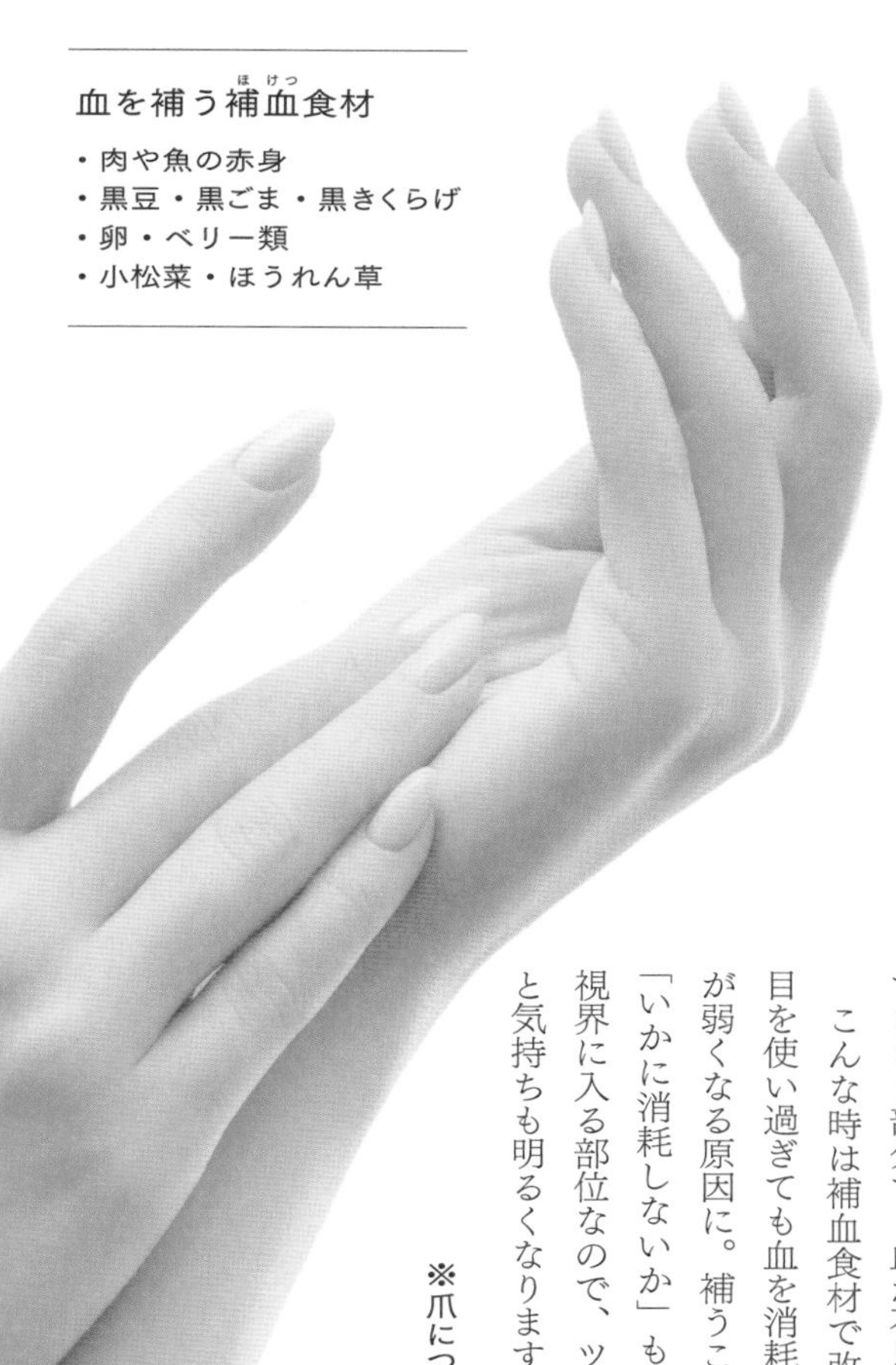

爪が割れたり、欠けたりするのは血虚(けっきょ)＝血の不足のサインです。

爪は、髪の次に血の巡りが後回しにされてしまう部分で、血が不足しやすいのです。

こんな時は補血食材で改善しましょう。目を使い過ぎても血を消耗してしまい、爪が弱くなる原因に。補うことも大事ですが、「いかに消耗しないか」も大事。爪は常に視界に入る部位なので、ツヤツヤの状態だと気持ちも明るくなりますよね。

※爪についてはp41も参照

血を補う補血(ほけつ)食材

- 肉や魚の赤身
- 黒豆・黒ごま・黒きくらげ
- 卵・ベリー類
- 小松菜・ほうれん草

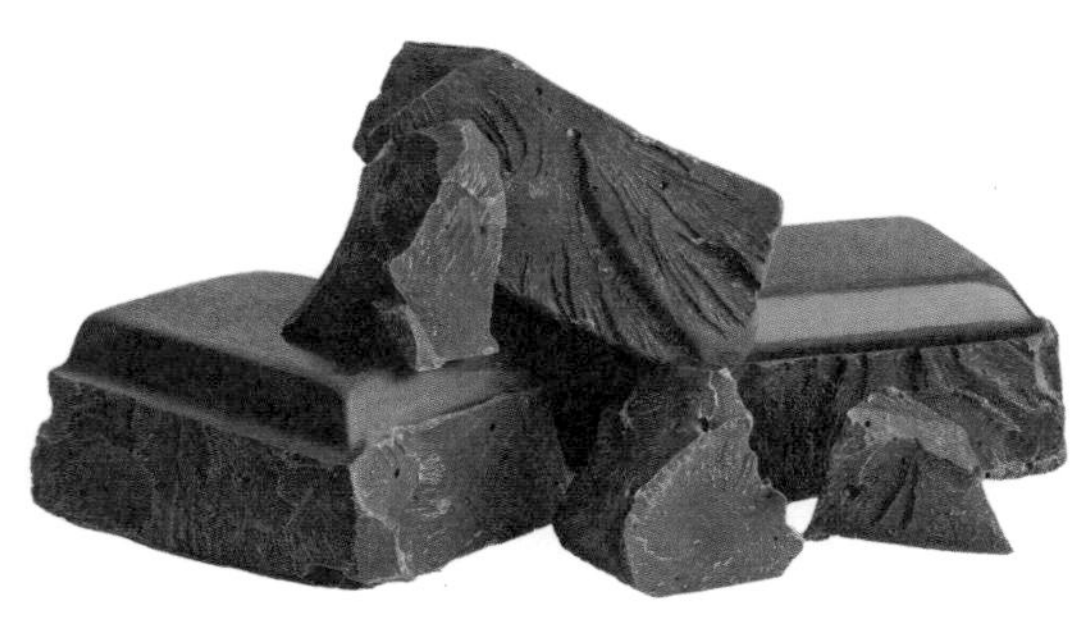

2/14

チョコレートとの付き合い方

何かと悪者にされがちなチョコレートですが、カカオには情緒安定、記憶力向上、利尿作用、整腸作用、エイジングケアなど良い効能がたくさん。食欲不振、ストレス解消や、鬱症状の改善にもよいとされます。

ただし、市販のチョコには砂糖や油、乳製品や添加物がたっぷりなので要注意。チョコ好きの人がチョコをしばらく控えると、肌荒れやアレルギー症状が改善することもあります。

我慢がストレスになりそうな方は、次の2つを試してみてください。

・他の甘味に置き換える（p184）
・高級チョコをたまのご褒美にする

高級チョコはカカオたっぷりで余計な添加物が少なく、少量で満足感を得られ、心も満たされますよ。

2/15

ブロッコリーでエイジングケア

ブロッコリーは五臓の働きを補い、エイジングケアにとってもよい食材です。実は茎に栄養が多いのですが、捨てちゃっている人、多いのでは？ ゆでると栄養が水分に流れ出てしまうので、ささっと炒めるレシピをご紹介。あっという間にできます。

余りがちな
茎がヘンシン！

① ブロッコリーの茎としいたけを薄切りにして、しいたけから先に油で炒める。
② しいたけに軽く火が通ったら、茎とちりめんじゃこを加える。
③ 醤油を鍋肌から回し入れ、ごま油で仕上げる。火を通しすぎないとシャキシャキで美味。

ブロッコリーの茎炒め

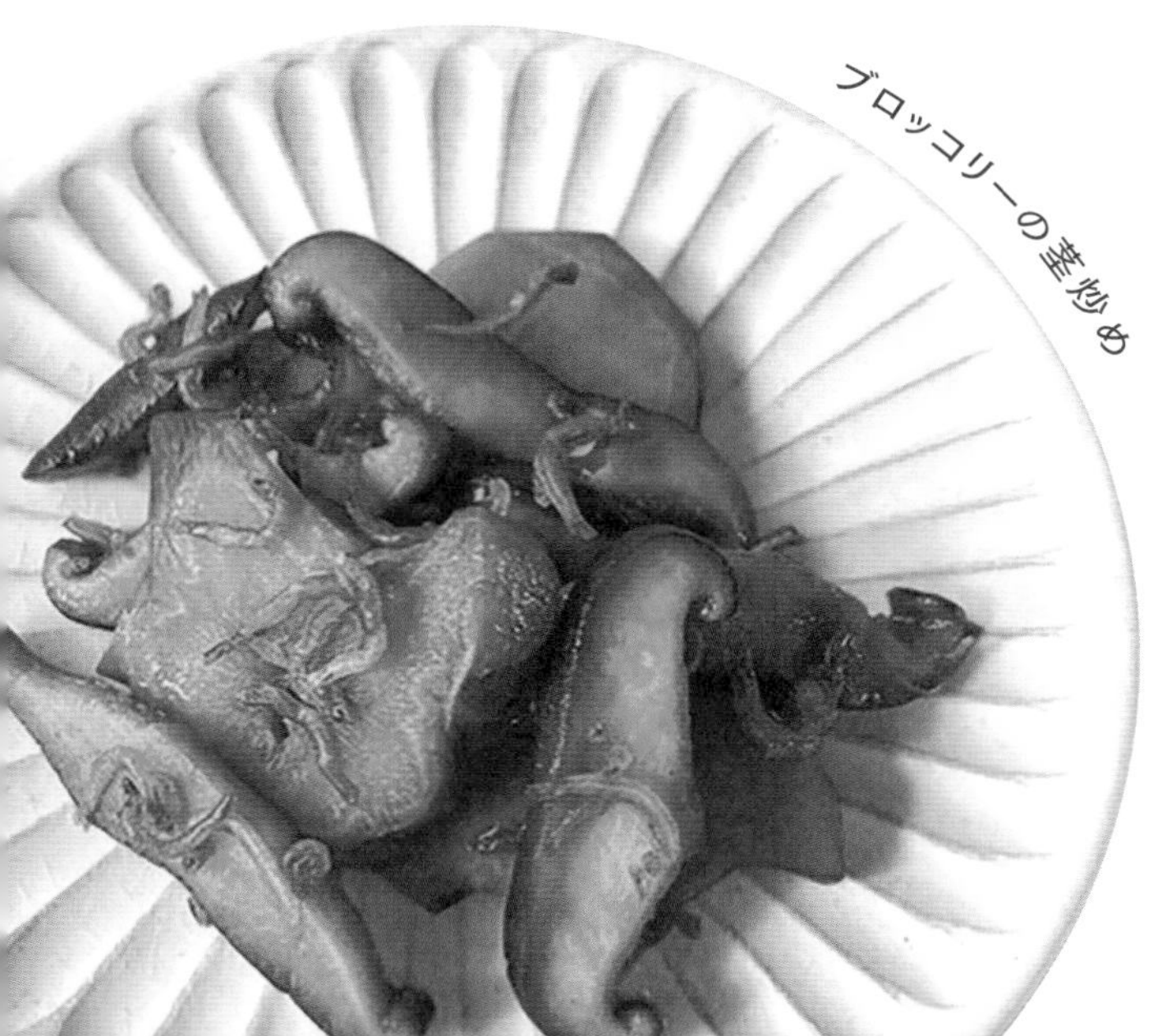

2/16

体を温める食材、冷やす食材

薬膳では、体を温めるのか、冷やすのかの性質で、食材を5つに分けて考えます。「寒・涼・温・熱」の四性と、どちらの偏りもない「平」を加えた5つで、「五性」といいます。寒は涼のより強いもの、熱は温のより強いものとします。この分類を覚えておくと、心身の状態に合わせて選ぶことができて便利です。

食材の五性 →詳細はp310へ!

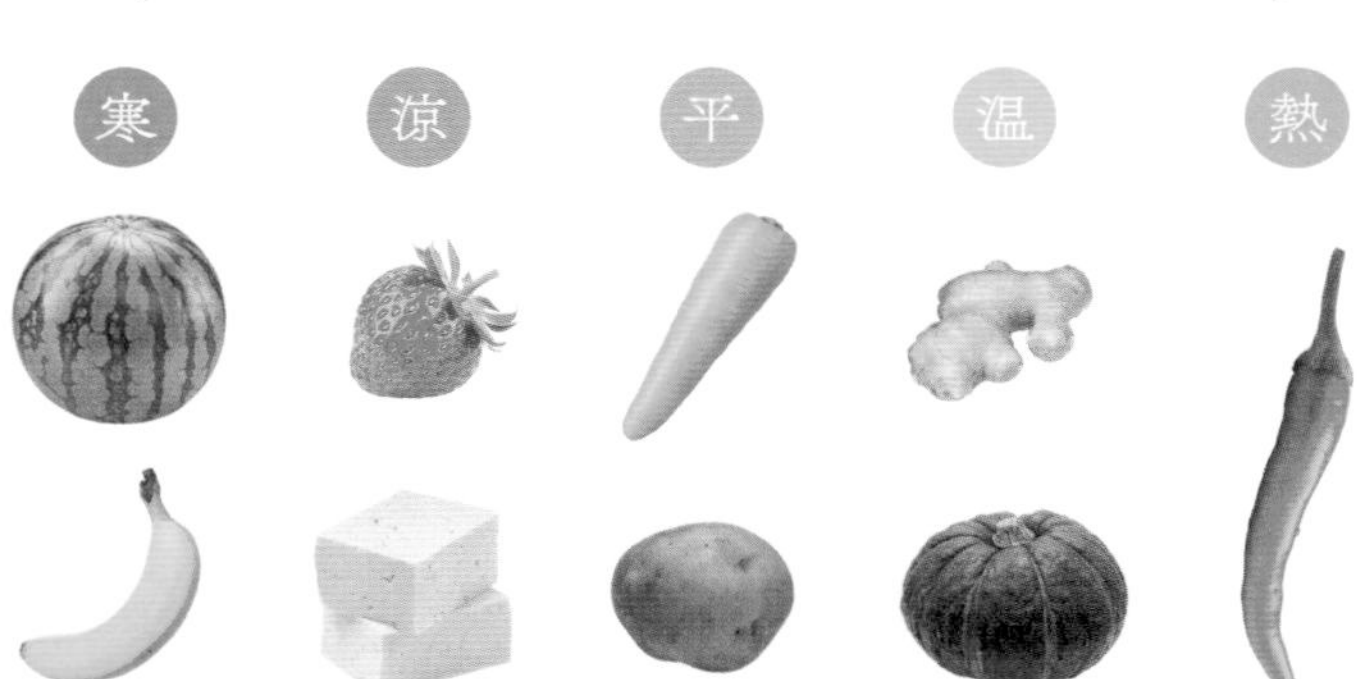

2/17

自律神経の乱れにいちご紅茶

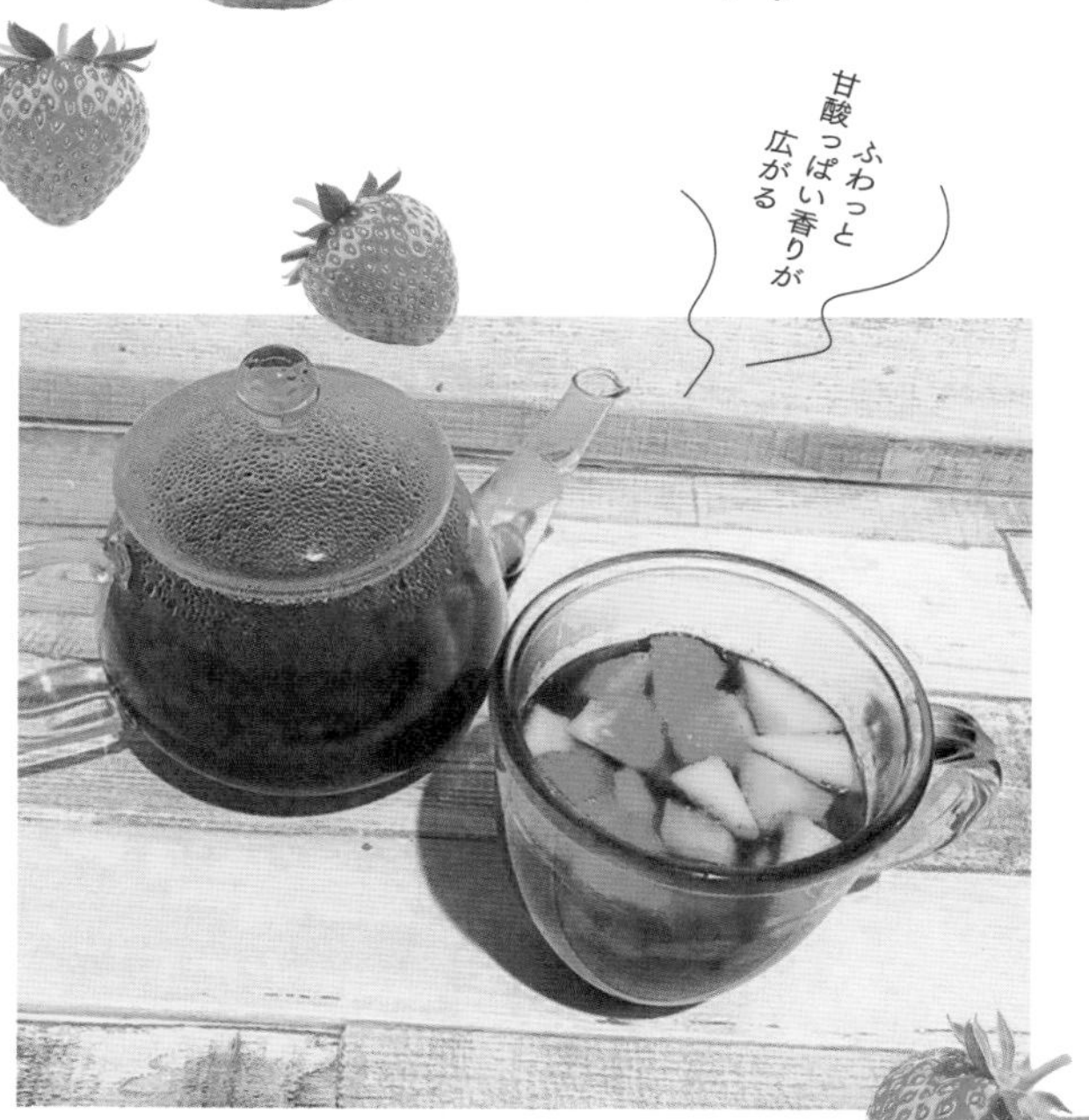

いちご紅茶 いちご（2〜3個）を刻んでティーカップに入れ、紅茶を注ぐだけ。

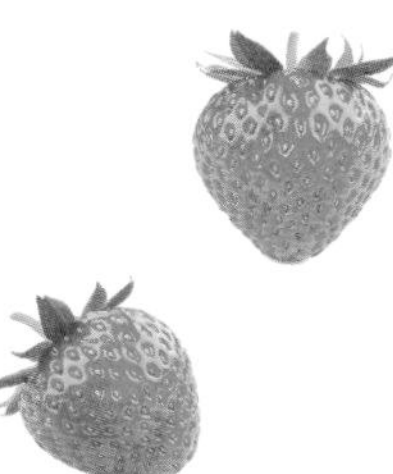

いちごは肝（かん）に働きかけて自律神経を整え、紅茶は情緒を安定させるので不安定な春によい組み合わせ。紅茶の温性によって、いちごの涼性も和らぎます。イライラ、ほてり、吹き出物にも効果的です。より体を温めたかったら黒糖、体を潤したかったらはちみつで甘味付けを。春の不調にぴったりのさわやかドリンクです。

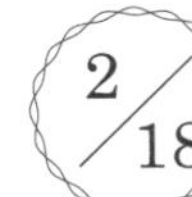

どんな漢方より睡眠が効く

中国には、「仙方（素晴らしく効く薬）を探すより、睡方を探す事が先決」ということわざがあるそうです。どんなによい漢方薬を飲んでも、睡眠がきちんととれていなかったら意味がない。逆に体の不調の多くはしっかり睡眠をとれば改善するという意味ですね。

何か不調を感じたら、「昨日より5分早く寝る」ことから始めてみてください。気づいたら1時間早く寝られるようになっていた、なんて人もいます。

もうひとつ大切なのが、「明日できることは明日やる」と考えること。完璧主義な人ほど、仕事も家事もきっちり片付けないと寝られなかったりするので、不調が改善しづらい傾向があります。

「明日やればいっか」と、まずは睡眠を優先してみると、結果、体が元気になって翌日の仕事や家事がはかどりますよ。

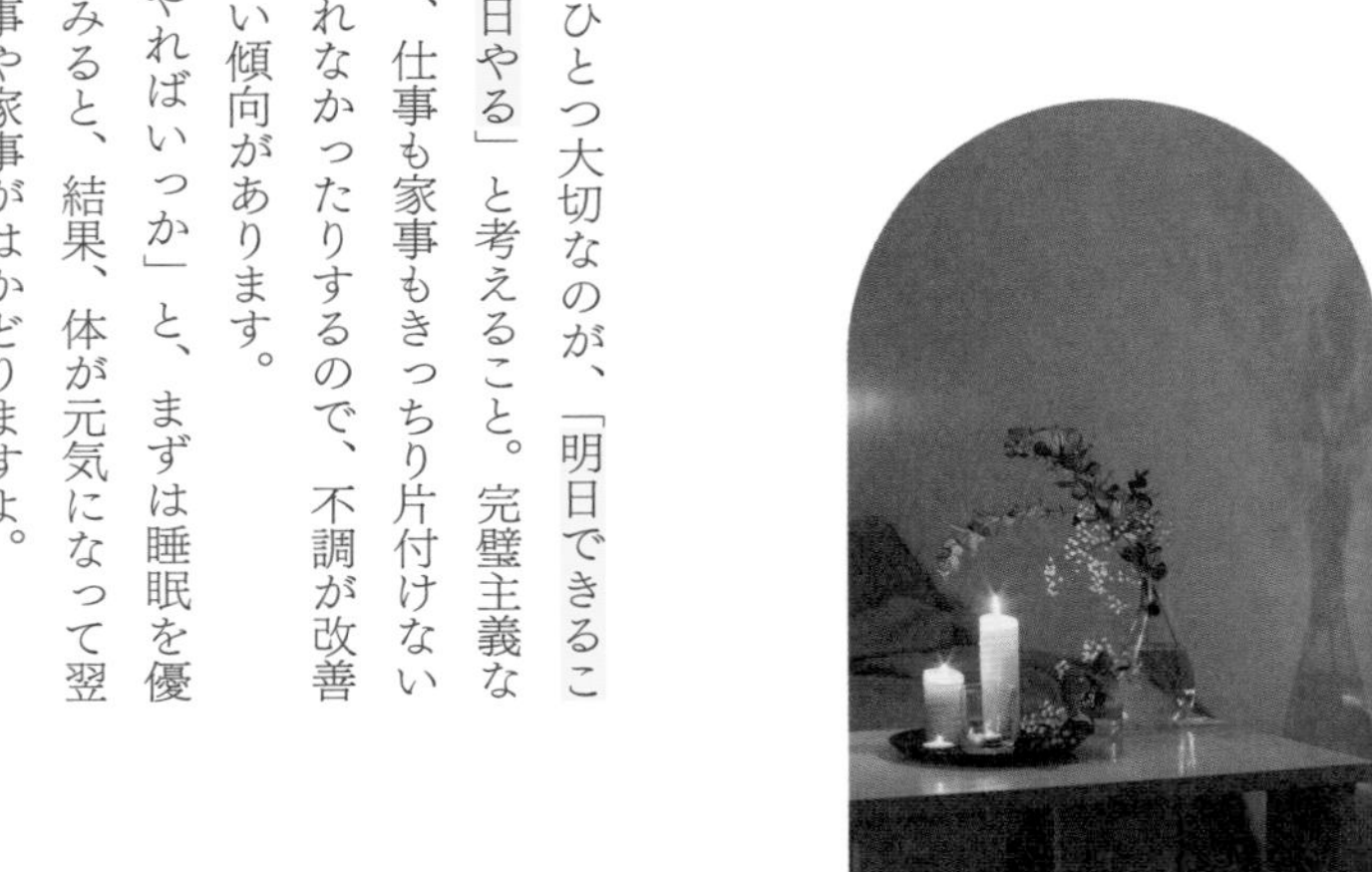

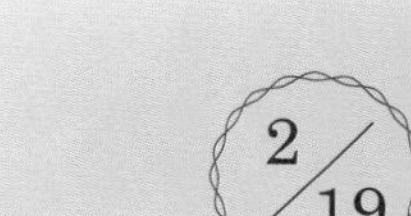

2/19 雪が雨に変わる雨水の日

今日からは二十四節気の「雨水（うすい）」。降る雪が雨へと変わり、雪解けが始まる頃。山に積もった雪が徐々に解け、田畑を潤すので、昔から農耕を始める時期の目安とされてきたのが雨水です。

まだまだ寒いですが、そろそろのび～っとストレッチをして、体を動かす準備を始めるといい頃ですね。

2/20 そろそろ花粉が飛んでくる

毎年の花粉症がつらい人は、「甘いもの、油っこいもの、アルコール」を極力控えてくださいね。この3つは症状を悪化させます。

そして、ここでも早く寝る。疲れているとバリア機能が弱くなり、外からの刺激に反応しやすくなってしまうのです。いも類・豆類・お米・きのこ類などの気を補う「補気（ほき）」食材は、バリア機能を高めるのに効果的。

本格的な到来の前から、花粉対策をするのが大切です。

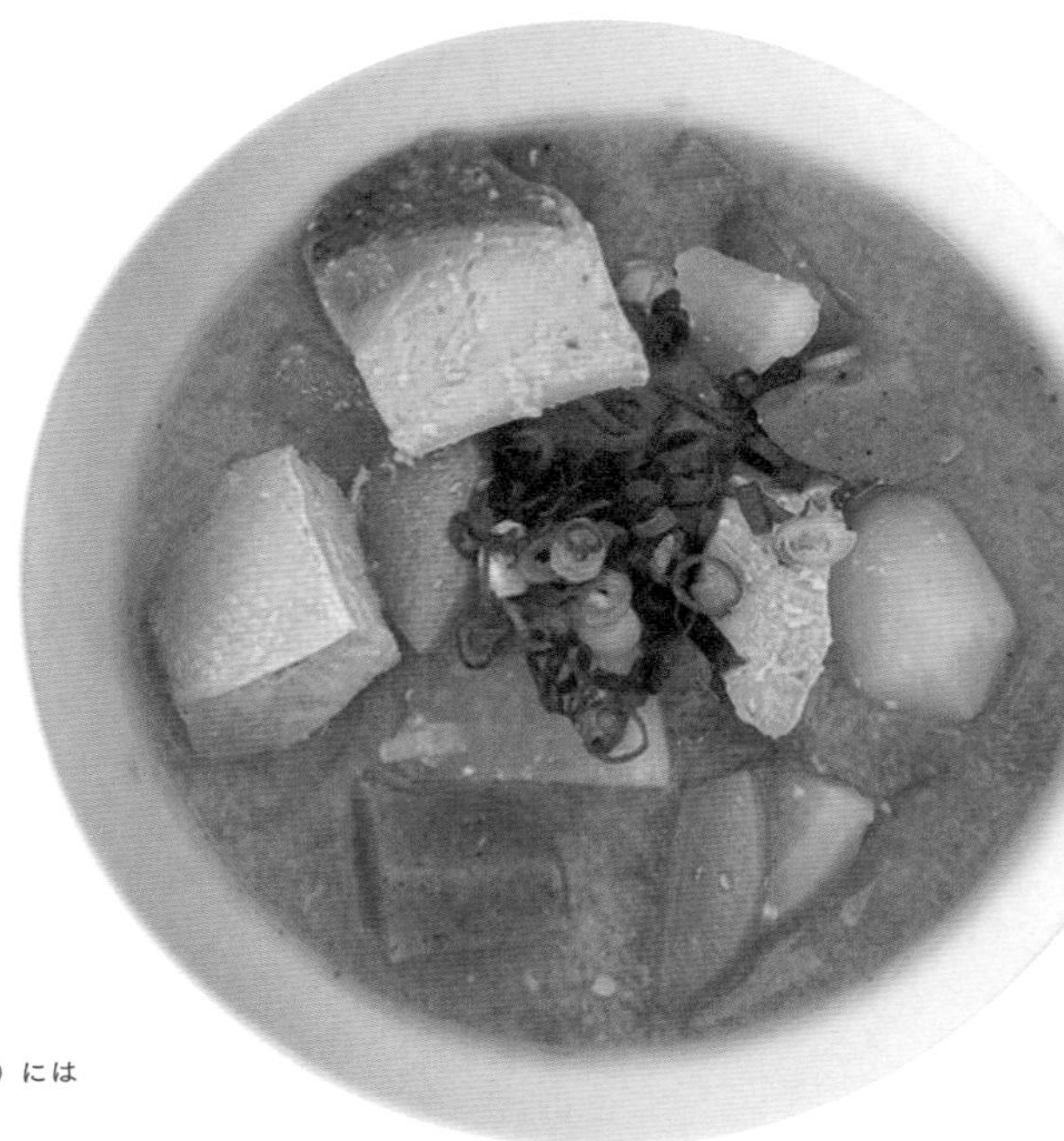

鮭の粕汁

①にんじん、大根、こんにゃくなどの具材と鮭を一口大に切って出汁で10分煮る。
②火が通ったら酒粕と味噌を溶かし入れる。

※熱タイプの花粉症（p37）にはおすすめしません。

2/21

花粉対策に鮭の粕汁

急に花粉症の相談が増え始める頃。サラサラの鼻水がタラタラ止まらない寒タイプの花粉症（p37）に「鮭の粕汁」を。

鮭も酒粕も体を温める食材。酒粕は美肌によく、しっとりツヤ肌に導いてくれます。発酵食品で腸内環境が整い、アレルギー症状の軽減も期待できます。いつもの味噌汁をアレンジする感覚で作れて、ポカポカとお腹から温まって幸せ気分になれます。

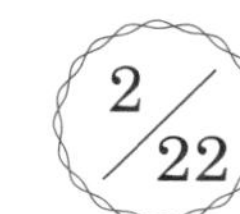

寒タイプの花粉症

中医学では花粉症は大きく2つに分けられます。どちらもえび・青魚・鶏がらなど、アレルギー症状の悪化につながる食材を控えつつタイプに合わせた養生をしましょう。脂っこいものや甘いもの、アルコールなども悪化の原因になるので控えてくださいね。

寒タイプ

・症状…サラサラの鼻水がタラタラ止まらない。くしゃみ、涙が止まらない。

・対策…ねぎ、しょうが、鮭などの体を温めて発散する食材をとる。

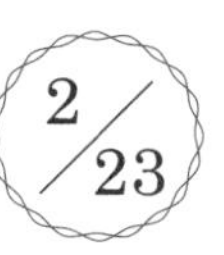

熱タイプの花粉症

熱タイプ

・症状…目のかゆみや充血、粘り気のある鼻水・鼻詰まり、のどが腫れて痛い、頭がボーっとするなど。

・対策…ミント、大根、もやしなどの熱を冷ましてスッキリさせてくれる食材をとる。

2/24

のどのイガイガにきんかん緑茶

花粉や乾燥でのどがイガイガするときは、きんかん緑茶がおすすめ。のどの炎症が和らいでスッキリします。気の巡りもよくなり、ストレスによるのどの違和感や頭痛にも効果的です。

じゅわっと温かい果肉がおいしい！

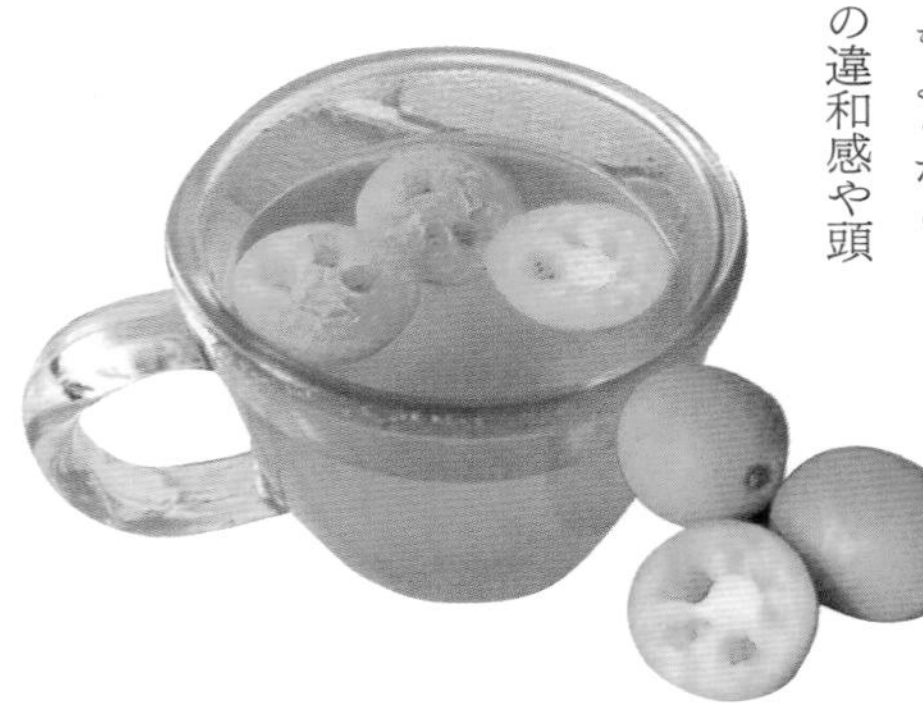

きんかんをカットして種をとり、軽くつぶして緑茶に入れるだけ。

2/25

春夏の薬膳的フルーツの選び方

- 冷えたら、桃
- 熱い時は、すいか
- 食欲不振は、マンゴー
- 疲れたら、さくらんぼ
- 血を補いたい時は、ぶどう
- 喉が渇く時は、パイナップル
- 目が疲れたら、ブルーベリー
- むくみが酷く体が重い時は、メロン
- イライラしたら、グレープフルーツ

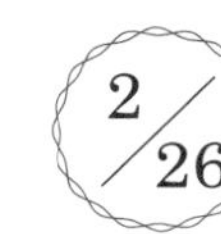

夜はマイナス思考

精神を安定させる「セロトニン」は夜には分泌されないので、夜はマイナス思考になりがち。夜に考えごとや大事なメールをするとネガティブな内容になりやすいのでおすすめしません。

寝る前に不安を煽るニュースを見ると潜在意識に入り、怖い夢を見たり、不安が増したりします。楽しいことを考えて、不安感が来る前に早く寝てしまいましょう。

考えごとが頭から離れなくて寝付けないときは、紙に書き出して整理し、考えてもどうにもならないことは忘れる。どうにかできそうなことは、明日起きてから考える。そうやって思考のグルグルを止めると、寝つきやすくなります。

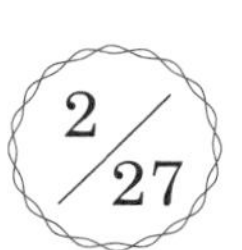

寝起きが悪い人は朝日を浴びよう

「朝なかなか起きられない」という人は、お天気がいい日に、寝起き一番の日向ぼっこを。

太陽光を30分浴びるとセロトニンが活性化して、シャキッと目覚められるようになります。朝日を浴びてから14～16時間後に、睡眠ホルモンのメラトニンが活性化して自然とよい眠りにつけると言われるので、夜グッスリ眠れて、朝スッキリ起きられるという理想的なサイクルに。

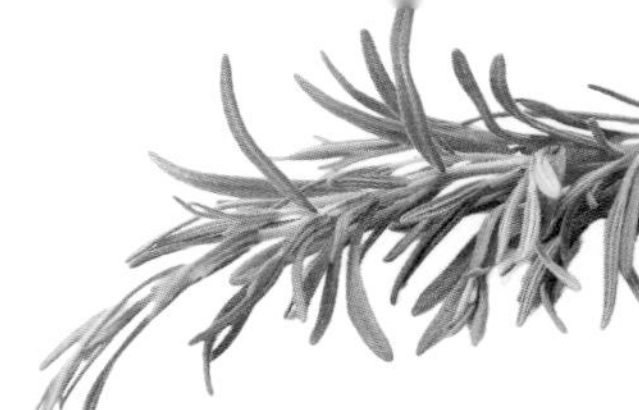

2/28

中医アロマで香り養生

薬膳では香りの効能をとても大切にします。ストレスが強い人には、香りの野菜や果物を使って気を巡らせることをすすめます。調理のポイントは、香りが飛ばないよう、火を通しすぎないことです。

食材だけでなく、アロマやハーブティー、お香なども取り入れて気を巡らせて、ストレス対策をしましょう。

中医アロマの精油の効能を簡単に覚えておくと便利ですよ。

- むくんでいたらパチュリ（p138）
- 美肌にはフランキンセンス
- カサカサしてたらゼラニウム（p235）
- 冷えていたらジュニパーベリー（p301）
- イライラしていたらベルガモット
- シャキッとしたいときはローズマリー
- 眠りの質が悪いときはスイートマジョラム

自分の不調に合わせて精油を選んで、心地よく体を整えられるとよいですね。

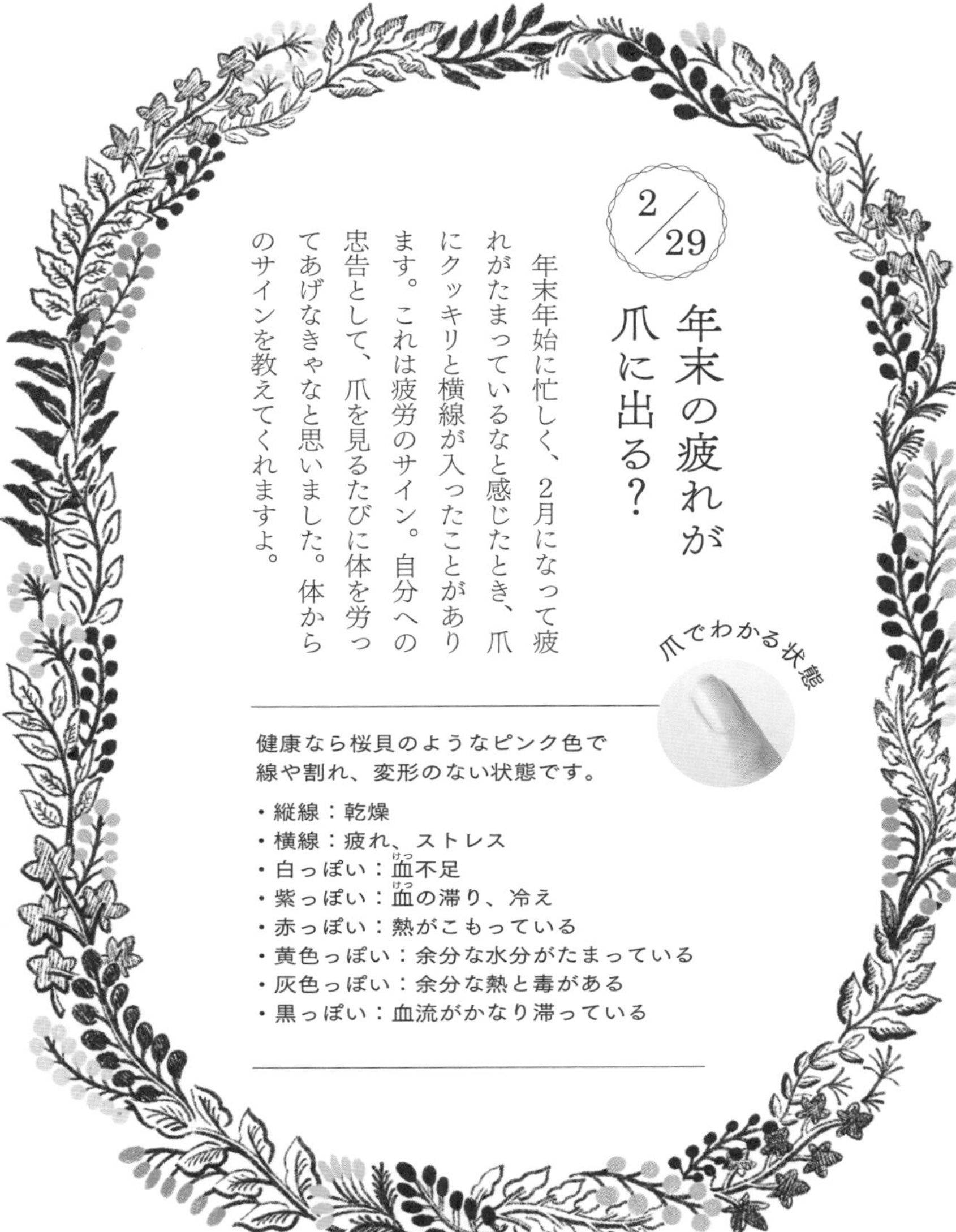

2/29

年末の疲れが爪に出る？

年末年始に忙しく、2月になって疲れがたまっているなと感じたとき、爪にクッキリと横線が入ったことがあります。これは疲労のサイン。自分への忠告として、爪を見るたびに体を労ってあげなきゃなと思いました。体からのサインを教えてくれますよ。

爪でわかる状態

健康なら桜貝のようなピンク色で線や割れ、変形のない状態です。

- 縦線：乾燥
- 横線：疲れ、ストレス
- 白っぽい：血(けつ)不足
- 紫っぽい：血(けつ)の滞り、冷え
- 赤っぽい：熱がこもっている
- 黄色っぽい：余分な水分がたまっている
- 灰色っぽい：余分な熱と毒がある
- 黒っぽい：血流がかなり滞っている

3/1

スナップえんどうで気を下ろす

春は陽の気が上がり、ゲップが出やすくなる季節でもあります。そんなときによいのが、旬のスナップえんどう。気を下ろす効果で、ゲップも抑えてくれます。整腸作用や、利尿作用、解毒作用などもあります。

私のお気に入りレシピは「スナップえんどうのカリカリじゃこ炒め」。ちりめんじゃこには、気・血の巡りアップ、健脳、情緒安定、筋骨強化、鎮静作用があります。おつまみにも最高ですよ。

①筋を取ったスナップえんどうとちりめんじゃこを油と一緒に中火で炒める。
②スナップえんどうに少し焦げ目が付いてきたら、鍋肌から醤油を回し入れ、仕上げにごま油を少々たらす。

ほんのり甘くてシャキシャキ！

スナップえんどうのカリカリじゃこ炒め

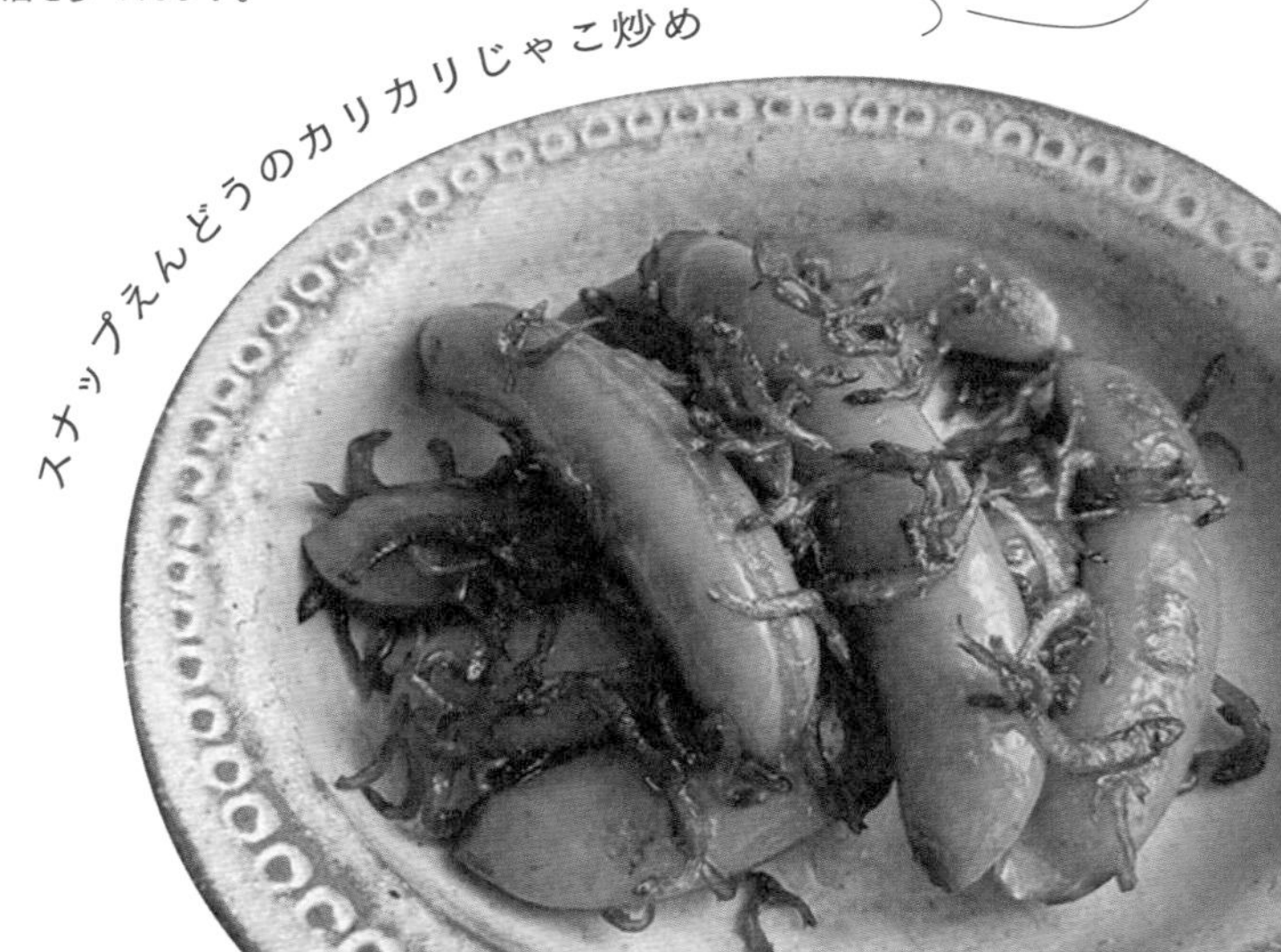

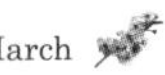

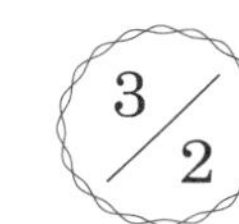

唾液で肌に潤いを

唾液は中医学では若返りの妙薬。唾液をしっかり出して飲み込むと、肌のツヤと潤いが増すと言われます。

リラックスして座り、目と口を閉じ、舌で上下の歯の周りをぐるっと一周なぞったら、たまった唾液をゆっくり飲む。これを朝・昼・晩3回ずつ行いましょう。近年は現代医学でも唾液の美肌効果が認められ、唾液に含まれる成長因子がコラーゲンやエラスチン、ヒアルロン酸などを増やすシグナルを出していて、シワ改善や美白効果があるそう。

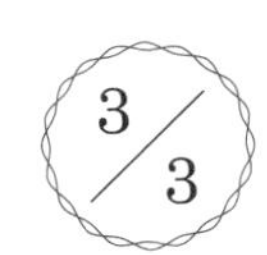

ツヤは一日にしてならず

中医美容では、肌や髪のツヤは、体内の健康状態（生命エネルギー）を表すと考えます。若い頃は色白肌に憧れますが、年齢を重ねると内側からあふれ出す若々しさが魅力になりますよね。ツヤは一日にしてならず。日々の積み重ねがツヤを生み出します。

ツヤツヤな肌髪のために

- 胃腸を整える
  →大根、白菜、p152のツボなど
- 補腎食材をとる
  →黒ごま、えび、ブロッコリーなど
- 十分な睡眠をとる
  → p34
- 深い呼吸を意識する
  → p303

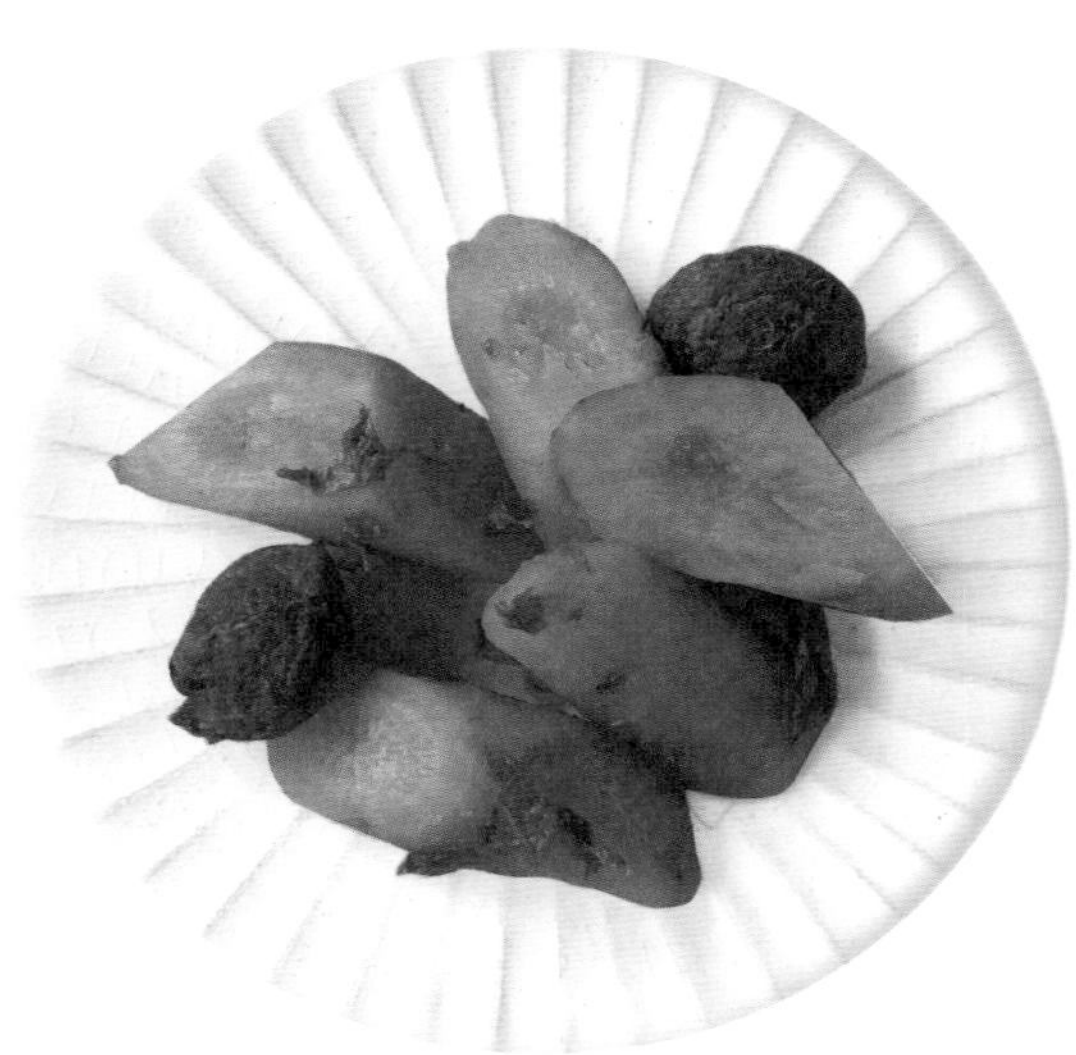

梅をまるごと
使うのもあり！

ごぼうの梅干し種煮

①乱切りのごぼう１本、梅干しの種７個ほど、かつお節１パック、醤油少々、水を弱火でコトコト。
②ごぼうに火が通れば完成。種の数でお好みのすっぱさに調整できます。

※種は食べられません。

3/4

乾燥・空咳に梅干しの種煮

乾燥した空気や花粉が原因で、のどのイガイガや空咳が気になる時期。こんな症状には、「ごぼうの梅干し種煮」がぴったりです。

梅干しには、潤い補給の効果があり、捨てがちな種を煮物に加えるとおいしい梅煮になりますよ。

ごぼうは体の熱を優しく冷ます涼性なので、のどの炎症や腫れを鎮静してくれます。エイジングケア、便秘改善にも最高のレシピです。

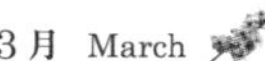

3/5

啓蟄（けいちつ）。寒暖差で自律神経が乱れる

二十四節気の「啓蟄（けいちつ）」。土の中で冬ごもりしていた生き物たちが目覚める頃。人間も家から出て、春の心地よい日差しをたっぷり浴びて、しっかり深呼吸して新鮮な空気を取り込んでのび〜っとしたい季節。

一方で春は寒暖差によって自律神経が乱れやすいので要注意。自律神経を整えるためには、生活リズムを一定に保つことがポイントです。寝る時間や、食事の時間をできるだけ日々同じに保つと、それだけでも自律神経は整いやすくなります。疲れているからといって、休日だけダラダラと遅くまで寝ていたりすると、逆に体はつらくなってしまうので気をつけてくださいね。

自律神経の乱れによる不調

・不眠　・情緒の乱れ　・お腹の不調
・体温調整機能の乱れ（ほてり、多汗、冷え）など

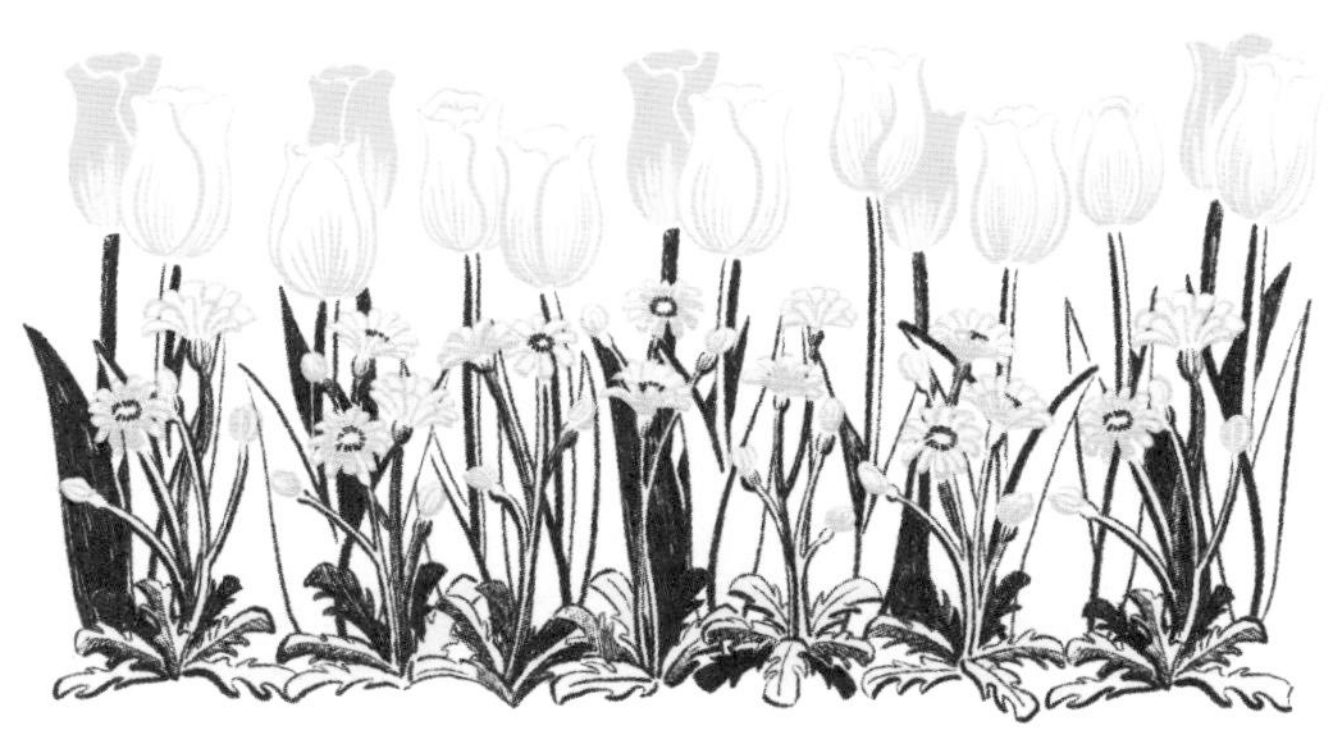

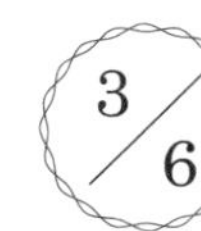

むくみにもずく酢

もずくは余分な湿を排出する力が強いので、雨の日の頭痛やむくみ、肌や髪、舌苔（ぜったい）がベタベタで匂いが気になる人におすすめです。

酢の酸味が苦手なら、めかぶを混ぜるとマイルドになりますよ。三連パックのものを1パックずつ混ぜて、黒酢をちょい足しするのが私のお気に入りです。

湿熱（しつねつ）を取り除いてスッキリしましょう。

フェイスラインの温めて美肌に

メイクの前にフェイスラインを温めると、透明感が出てメイクのりがアップします。

エラ付近にある「天容（てんよう）」は、古くから容姿端麗のツボとされるため、重点的に温めましょう。ホットタオルもいいですが、私は市販の小豆カイロを使っています（p254）。朝、顔色がさえないときや、フェイスラインがぼんやりしていたらやってみてください。

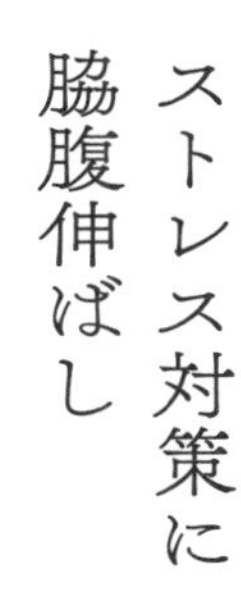

ストレス対策に脇腹伸ばし

せわしない年度末はストレスがたまりがち。気が滞って、側頭部の頭痛や脇腹に張るような痛みが出ることもあります。体側部にはストレスと関わりの深い経絡（けいらく）が通っているので、ストレスがかかると張りや痛みが出やすくなるのです。ふぅ〜〜〜っと深く息を吐きながら脇腹を伸ばす、伸び伸びストレッチがおすすめです。寝る前の数分行うだけでも全然違います。仕事のあいまにもおすすめ。とにかくその都度ため込まないで、その日のストレス、その日のうちに。

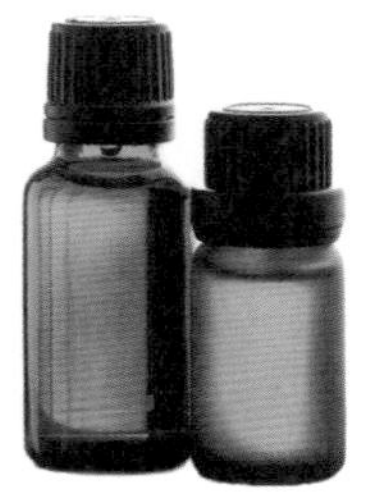

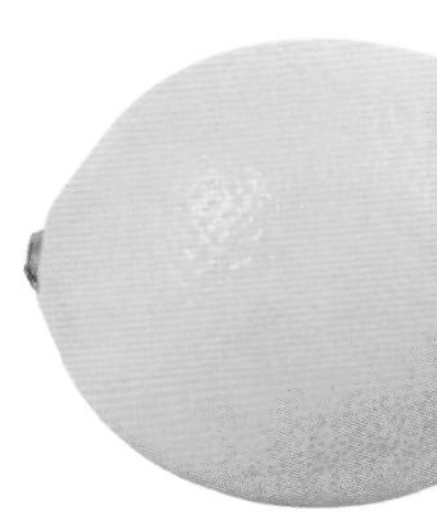

3/9

年度末の疲れにレモンの香り

アロマの力もストレス解消に効果的です。おすすめは、レモンの精油。爽やかな酸味のあるフレッシュな香りで、気の巡りがよくなります。胃腸のつかえを解消して食欲を整えたり、便通や血流、こりの改善にも。バスソルトに数滴加えると、一日のストレスが取れて睡眠の質も改善。レモンの精油は肺（はい）に作用するので免疫を高める効果も期待できます。風邪予防や、花粉症対策にも、肺（はい）を元気にしておくことは大切ですよ。

※レモンの精油は光毒性があり、肌に付いた状態で紫外線に当たるとシミ・シワ・炎症の原因になるので注意。

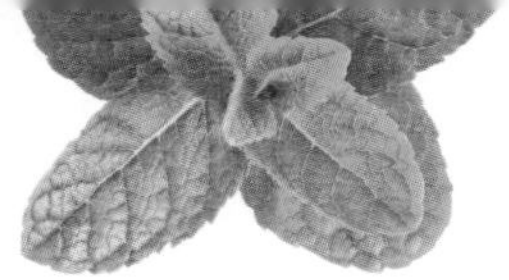

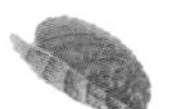

3/10

ミントですっきり

3月10日はミントの日。ミントは薬膳でも重要な役割を果たします。

簡単な花粉症対策には、「ミント緑茶」を。薬膳的にミントと緑茶は、体の熱や炎症をスーっと冷まして不調を和らげてくれる、花粉症のつらい症状によい組み合わせです。春の急な気温上昇によるのぼせやほてりの抑制にもおすすめ。

ミントを買うと余らせがちなら、自分で育ててみるのも楽しいですよ。ミントは生命力があって初心者でも育てやすい植物。生命力がありすぎるので、地植えはNGです。鉢植えで楽しんで。

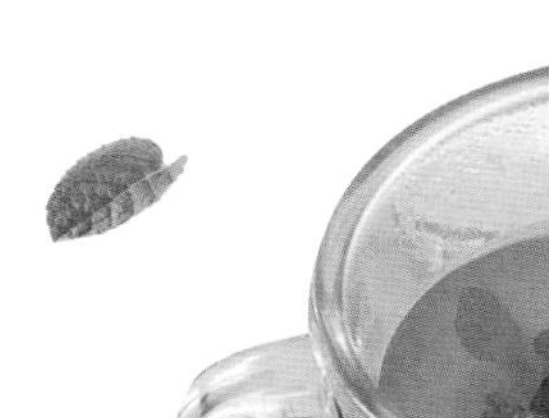

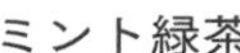

ミント緑茶

カップにミントの葉を入れて、緑茶を注ぐ。緑茶は急須で濃いめにいれると効果アップ。生のミントがなければ市販のミントティーでもOK。

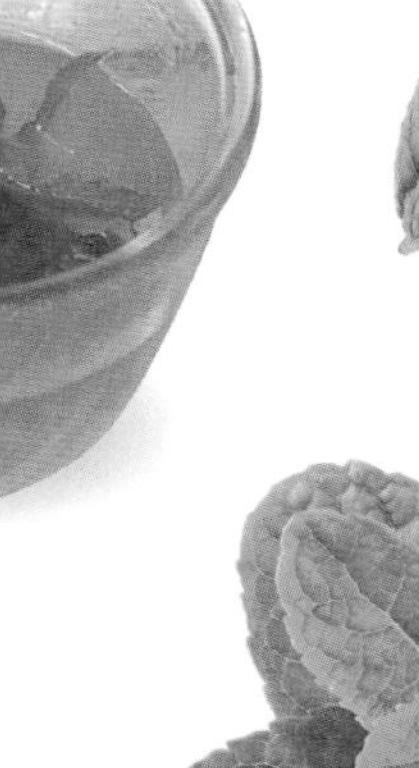

耳を休めて腎(じん)も休める

耳は腎(じん)と関わりが深いため、耳を使いすぎると腎(じん)を消耗してしまいます。腎(じん)はエイジングのかなめなので、腎(じん)の消耗は老化を早めてしまうということ。イヤホンで大音量を長時間聴く行為は、老化の原因になってしまいます。自然の音をゆっくり聴いて、耳を休めてあげましょう。

音は勝手に聴こえているのではなく、聴きにいっていると考えます。エアコンの音などが気になり出すと、急に聴こえるようになりますよね。嫌な音は自ら聴きにいかないというのも養生法のひとつです。耳を大切に。

3/12

寒い日はさば缶を買って帰ろう

少し暖かくなってきたかなと思ったら急な寒さがやってきたりと寒暖差が激しい季節。

冷えによる血の滞りは、生理痛の悪化や頭痛、クマやくすみ、シミなどの原因になり、美容にも大敵です。

こんな事態を防ぐには、さば缶の活用を。さばは体を温め、血を補って巡りをよくしてくれます。さば缶を入れるだけでお味噌汁やスープにポカポカと巡りがよくなります。

3/13

3月は柑橘が一番出回る季節

3月は柑橘類が一番多く出回る季節。気が滞ってイライラしやすい季節に柑橘類がたくさんあるって、自然はよくできているなぁとつくづく思います。

イライラしたり、頭に熱がこもってボーッとしてしまうときは「柑橘ソーダ」を。ストレス過多な人は、香りが強い柑橘を選ぶのがおすすめ。デコポンは甘味が強いので胃腸の働きを補ってくれます。熱を冷まして潤いを補給し、イライラによる胃腸不調の改善効果もあります。

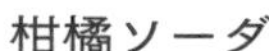

柑橘ソーダ

好きな柑橘の皮をむいて輪切りにし、グラスに入れたら炭酸を注いで、ミントの葉をのせる。柑橘とミントをスプーンでつぶしながら飲むと、シュワシュワしてスッキリ。

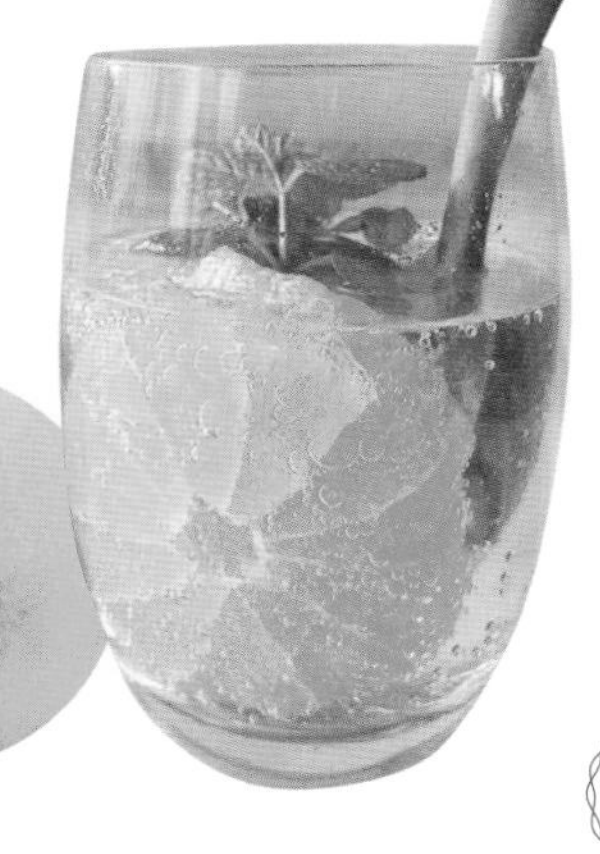

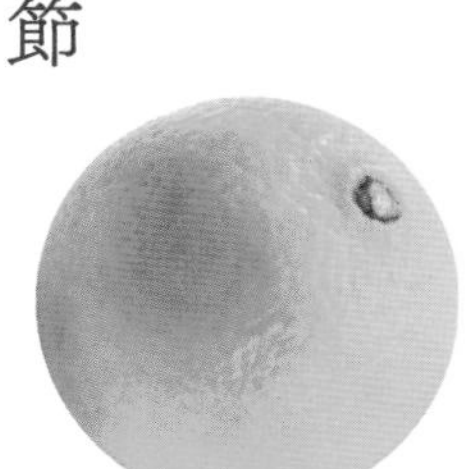

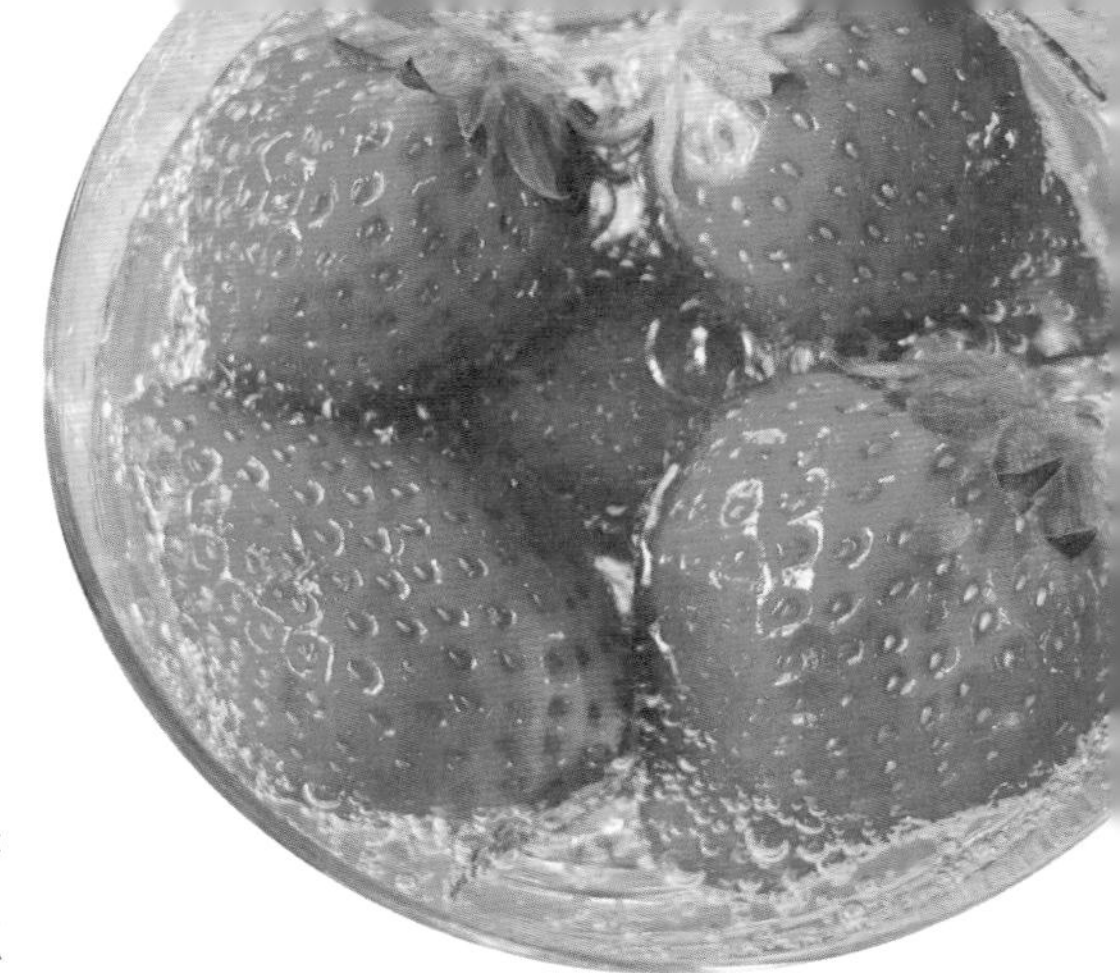

シュワシュワいちご

いちごをひと口大に切って、無糖炭酸を注ぎ５分おけば完成。お好みではちみつ、スライスレモンを添えても。いちごを丸ごとつけてもおいしいですよ。

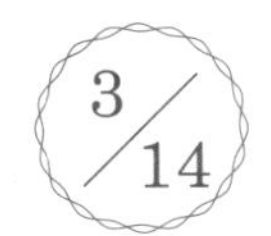

3/14

炭酸好きは、ストレス過多かも？

もうひとつ、炭酸養生のアイディアを紹介します。ストレス過多で、のどが詰まる感じがしたり、イライラでカーッとして熱がこもったり。そんなときは、「シュワシュワいちご」を。いちごをすくって食べながら炭酸水を飲むと、シュワシュワとおいしくて、気分もスッキリ。急な気温上昇の日に起きやすい、のぼせ・ほてりを抑えるのにも効果的。

日頃から炭酸が好きな人は、ストレスがたまって気が滞っている可能性があります。最近、強炭酸が人気なのはストレス社会だからかもしれませんね。炭酸は気を巡らせ、胃腸の働きを活発にしてくれます。ゲップをすると胸やのどの詰まりがスッキリし、お腹が張って苦しい感じも取れるので、炭酸を上手に取り入れてみてくださいね。

3/15

舌の状態で体調をチェック

舌は体調のバロメーターなので、日々チェックしてみてくださいね。

舌苔（ぜったい）べっとり

体に余分なものがたまっている状態。重だるさ、むくみのほか、ひどいと頭痛、めまいなどが起きることも。こんなときは、薄味のサッパリした食事を心がけましょう。

舌の色が淡くて赤みが足りない

血が不足した状態。クラクラしたり、疲れ、冷え、落ち込み、不眠などの症状が出やすくなります。赤い食べ物や、黒い食べ物（p87）を積極的に取り入れて、目を使い過ぎないことも大事。

舌に歯形がついている

体に余分な水分がたまっている状態。余分な水分を排出する食材（豆、海藻、瓜類）をとりましょう。

舌に苔がなく赤みが強い

体に潤いが足りず熱がこもっている状態。のぼせやほてりなどの症状が出やすくなります。熱を取る食べ物（p310の寒涼性）を取り入れましょう。

何を食べるかより何を減らすか

「○○の症状が気になるのですが、何を食べたらいいですか」と相談されることがあります。そんなときは、大抵その方が好んでよく食べるものが不調の原因。普段の食生活を聞いて、控えたほうがよい食べ物をお伝えすると、しばらくして「改善しました」と喜びの連絡をいただいたりします。

何を食べるかよりも、まずは今の食生活を見直して「何を減らすか」を考えてみましょう。

食べすぎに心当たりは？

不調によって、「何を減らすか」は変わります。次のようなものの食べ過ぎに、心当たりはありませんか？

- むくみ、胃の不調、疲れ、だるさ…甘いもの、脂っこいものをやめてみる。
- 肌荒れ、かゆみ…辛いものをやめてみる。

3/18

サボりじゃないもん気虚（ききょ）だもん

ちょっと動いただけで疲れてしまう。すぐ横になりたい。常に眠い。こんな状態だから、サボっていると思われてつらい思いをしている人、意外と多いのでは？　でも、サボりじゃないもんね。気が不足した気虚（ききょ）の状態だからだもんね。

こんなときは、無理せず、ゆっくり寝て元気を補いましょうね。中医学のこういう考え方が好き。私も小さい頃からいつも疲れていて体力がなく、よくパタッとスイッチが切れて床で寝てしまっていました。でも中医学に出会って気虚を知り、そういうことだったのねと救われた気がしました。気虚という概念が、もっと広まってほしいなぁと思う日々です。

気虚の主なサイン

・眠気　・だるさ　・疲れやすい
・顔色が悪い　・風邪をひきやすい
・不正出血など、代謝が落ちる
・多汗　・冷え　…など

手の指先のシワは疲れのサイン

手を握って開いたとき、指先にシワがよっている人は、気虚かもしれません。気虚になると、肌をキュッと引き締める力や、肌の弾力とも関わる気が不足してしまうので、肌がだるんとたるみやすくなります。指先の弾力もなくなり、手のシワが戻らず、冷蔵庫で数日放置されたミニトマトのようなシワが寄ります（乾燥している場合は細かいちりめんジワが出ます）。こんなときは、無理をせず、できるだけ休息をとるようにしましょう。

夜は温かいお粥など消化のよいものを食べ、ゆっくり寝て元気を補うと、改善されるはずです。

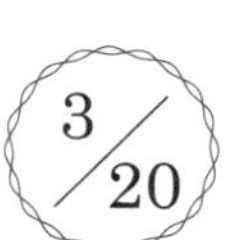

毛穴が目立ったら疲れのサイン

鏡を見たら、いつもより毛穴が目立っていたという経験、ありませんか？　これも気虚が原因かもしれません。気虚で毛穴をとじる力が不足して、毛穴が開いたままだるーんと下がって、涙型の「たるみ毛穴」状態に。

この対策もやはり、まずはゆっくり体を休めることです。夜遅くまで頑張って肌ケアをするよりも、早く寝るほうが効果的。食事では補気の食べ物（米・いも類・豆類・きのこ類など）がおすすめです。

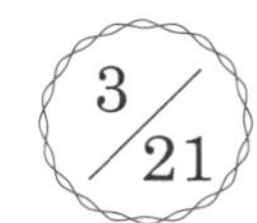

春分(しゅんぶん)。ブロッコリーで疲労回復

二十四節気の「春分(しゅんぶん)」は、昼と夜が同じ長さになる日。ここから徐々に昼が長くなるということは徐々に陽が増えてくるということ。体も活動的になってきて、自然界では気温や気圧の変化が激しい季節。食べ物でしっかり元気を補っておきたいですよね。おすすめは、キャベツの仲間で胃腸に優しいブロッコリー。強壮作用があり、胃腸に負担をかけずに疲労を回復してくれる心強い存在。しかもエイジングケアまでしてくれちゃう素敵な子。

疲れや冷えが気になるときには、「ブロッコリーのにんにく炒め」。ササッと作れて、熱々をハフハフして食べると最高。元気もりもりになれちゃうレシピです。

ブロッコリーのにんにく炒め

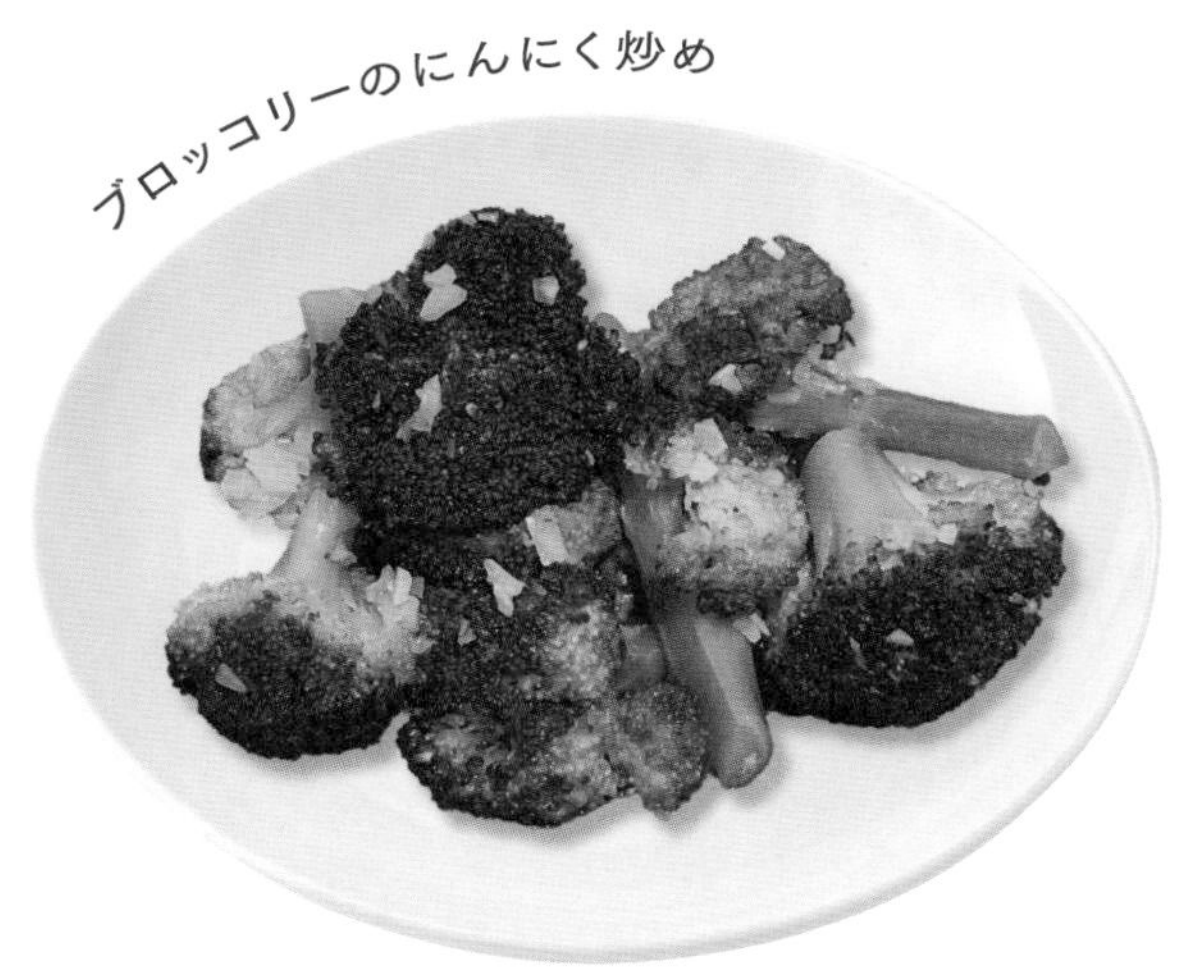

①ブロッコリーの房をひと口大に切り分け、サッと塩ゆでしておく。
②みじん切りのにんにくを油で炒め、香りが立ったら、よく水気を切ったブロッコリーを入れる。
③鶏がらスープで味を調えたらできあがり。

サッと火を通す程度にするのが、ブロッコリーのシャキシャキ食感が残る、おいしさのポイント。

3/22

疲労にうずらの卵

春の疲れには、うずらの卵もおすすめです。中華丼でしか食べない方、もったいない！ 普通の卵より栄養がぎゅっと詰まって、古くから滋養強壮に用いられる食材です。寒暖差、気圧の変化、環境の変化が原因の春の疲れにぴったり。

栄養がぎゅぎゅぎゅ

うずらピーマン

輪切りのピーマンの中で目玉焼きを作るだけ。

うずらの黒酢味玉

① うずらの卵（1パック）をゆでて殻をむく。水煮缶やパウチでもOK。
② 黒酢（30cc）、醤油（30cc）、にんにくスライス（適宜）に1時間漬けるだけ。ときどき転がすときれいに漬かります。

酸味が苦手なら、出汁で少しのばし、少し長めに漬けて。

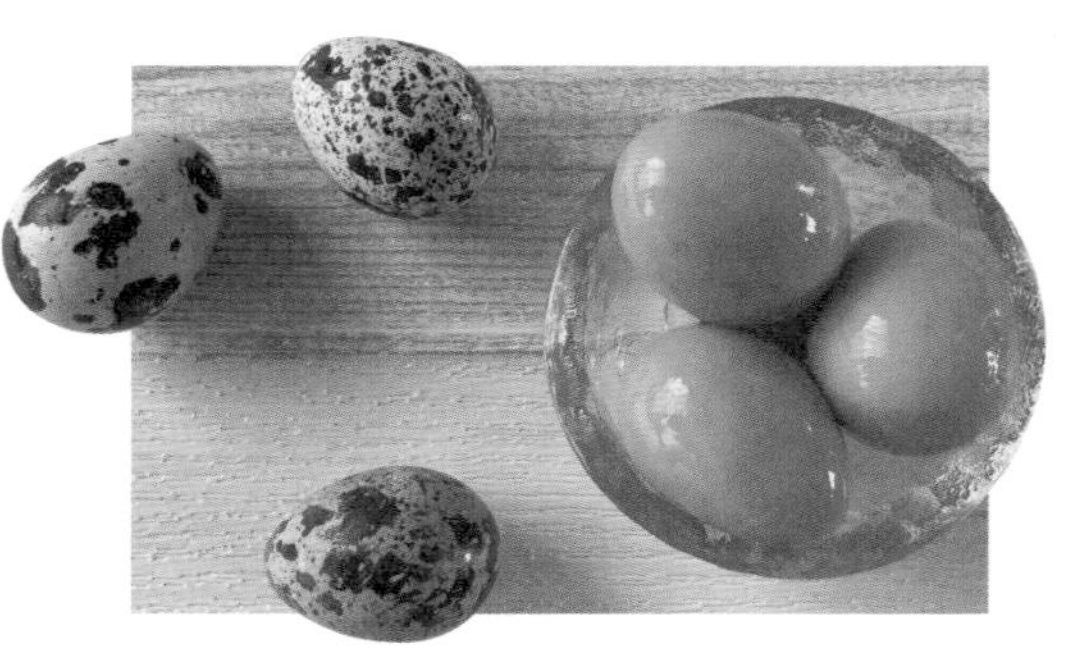

うずらの卵の主な効能	五臓を補う、補気、補血、胃腸を健康にする、筋骨を丈夫にする、脳の働きを高める、睡眠の質を高める。

3/23 春は気象病に気をつけて

3月23日は世界気象デー。人間も自然の一部。気象によって体も変化します。日々の養生でそれらの不調を和らげることができます。養生を続けて体が整ってきたら、低気圧の日の不調が気にならなくなった人もたくさんいらっしゃいます。ただ、気をつけていたけれど、つらい症状が出てしまったときは、気象のせいにして、のんびり過ごしましょうね。

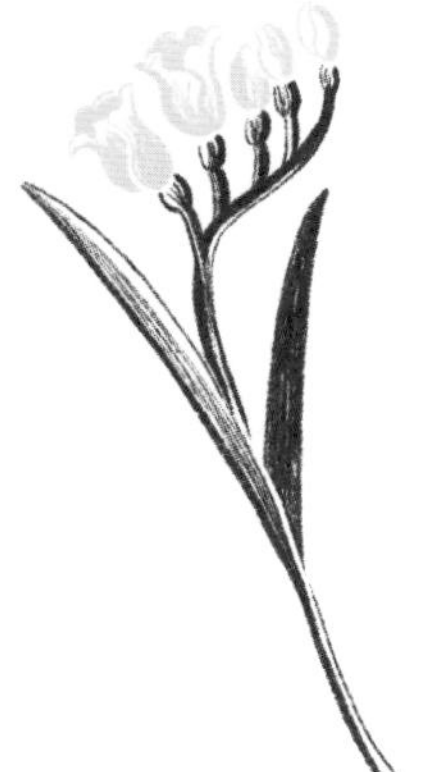

気象病の種類　頭痛、眠気、だるさ、倦怠感、めまい、耳鳴り、イライラ など

3/24 まぶたのピクピクはストレス!?

春になると、「まぶたがピクピクする」というご相談が増えてきます。疲労や血の不足なども原因として考えられますが、ストレスが原因になっている人のほうが多いようです。こんな人は、まずは早く寝ることを心がけて。できるだけ目を休めて、血の消耗を防ぐのも大切です。それでも改善しないなら、レモンやオレンジなどの柑橘類や、しそやみつば、セロリなどの香りのよいものを食べて気の巡りをよくしましょう。そして、ゆっくり深い呼吸をしてリラックスすることです。心身を労わる時間を、作ってあげてくださいね。

3/25

イライラや目の充血にセロリ

イライラ、高血圧、目の充血、気温の上昇によるめまい、頭痛。そんな症状がある人はセロリを食べてみて。セロリは、体の余分な熱を冷まし、目の炎症や充血をとる働きがあります。

爽やかな香りは、気の巡りをよくしてイライラも抑えてくれます。「セロリのサッパリ和え」のようにサッと作れる料理なら香りを損ないません。お酢とセロリが相性抜群ですよ。

春は酸味のある食材をとるとよいけれど、酸味が強すぎるとのびのびする力が押さえつけられてしまう。だから、香りでのびのび巡らせるセロリは春にぴったりなのです。

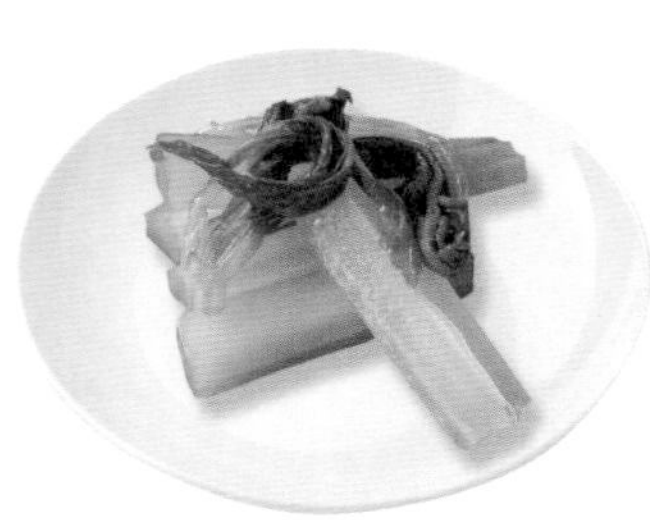

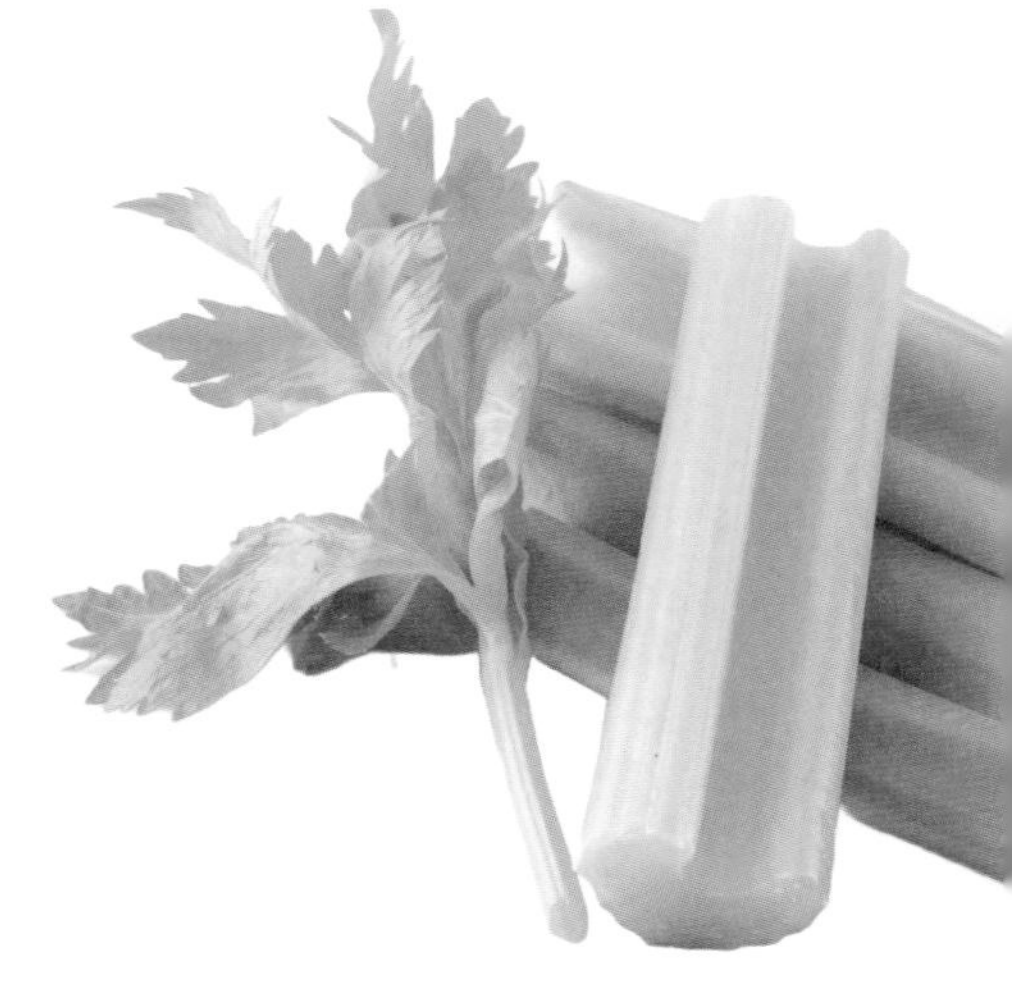

セロリのサッパリ和え

①スティック状に切ったセロリをサッとゆでる。ざるに上げ水で冷やす。
※葉は薬効が高いのでまるごと使いましょう。
②酢、醤油、ごま油で味を調え、冷蔵庫で数時間なじませたら完成。

3/26

不安はなつめで和らげて

くるみなつめ

半分に切って種を取ったなつめにくるみをはさむ。トースターで炙ると外はパリっと、中はしっとり危険なおいしさ。

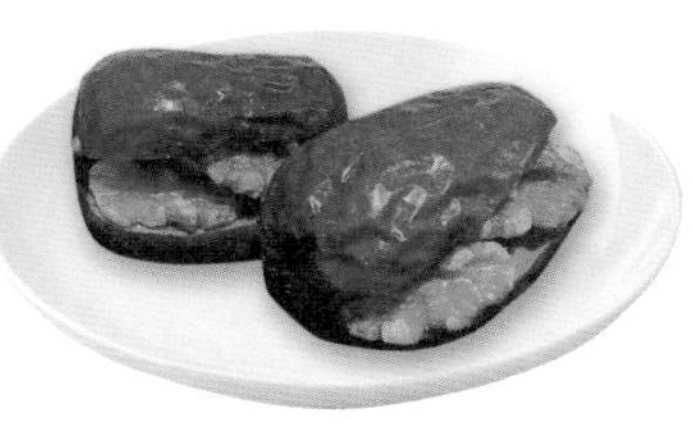

なんだか理由もなく落ち込む。ゾワゾワ不安感に襲われる。そんな人には、なつめがおすすめ。なつめは優しい甘さで、気血を補って胃腸を元気にし、精神を安定させて不安感を和らげる効果があります。

なつめは「一日3粒食べると老けない」と言われ、西太后や楊貴妃も好んで食べていたことで有名な美容食材。エイジングケアや美肌、便通改善などの効果などもあるから、日々のおやつやお茶に取り入れて。

そのまま食べてもフカフカしてておいしいですが、おすすめの食べ方は、中国の定番おやつ「くるみなつめ」。

お茶に入れて、ふやかして食べるのも、なつめの優しい甘さがフワッとお茶に香って美味ですよ。

ただし、舌苔(ぜったい)がべったりついている痰湿(たんしつ)のときは控えめに。

3/27

漢方女子はツヤツヤキレイ

漢方生活で、体が整ってくると、肌ツヤや血色、透明感、髪のツヤがよくなるのはもちろん、イライラや落ち込みなどのメンタル面も整い、表情が明るく柔らかくなって、イキイキとし、目はキラキラしてきます。

生理痛の相談をしていたのに、お肌もきれいになってイライラもなくなりビックリ!! なんてことは漢方あるあるです。

漢方は、本当に内側からキレイになれるんです。

3/28

みつばでイライラを撃退

みつばは、さまざまな効果がある食材。よい香りがあり、滞った気の巡りをよくしてくれるので、イライラしやすいときに特におすすめ。ストレスが多いと頬周りにシミが増えやすくなりますが、そういった人にもよいです。

カットして保存しておくと、汁物や麺類のトッピングなどに、サッと取り入れられるので便利です。

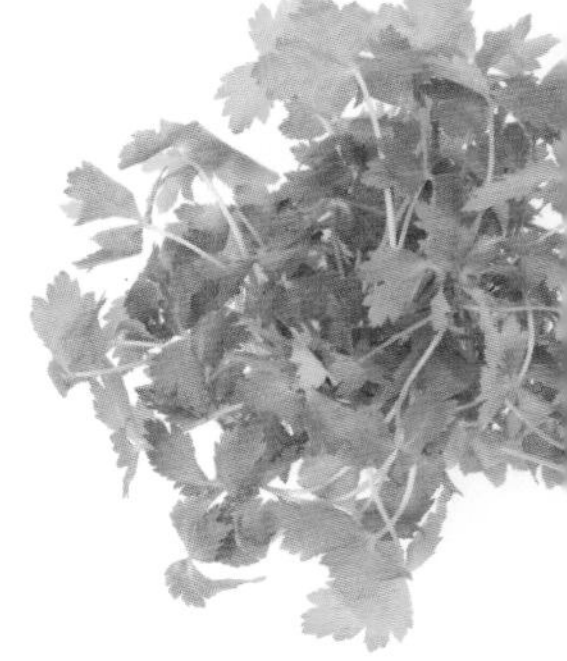

みつばの効果

- 気の巡りをよくする
- 瘀血（おけつ）（血が滞った状態）を取り除く
- 炎症を取る　・むくみを除く　・解毒

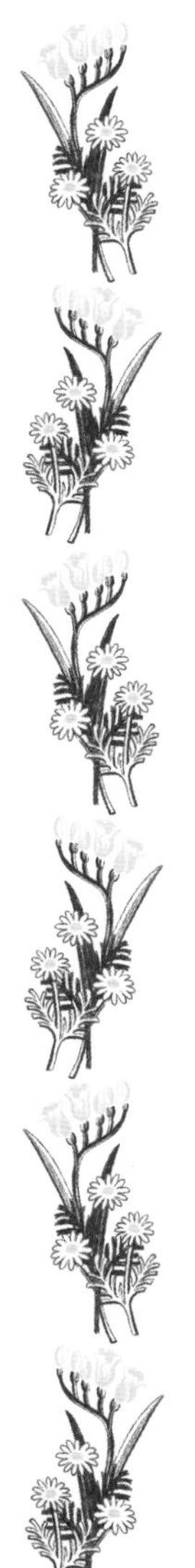

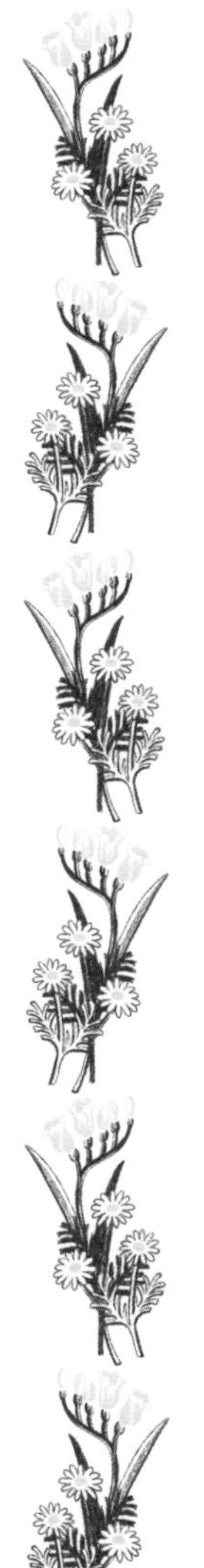

3/29

春におすすめのツボ「太衝（たいしょう）」

春におすすめのツボは、足にある「太衝（たいしょう）」。このツボは、上った気を降ろす効果があるとされていて、イライラカッカしたり、のぼせ、ほてり、頭が冴えて眠れないなどといった春の症状の改善にぴったり。このツボを痛気持ちよく感じるくらいの強さで押したり、お灸をするのもよいですよ。

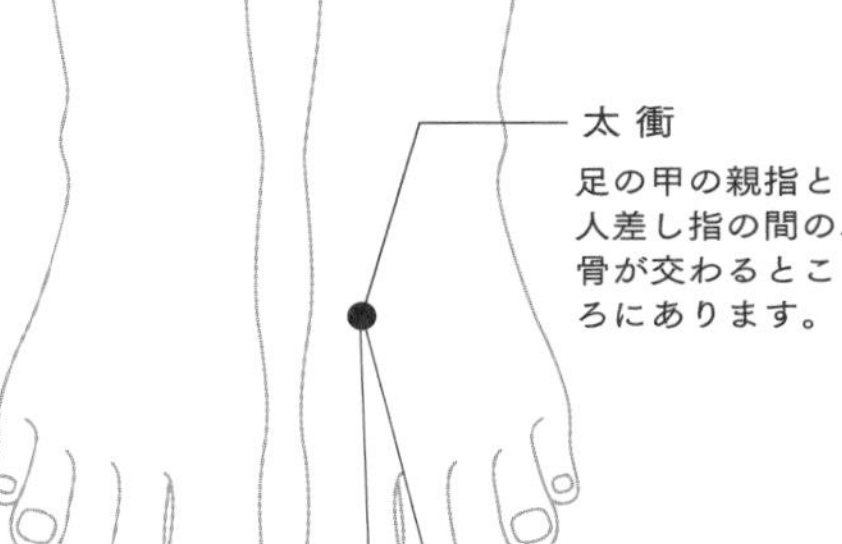

寝る前の脱力で翌朝スッキリ

ストレスが多い人や、過労気味の人は、ガチガチに力む癖がついているため、寝ている間も力みっぱなし。翌朝も疲れが取れていないのはそのせいかも。

そんな人は、寝る前に意識的に脱力をしましょう。仰向けで横になり、腰だけ浮かせて、ゆっくり息を吐きながら下ろします。目を閉じ、体の力を極限まで抜き、すべての重さを下（敷布団との接地面）へ。気血が頭から足先へスーッと下りていくのをイメージし、深く静かな呼吸を。これで翌朝の疲れの取れ方が格段に違います。

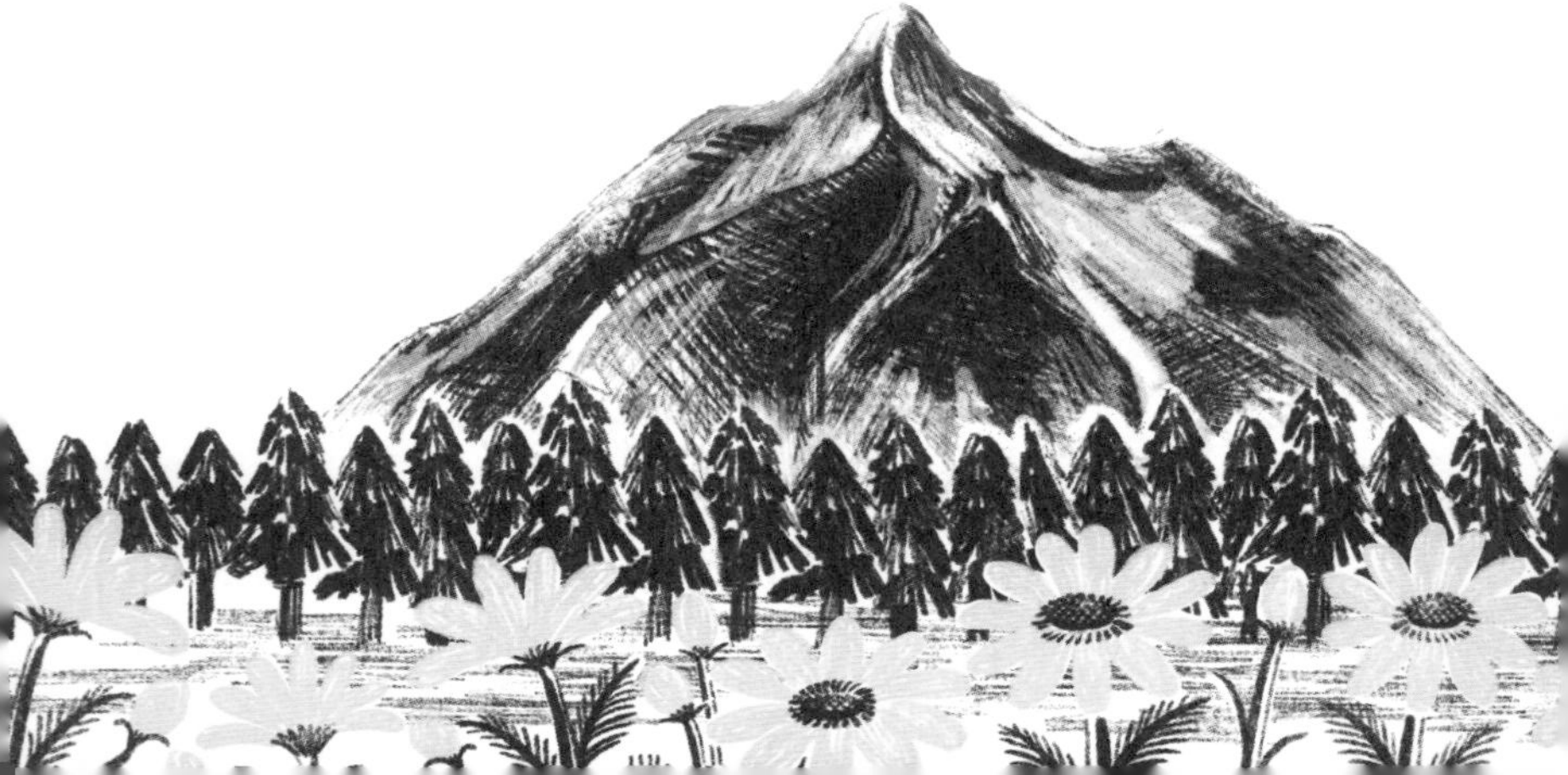

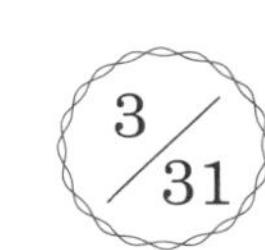

元気な体は部屋の環境作りから

年度末、お引っ越しシーズンですね。

天候や食べ物と体調の関係はよく知られていますが、部屋の環境は案外見落とされがち。長い時間を過ごす部屋の環境はとても大切です。

駅近じゃない物件もおすすめです。日々の通勤で自然と歩く習慣がつき、無理に運動する必要がなくなりますよ。

風通し…風通しが悪いと、気の巡りが悪くなり、イライラ、自律神経の乱れの原因に。

日当たり…日当たりが悪いと気分の落ち込み、不眠、寝起きの悪さの原因に。

騒音…騒音はイライラ、不眠、鬱々の原因に。

湿気…湿気がたまりやすいと、むくみ、だるさ、めまい、胃腸不調、眠気、皮膚炎の原因に。

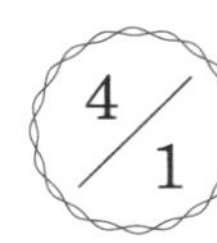

生理周期の乱れで体調をチェック

生理周期は体の状態を表すサインです。周期が毎月順調（25～38日なら正常の範囲）なら問題ありませんが、短かったり、長かったりするなら養生してみてください。

生理周期が短い

①疲れがたまっているサイン

いも類などのホクホク系の食材や、きのこ類などを食べて気を補い、寝不足をさけて体を休めましょう。

②熱がこもっているサイン

辛いものや揚げ物、アルコールのような熱を生み出す飲食物をできるだけ控え、海藻類や豆腐のような熱を取り除く食材を取り入れましょう。

生理周期が長い

血が不足しているサイン

赤や黒、色の濃い野菜などの補血食材を取り入れましょう。目を使い過ぎないなど、血を消耗しない心がけを。

生理周期がバラバラ

気滞（きたい）のサイン

ストレスによる気滞が原因。香りのいいものを食べたり、深呼吸、ストレッチ、ウォーキングで気を巡らせましょう。

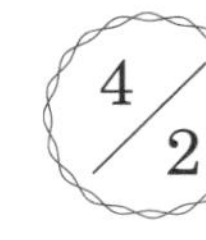

生理前、あなたはどちら？

あなたは生理前に、どちらの症状が出やすいですか？　タイプによっておすすめの食材が変わります。

眠くなる、落ち込みやすくなる

血虚（けっきょ）（血が不足している）タイプ

赤や黒の食材（赤身の肉や魚、にんじん、黒ごま、黒豆、ベリー類など）がおすすめ。

眠れない、イライラしやすくなる

気滞（きたい）（気が滞っている）タイプ

柑橘類、香りのある野菜（しそ、セロリ、みつばなど）がおすすめ。生理が始まってからもしんどい人は血虚タイプ、生理が始まると楽になる人は気滞タイプです。2つのタイプの混合型も多く、その場合はどちらの食材もおすすめです。生理前に慌てて対処するのではなく、日頃からじわじわ養生しておくことが大切。

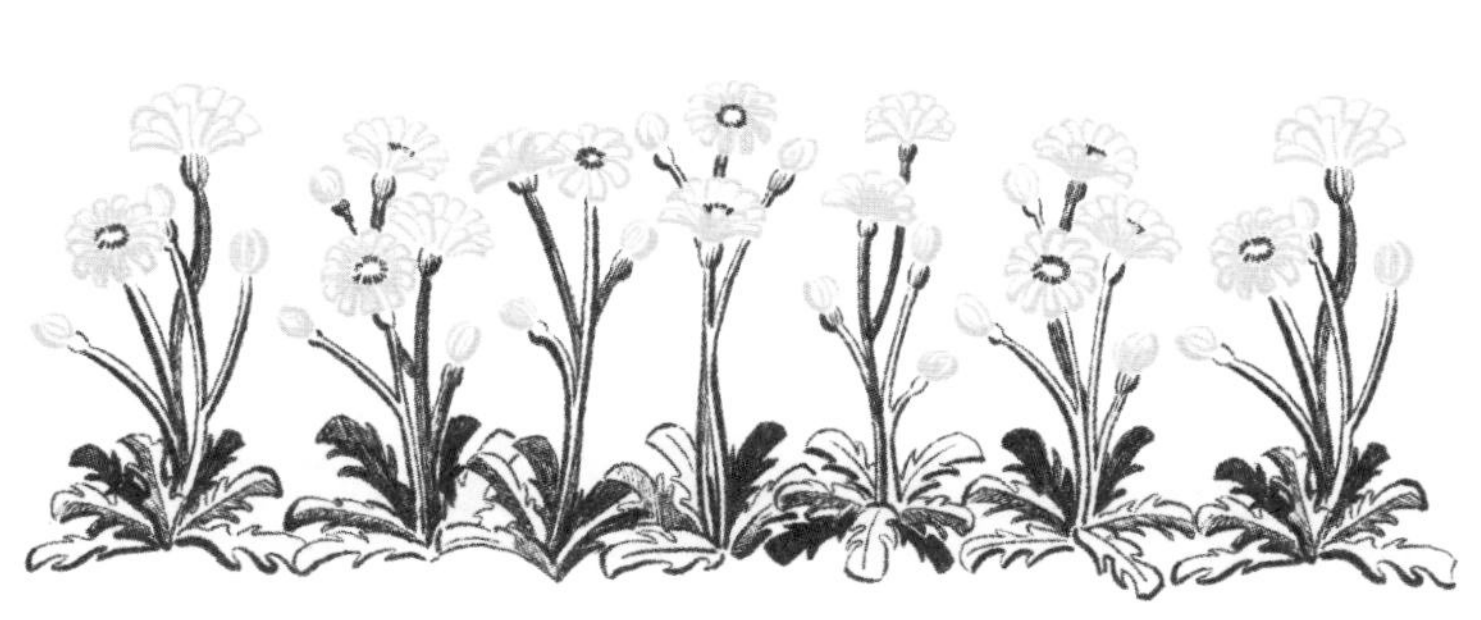

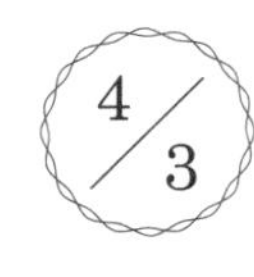

生理痛は、ないのが理想的

漢方では、「生理痛はないのが当たり前」と考え、ないのがよい状態とされています。体の冷えや忙しさによる気血の消耗や滞りは生理痛の原因に。そう、生理痛は大事な体からのサインなのです。

まずは以下の3つに気をつけると、かなり軽減できるはずです。それでも生理痛がつらい場合は、婦人科で早めに検査を受けてくださいね。

生理痛軽減の3つのポイント

① **冷やさない…** 腹巻きやレッグウォーマーなどでお腹と足首の2カ所はとにかく一年中冷やさないことです。

② **血を補う…** 赤や黒の食材（p87）をとりましょう。目を使い過ぎないことも大切。

③ **血を巡らせる…** ねぎ類、青魚、お酢などの血を巡らせる食材をとりましょう（経血量が多過ぎる人は血を巡らせる食材をとり過ぎないこと）。

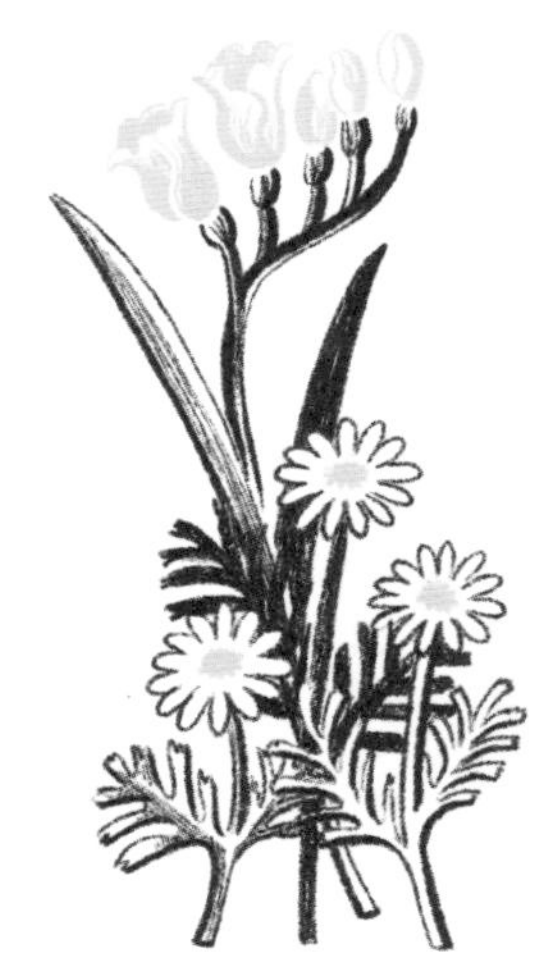

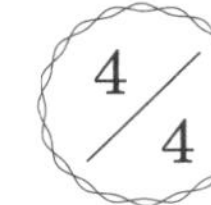

黒きくらげでザラザラ肌改善

黒きくらげは、血を補いながら穏やかに血の流れを調整し、カサカサ、ザラザラした乾燥肌の改善に効果的。シミ、くすみ、ニキビあとの改善にもよく、女性にうれしい美肌食材です。

「黒きくらげの佃煮」はコリコリ食感で、ごはんのお供やお粥、お弁当の付け合わせにぴったり。毎日食べて血を補えばツルツル美肌に。

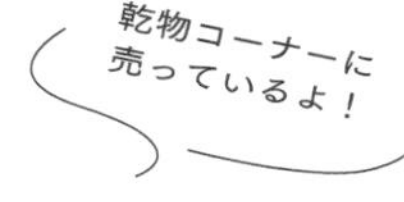

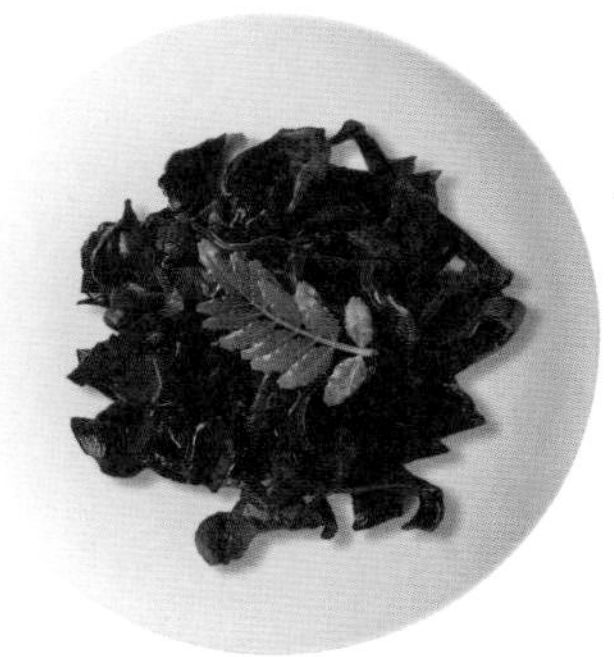

黒きくらげの佃煮

① 黒きくらげを水で戻して千切りにする。
② 醤油6：みりん1：出汁8と①を鍋に入れ、コトコトと煮詰める。

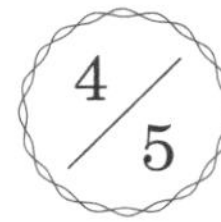

清明(せいめい)の季節

4月5日頃は、二十四節気で「清明(せいめい)」と呼ばれます。これは「清浄明潔(しょうじょうめいけつ)」という言葉の略で、すべてのものが清らかで生き生きしているという意味。春の澄み渡った青空は、正に清浄明潔ですよね。

ストレスを感じたときはふーっとゆっくり長く息を吐いて、春の新鮮な空気を取り込むと、気が巡ってスッキリしますよ。

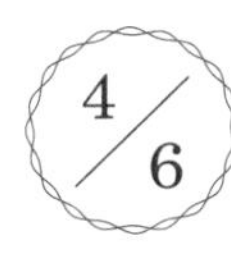

4/6

巡る体作りに深呼吸とウォーキング

仕事が忙しかったり、デスクワークが続いていたりすると、無意識のうちに呼吸が浅くなり、気血水の巡りが悪くなってしまいがち（p12）。

そんなときは、無理に運動の時間をとらなくても、思い出したときに深呼吸をしばらくやってみる、仕事の行き帰りにひと駅先まで歩いてみるなど、日常生活の中に巡りをよくする習慣を取り入れると、自然に「巡る体」を作っていけます。この2つはお金をかけずにできますからね。

4/7

ブラシで頭皮マッサージ

昔から春の養生法として、「くしで髪をとく」ことがよいとされています。

頭には、気の通り道である経絡がいくつも通っていて、たくさんのツボがあります。ブラシで頭皮をマッサージすることで、気が巡り、顔のたるみ予防にも効果的。

イライラしがちなときは側頭部、ぼーっとしがちなときは頭頂部を重点的に。

私はお気に入りのパドルブラシで、毎日朝晩、心地よく頭皮マッサージをしています。

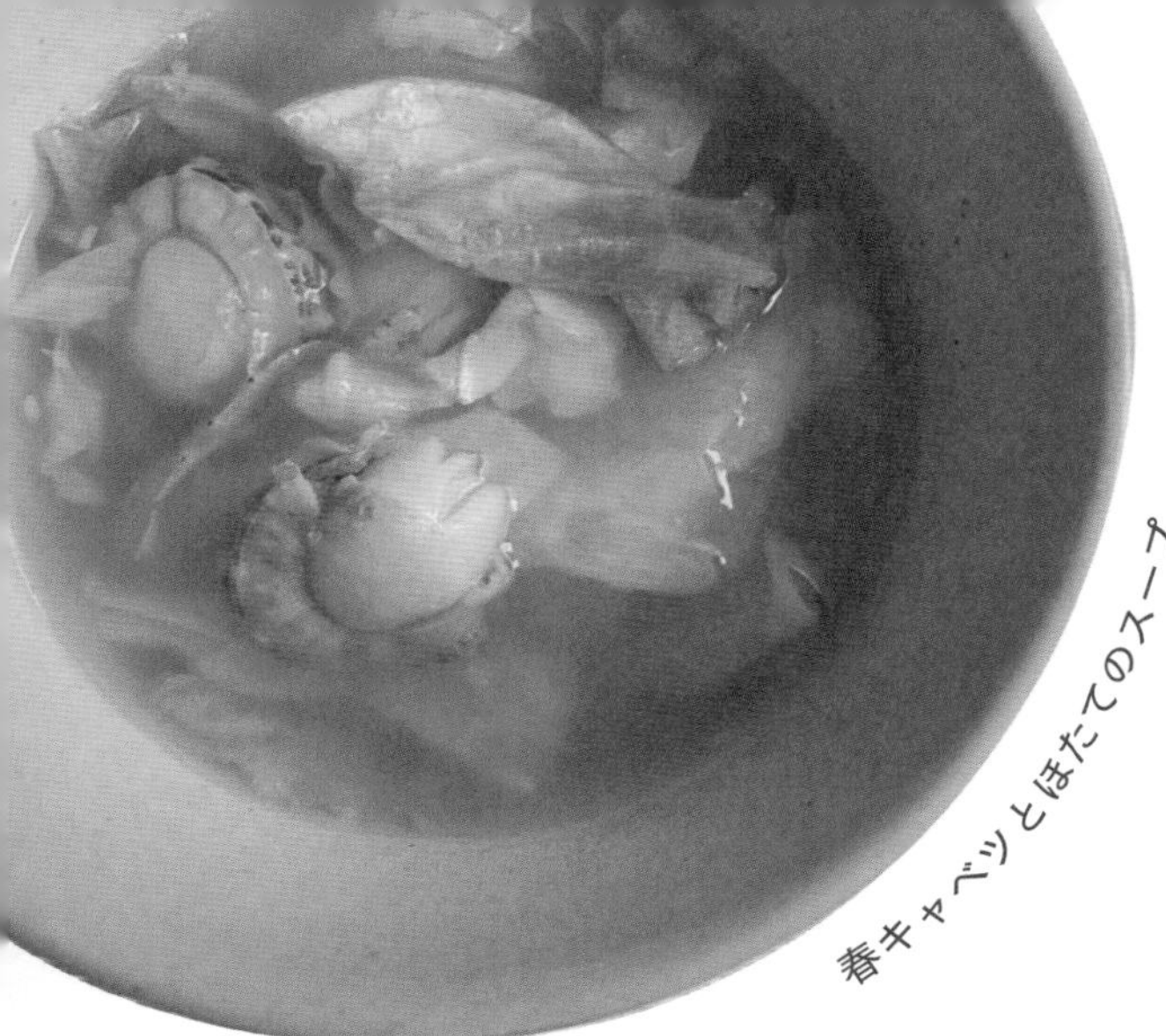

4/8

胃腸の不調に春キャベツとほたて

① 鍋に油を少量と、みじん切りのにんにくを炒めて香りを出す。
② 水を入れ、ざく切りキャベツを加えて煮込む。
③ ほたてを加え、コンソメで味を調える。

春ストレスの胃腸疲れには、「春キャベツとほたてのスープ」で優しく養生。キャベツとほたて、にんにくは、胃腸を元気にして食欲を増進させる組み合わせです。キャベツとほたての補腎効果で、エイジングケアにもいいですよ。

春は肝（かん）の働きが活発になる季節。ストレスがかかると肝（かん）の働きが抑えつけられ、その影響が脾（ひ）（消化器）に及ぶことで胃腸の不調が出やすくなります。食欲不振で無理に食べると悪化しがちですが、このスープなら大丈夫。ほたての出汁、にんにくの香り、春キャベツの甘味が優しい味わいです。

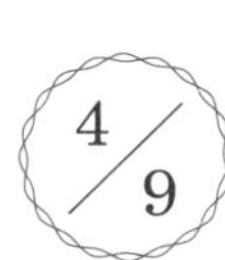

バリアを張らず、スルンと受け流そう

漢方相談をしていると、「嫌な人問題」を抱えて不調になっている人がたくさんいます。職場や親戚など、苦手だけど顔を合わせないわけにはいかない関係で、そのストレスから不調になってしまうのです。

そんな人の共通点が「バリア」を張ろうとしているということ。バリアを張ると、嫌な言葉を言われたとき、自分にドーンとぶつかるし、相手にも跳ね返してしまいます。

ずっとバリアを張っているということは、ずっと気を張っている＝ずっとエネルギーを消耗しているということ。これでは疲れちゃいますよね。

大事なのはバリアではなくて、スルンと受け流せる状態を保つこと。この違い分かりますか？ 体の状態を整えておけば、急に降ってかかったストレスを、スルンと受け流せます。日々の養生で体の調子を整えておきましょうね。

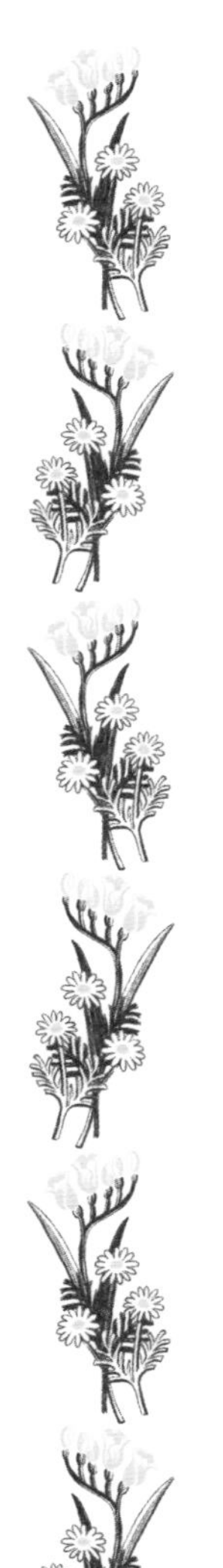

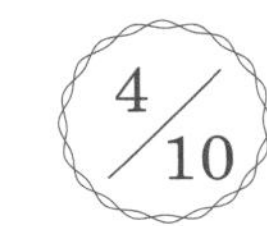

気疲れした日は、たことアスパラ

環境の変化や新たな人づき合いなどで気を使い、疲れていませんか。文字通り、気を使う＝元気を消耗しているわけですね。そんなときには、「たことアスパラのアヒージョ」を。たこは補気食材で、マッシュルームは気を巡らせる食材。さらに、たこにはタウリン、アスパラガスにはアスパラギン酸、マッシュルームにはグルタミン酸、にんにくにはアリシンが含まれ、これらはすべて栄養ドリンクによく入っている疲労回復成分！　このレシピは体を元気にする食材が一気にとれる「食べる栄養ドリンク」なのです。

たことアスパラのアヒージョ

残ったオイルはバゲットやパスタのソース、スープに

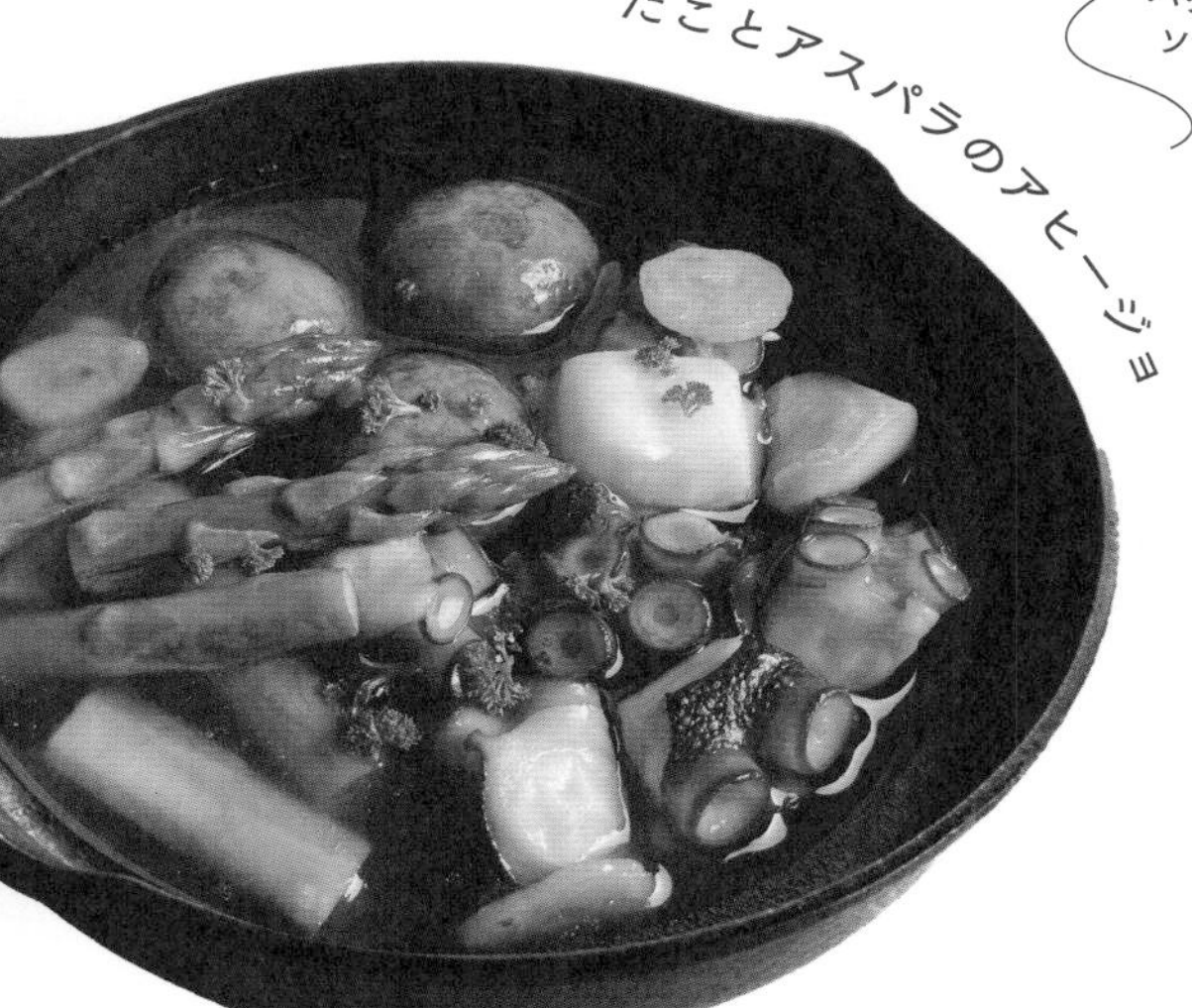

① ひと口大に切ったたことマッシュルーム、スライスにんにくを並べ、具材が2/3浸るくらいオリーブオイルを入れて弱火にかける。
② マッシュルームがしんなりしたら、アスパラを加えてぐつぐつ。軽く塩を振って完成。火を入れすぎないのがポイント。

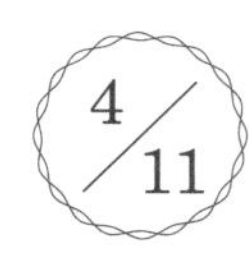

初がつおでうるツヤ肌に

肌や髪の乾燥、気持ちの落ち込み、眠りの質が悪い。そんな症状の血虚（血が不足した状態）には、かつおがぴったり。しそと小ねぎにポン酢をかける「かつおのたたき」がおすすめ。

かつおは補血食材で、3～5月は赤身がギュッと締まった初がつおの旬。脂少なめであっさりしているので、胃腸への負担が少なく、血の素になる栄養素をしっかりと吸収できます。補血食材は酸味で味付けすると効果がアップするので、ポン酢との組み合わせも◎。血を蓄えている肝にしっかり届けられます。旬のかつおで、くすみのないうるツヤ肌を手に入れましょう。

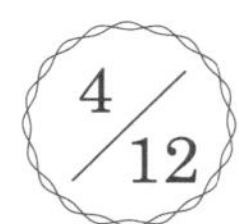

パンで情緒安定に

「グルテンフリー」が話題になって小麦製品がなにかと悪者にされがちです。でも薬膳では小麦は「養心安神」と言って、情緒を安定させる力が強いと考えます。

現代の栄養学でも、小麦の胚芽部分には、抗ストレス作用のあるＧＡＢＡという成分が豊富に含まれることがわかっています。

たまには胚芽部分もとれる全粒粉のおいしいパンを食べて気持ちをほっこりさせるのもいいですよね。

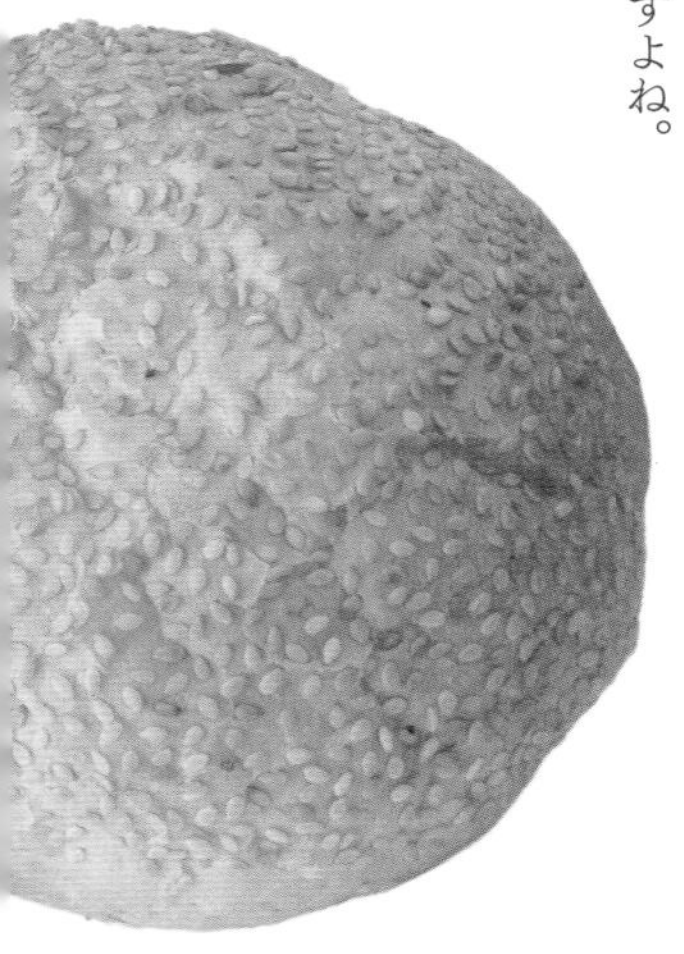

4/13 爪もみで自律神経を整える

自律神経の乱れを感じたら（p45）、手軽にできる「爪もみ」を。ゆっくりと深く息を吐きながら、手の爪の脇を指の腹で気持ちよい強さでもみましょう。薬指の先には、心身を活動モードにする交感神経、ほかの指先には心身をリラックスモードにする副交感神経が通っているそう。ですからシャキッとしたいときには薬指、寝る前には、そのほかの指をマッサージするのがおすすめ。仕事中に眠くなったら、こっそり薬指をモミモミして。

4/14 漬物で腸内環境を整えよう

ぬか漬けなど、発酵した漬物には、1g中に10億個以上もの乳酸菌が含まれているそうで、なんとこれはヨーグルトの100倍！

日本人の腸にはヨーグルトより漬物のほうが合っているという説もあります。腸内環境を整えるには、やっぱりお漬物ですよね。

こめかみ
ストレス等で肝が弱っている
口まわり・フェイスライン
暴飲暴食等で胃腸が弱っている
下痢
あご
腎が弱ってホルモンバランスが乱れている

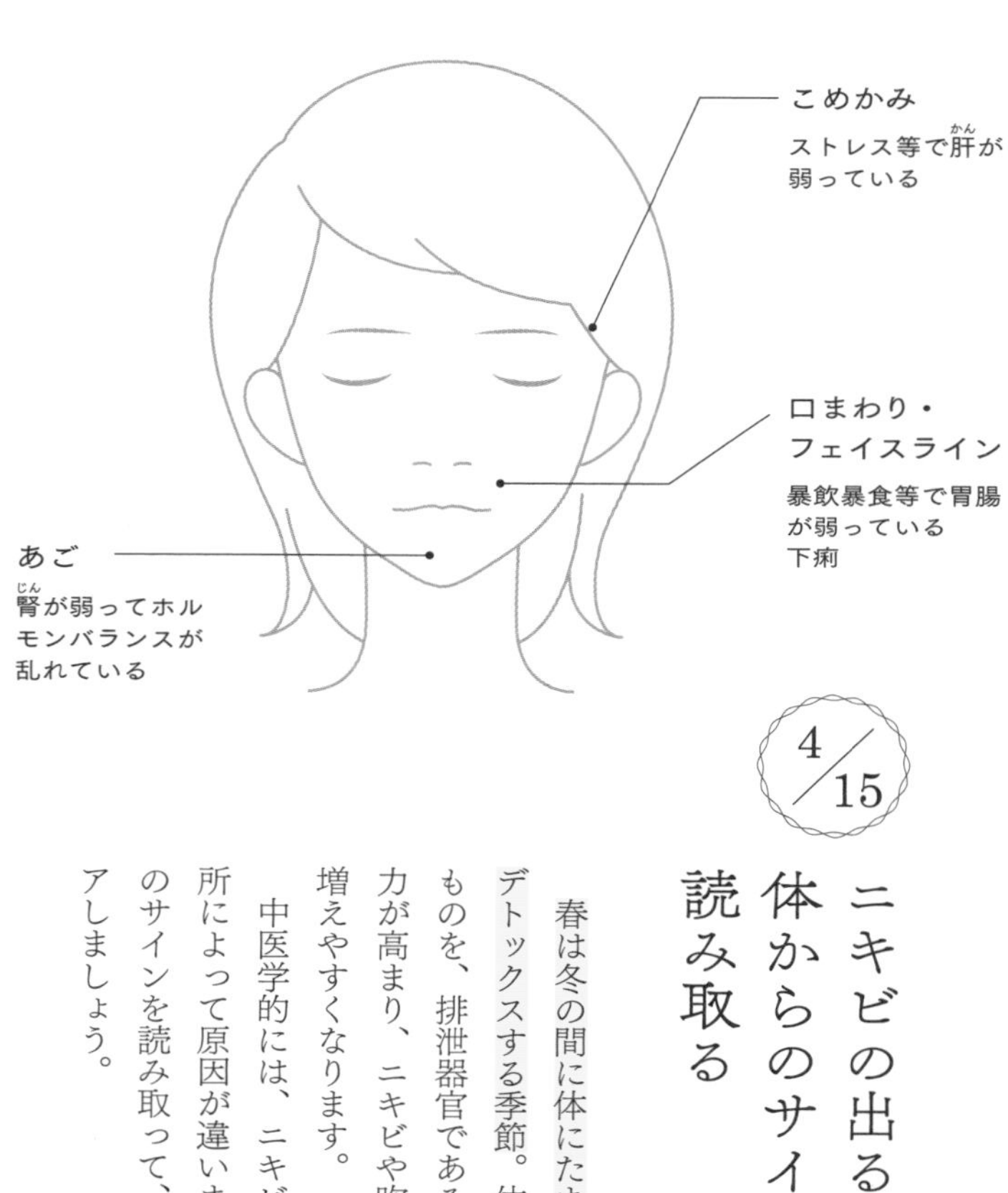

4/15

ニキビの出る場所で体からのサインを読み取る

春は冬の間に体にたまったものをデトックスする季節。体内の不要なものを、排泄器官である肌から出す力が高まり、ニキビや吹き出ものが増えやすくなります。

中医学的には、ニキビはできる場所によって原因が違います。これらのサインを読み取って、原因からケアしましょう。

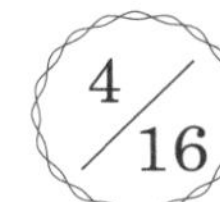

疲れた自分へ甘酒を

疲れやイライラがたまっていたら、頑張っている自分へのごほうびに「いちご甘酒」を。

甘酒といいちごは、元気と潤いを補って、イライラも緩和してくれる組み合わせ。甘酒は美容にも健康にもよく、「飲む点滴」とも呼ばれていますが、まったりとした独特の甘さが苦手な人も多いのでは？　いちごを入れるとスッキリと飲みやすく、幸せなおいしさに。値段が安めのいちごのほうが酸味が強くて、より甘さが抑えられます。

いちご甘酒

米麹で無糖の甘酒といちごをミキサーにかけるだけ。お好みで水やお湯で割ってもOK。ミキサーがなければ、スプーンでいちごを潰しながら飲むのもおいしいですよ。

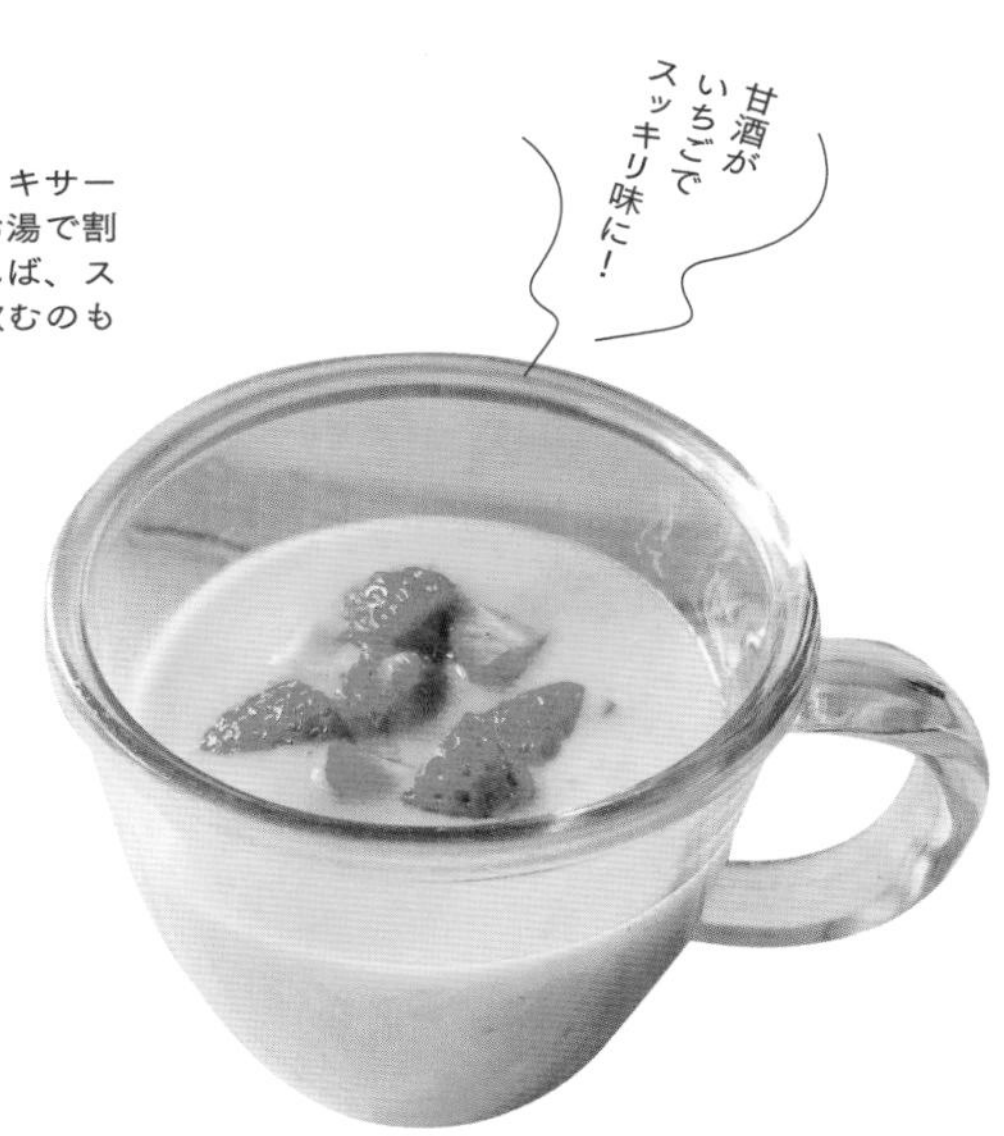

甘酒養生

甘酒が苦手でも、果物やココアでアレンジするとおいしくいただけますよ。

- いちご甘酒
- りんご甘酒 → p306
- 甘酒ココア
- 甘酒ラテ → p289
- 甘酒チャイ → p276

4/17

くたくたな夜のレンチン豆腐

くたくたな夜や胃もたれの日に、おすすめの夕食が「レンチン豆腐」。豆腐はお腹に優しく、元気と潤いを補ってくれます。私はザーサイを刻んでトッピングするのがお気に入り。

疲れてしんどいときは、消化にエネルギーを使わないよう、お腹に優しいものを食べて。あとはゆっくり眠りましょう。

塩昆布やごま油、佃煮やお漬物も合う！

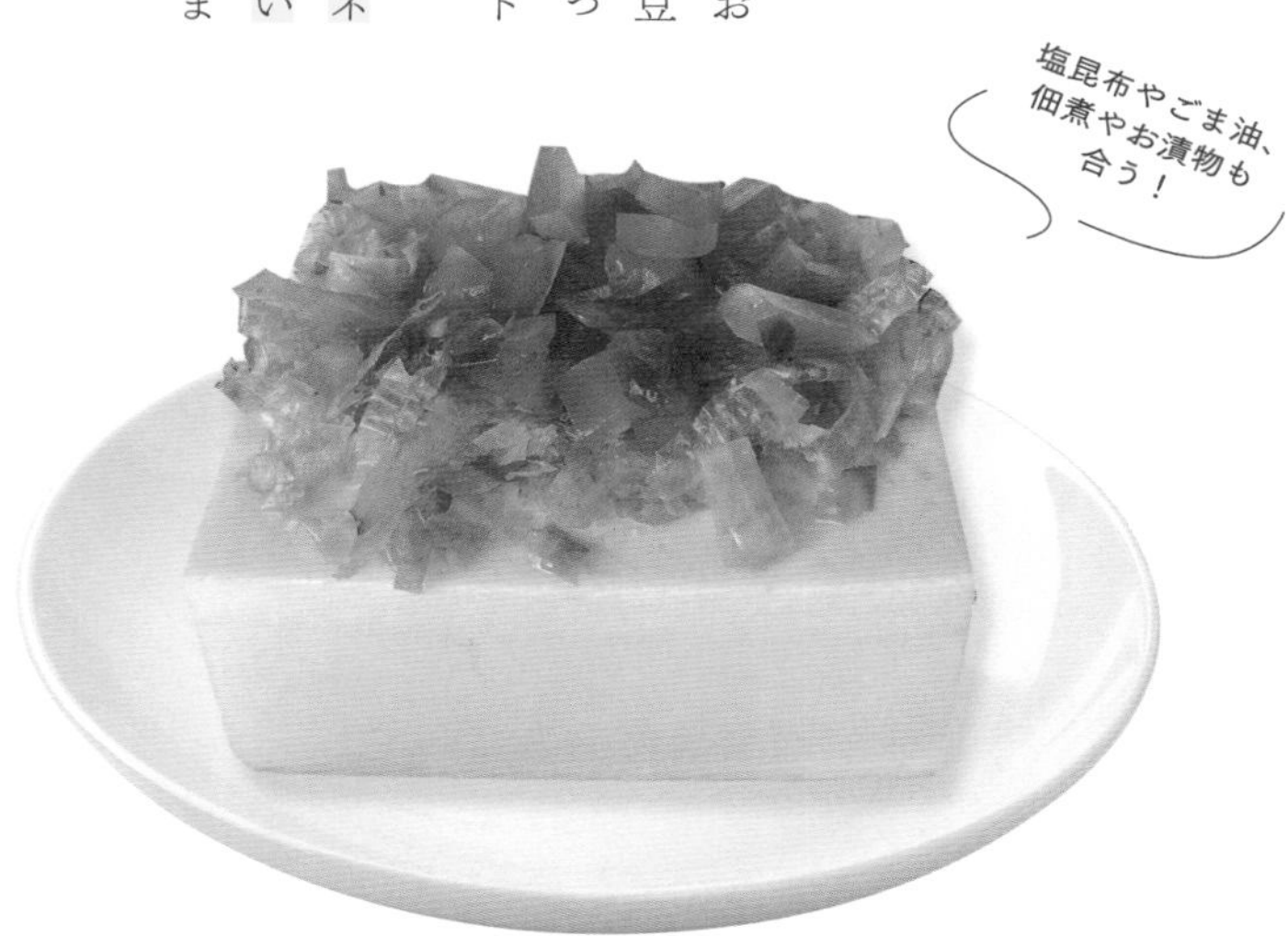

レンチン豆腐

器に豆腐をのせ、電子レンジで１分チンしたら、おかかと醤油をかけるだけ。

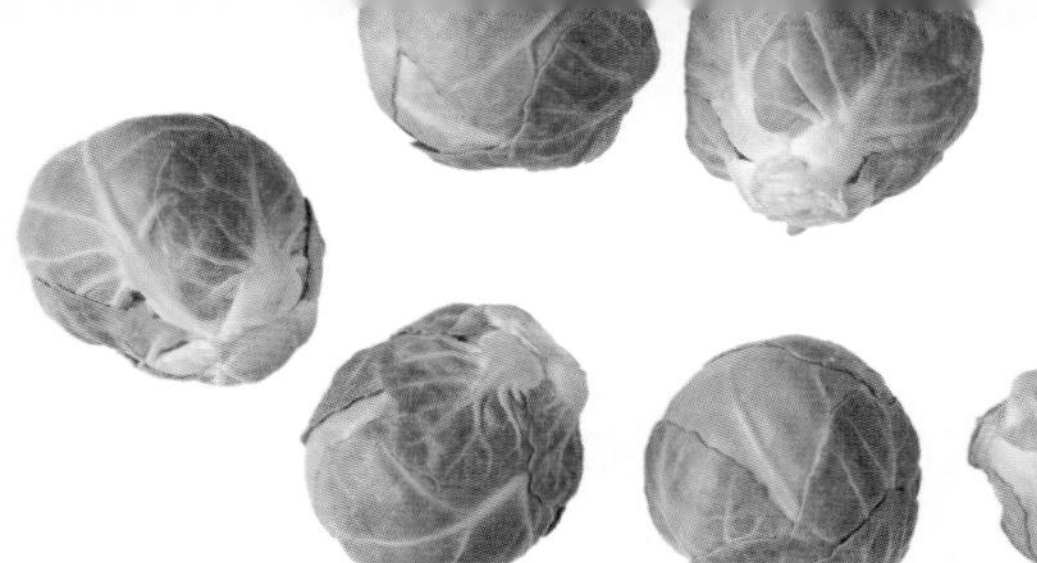

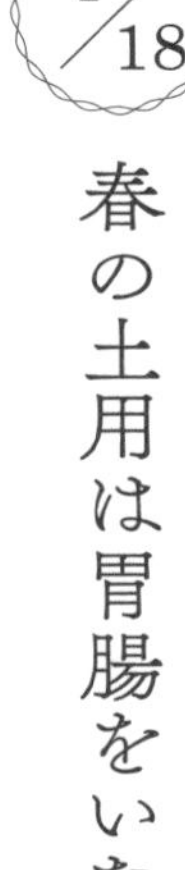

4/18

春の土用は胃腸をいたわる

そろそろ春の土用（4月18日〜5月6日頃）。この時期は、胃腸を大事にしたい時期で、「戌（いぬ）の日」に「い」のつく食べ物や、白いものを食べるとよいとされています。「い」のつく食べ物は、いわし、いくら、いか、いちご、いも、いんげんなど。白いものは、しらす、大根、かぶ、いんげんなどです。これらには、気血を補ったり、胃腸を元気にして消化を助ける働きがあり、次の季節を元気に過ごす準備のための食材というのも納得です。

そんな春の土用には、「春キャベツのしらす和え」。甘味のある春キャベツとしらすの塩気がほどよく合い、モリモリ食べられて、胃腸を元気にしてくれます。

春キャベツのしらす和え

千切りにした春キャベツ、しらす、米油、梅酢（なければ酢）を混ぜるだけ。
米油をごま油にすれば中華風に。

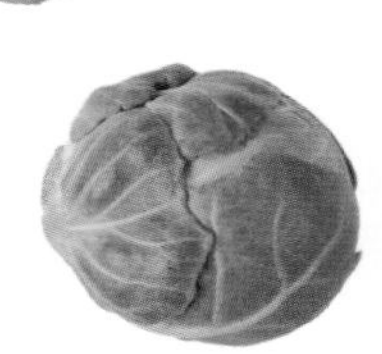

4/19 風門を温めて「風邪（ふうじゃ）」の侵入を防ぐ

春は体に風の邪気＝「風邪（ふうじゃ）」が入りやすい季節。風邪（ふうじゃ）が入ると、カゼを引きやすくなります。

対策には、「風門（ふうもん）」のツボを温めて。風邪（ふうじゃ）はこのツボから入ってくるとされます。悪寒を感じたらここにカイロを貼ったり、ドライヤーなどで温めて邪気を追い出しましょう。普段から風門を風にさらさないように気をつけることも大切。

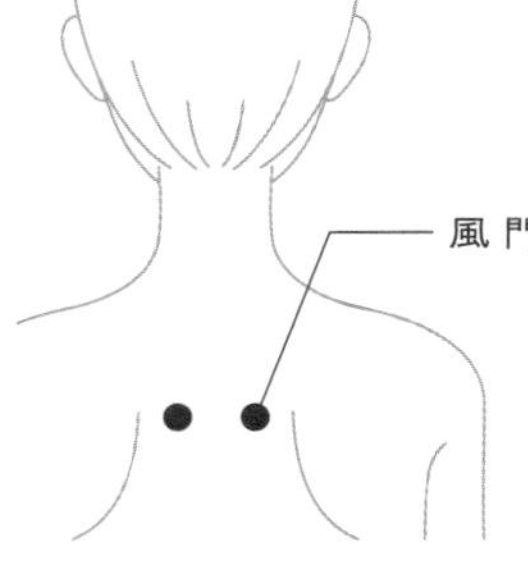

左右の肩甲骨の間の、首を前に倒したときに飛び出る骨の、上から２つめから指２本分外側の左右にあります。

4/20 穀雨（こくう）の時期は朝日を浴びよう

4月20日頃は、二十四節気の「穀雨（こくう）」。恵みの雨が穀物にしっとりと降りそそぎ、穀物が水分と栄養をたっぷりため込みすくすくと育つ頃です。この時期は、昼間も眠気を感じたり、疲れやすかったりして、これを中国では、「春困（しゅんこん）」と呼びます。こんなときは、朝日をしっかり浴びるとシャキっと覚醒しやすくなり、夜もぐっすり眠れるようになります。

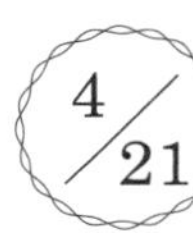

眠くて困ったときは「人中（じんちゅう）」のツボ押し

会議中などに眠くて困ったときには、「人中（じんちゅう）」というツボを押しましょう。人中は、鼻と唇の間にある溝のちょうど中間のくぼんだ部分。昔は失神した人の人中のツボに鍼を刺し、目覚めさせていたという言い伝えもあります。押すうちに目が冴えてくるはず。

人中

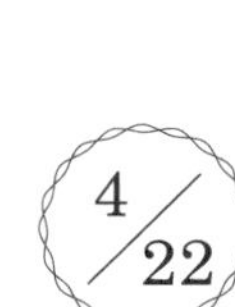

夜中に布団をはいでしまうのは潤い不足のサイン

寝る前はしっかりと布団をかけているのに、寝ている間にはいでしまう。寝汗をかく。壁や床など、冷たい所に手足が触れると気持ちいいと感じる。口が渇く。そんな人は、体の潤い不足だと考えられます。甘味と酸味のある季節のフルーツや、みずみずしい野菜、豆腐、はちみつなど体を潤すものを食べるようにしましょう。放っておくと乾燥がどんどん進んでしまうので気をつけて。

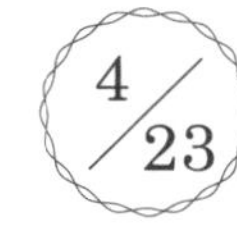

4/23 春の肌荒れに菜の花

春は体に熱がこもってできる赤ニキビやかゆみなど、肌荒れが起きやすくなります。この時期に旬の菜の花は、体の余分な熱を冷ましたり、解毒を促す作用もあるので肌荒れ改善にぴったり。血の巡りを改善し、ニキビあとや、シミくすみのケアにも効果的です。清熱作用を得るには、加熱しすぎずサッとゆでて苦味を感じながら食べましょう。

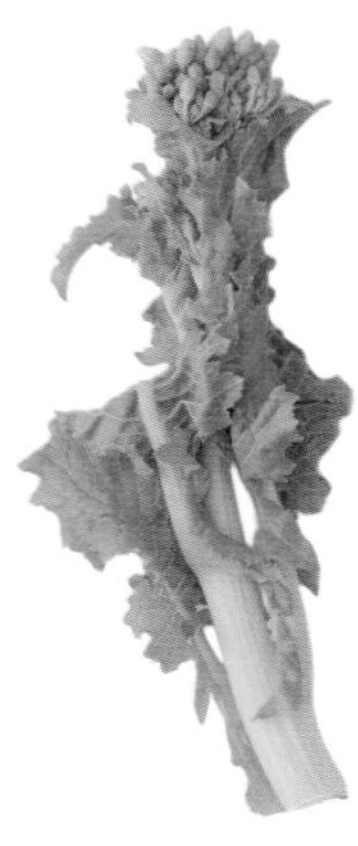

4/24 耳鳴りは種類に合わせて対策を

耳鳴りは、中医学的には大きく分けると2種類あります。

キーンと高い音

肝(かん)と関わりのある耳鳴り。ストレスなど精神的な不調が原因。柑橘類やみつばなどの香味野菜や、アロマなどを取り入れてストレス対策を。友達とおしゃべりして発散するのもいいですね。

ジージーと低い音

腎(じん)と関わりのある耳鳴り。過労や老化が原因。黒豆、黒ごま、山いもなどのような腎(じん)を補う食材で対策を。耳を優しくマッサージするのもいいですよ。

4/25

せりとたけのこで余分な水分を排出

一年中多いむくみのご相談ですが、テレワークになってさらに増えています。むくみに悩む人は、旬の食材のせりとたけのこで体内の余分な水をスッキリ排出しましょう。おすすめは「せりとたけのこのお吸い物」。どちらも体の余分な熱を取り、むくみ改善によい食材。春のほてりにも、こういった春の鎮静系の食材を使った、サッパリとしたお吸い物がぴったり。

むくみ改善には体を動かして、自分で巡らせる力をつけることも大事ですよ。

せりとたけのこのお吸い物

しゃきしゃきで春の香りが広がる！

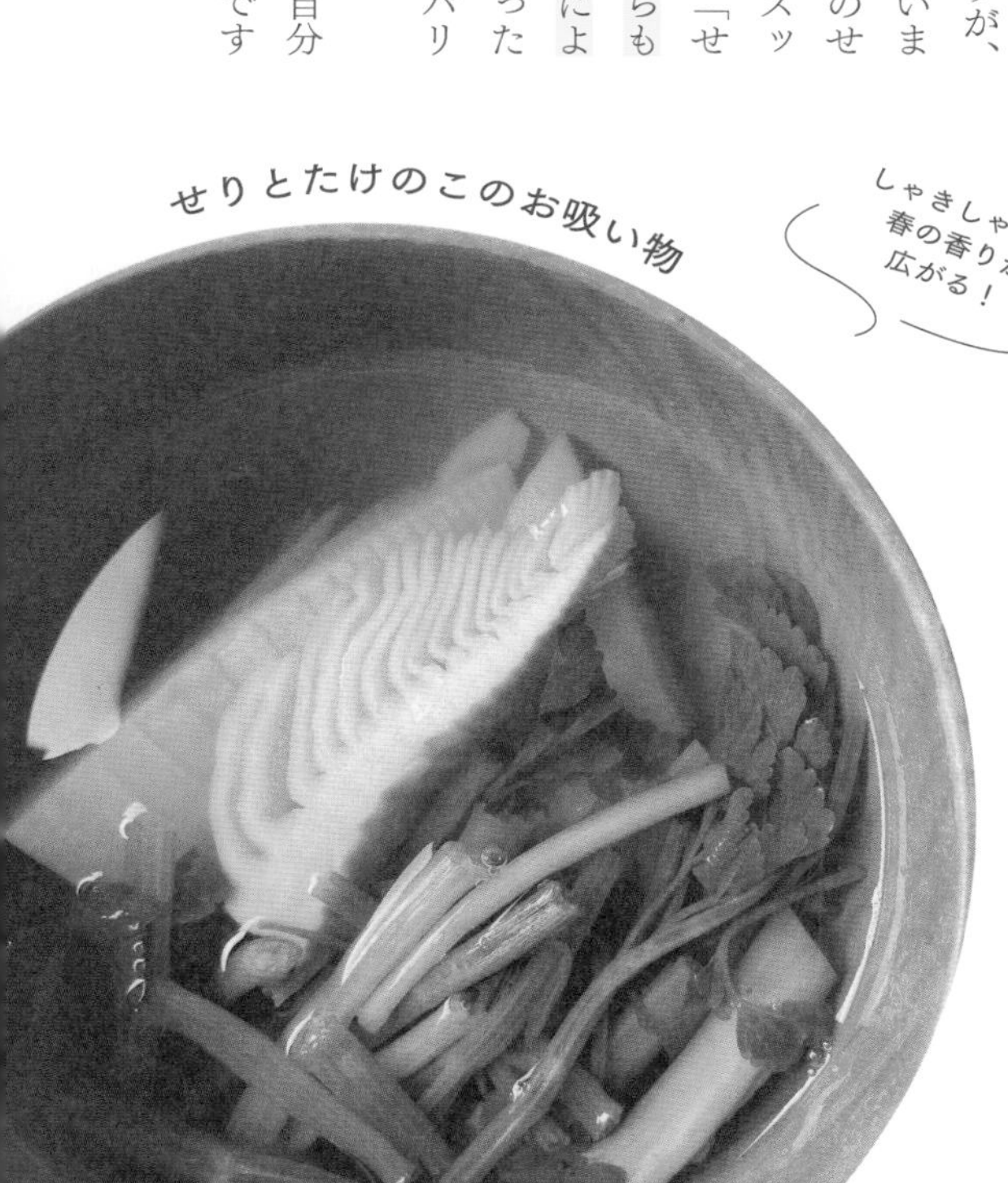

① せりを4cmの長さに刻む。たけのこの水煮を食べやすい大きさに切る。
② 鍋にお湯を沸かし、白だしで味を調える。
③ ②に①を加え、煮立ったら完成。

薄味に仕上げるのがポイント。濃いとむくみが悪化し、本末転倒に。

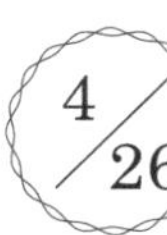

甘味を欲する原因は？

甘いものを無性に欲したとき、何が原因か考えてみましょう。原因によっておすすめの食べ物が異なります。

イライラが原因

果物など香りがよく自然の甘味がするもの

疲れが原因

いも、かぼちゃ、甘栗などホクホク系の自然の甘味

これを覚えておけば、甘いものループから抜け出しやすくなりますよ。

甘いものとのつきあい方はp184にも

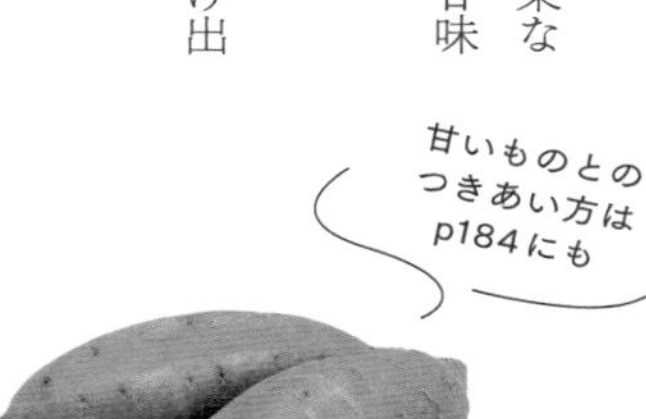

4/27

低血圧は気血の不足が原因です

低血圧は、高血圧と違って病院では特に何も対処してくれないことも多いようです。でも本人としては、朝起きづらいし、疲れやすいし、立ちくらみや動悸・息切れもしたりとつらいものですよね。

中医学では、低血圧は気血不足が原因と考えます。気血を補う食事を心がけて胃腸を整え、睡眠をしっかりとることが大切。

低血圧の人は、血液を心臓に押し戻すためのふくらはぎのポンプ機能が弱いことが多いので、かかとの上げ下げをするなど、ふくらはぎの筋肉を鍛えるのも効果的です。

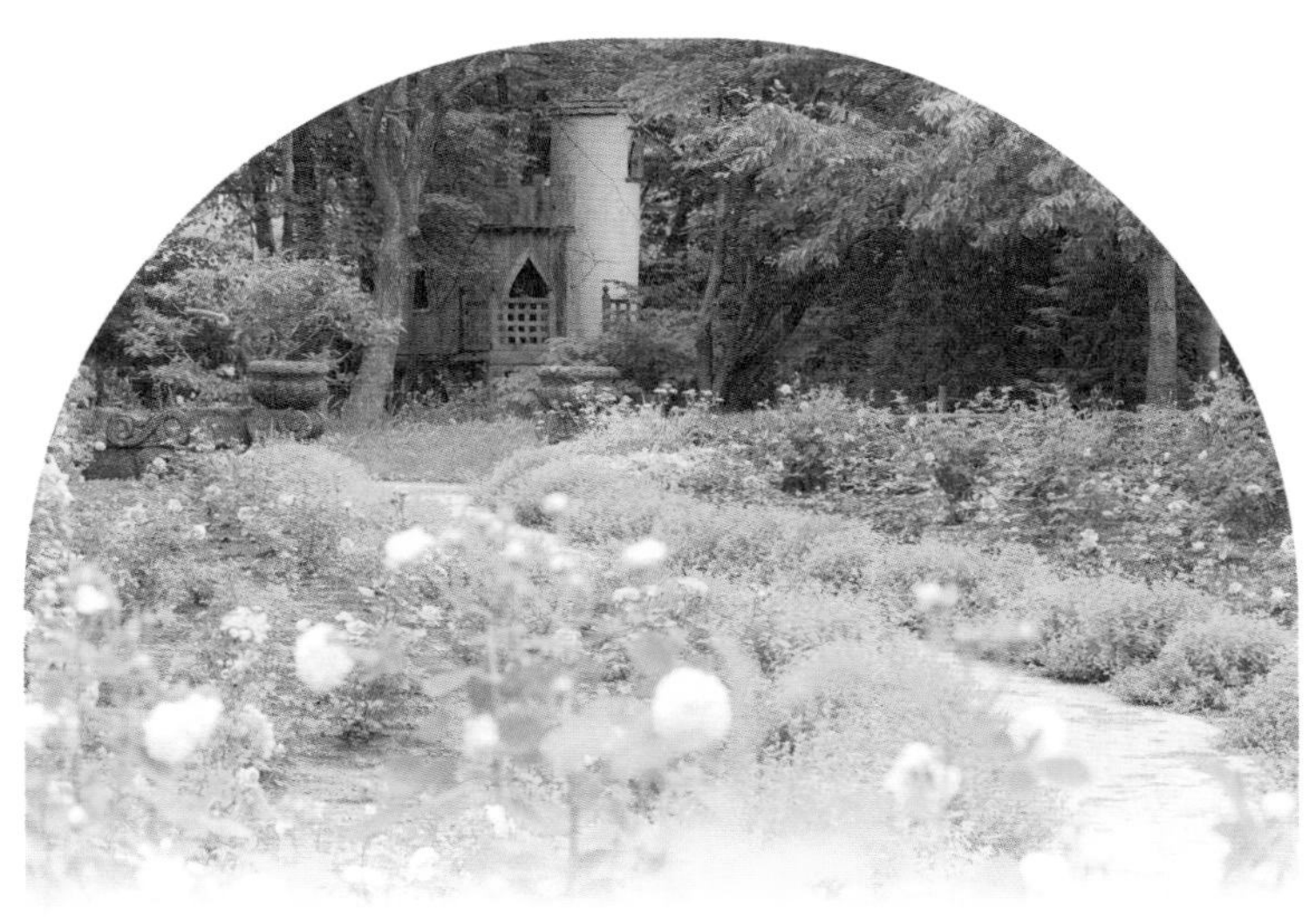

4/28

植物で癒しを

かつて私の実家で家を建てることになったとき、両親はできるだけ大きな家にしたいから、土地いっぱいに建ててほしいと大工さんに頼みました。すると粋な大工さんがひと言、「家庭ってどう書くか知ってるか？　家と庭があるから家庭。小さくても庭はなきゃダメだ」と。

今では庭いじりをとても楽しんでいる母。食卓にも四季折々の庭の植物が飾られていて華やか。庭で採れたばかりの香草はとても香りがよくておいしい。私は、今は賃貸暮らしですが、小庭のある家を選んでいます。のんびり日向ぼっこしたり、植物を育てたり。日々の幸せがそこにあります。

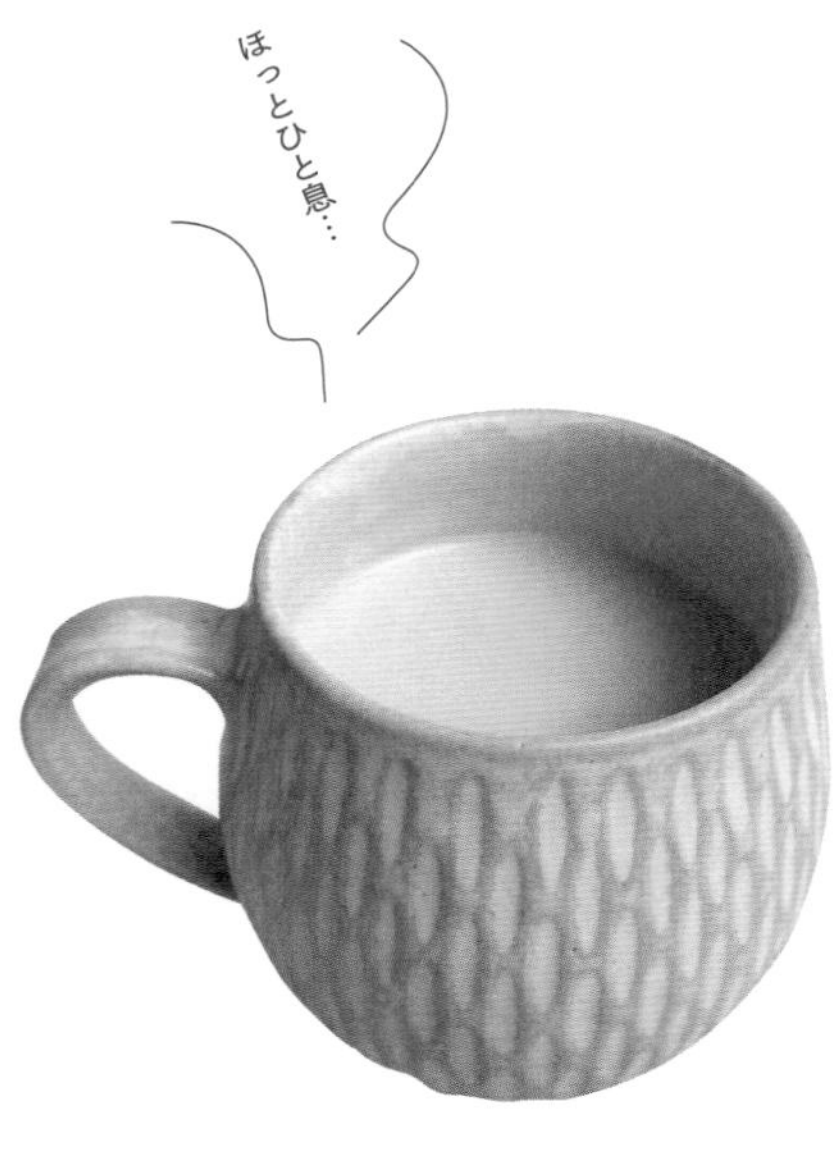

ほうじ茶ソイラテ

① ほうじ茶のティーバッグを小鍋で煮出す。
② 豆乳を加え、煮立つ直前に火を止め、ティーバッグを取り出してカップに注ぐ。

甘味を付けたい場合は、はちみつか黒糖を少々加えて。

※カフェインゼロではないので気になる方は控えて。

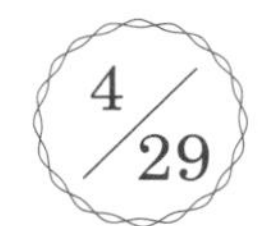
4/29

ほうじ茶の香りで気持ちほぐれる

新生活で落ち着かず、心も体も力んでしまう。そんなときは「ほうじ茶ソイラテ」を。ほうじ茶の香り成分「ピラジン」には、リラックス効果や疲労回復作用があります。カフェインが少なく、刺激が穏やかなのもよい点（ゼロではないので人によっては、夜は控えめに）。はちみつや黒糖を少し加えてもOK。薬膳では、甘味には緩ませる力や痛みを和らげる力もあるので、ほっとしたいときや生理痛でつらいときに黒糖やはちみつ入りの温かいドリンクを飲むと、フワッと和らぎます。

4/30

食材の色と効能

薬膳では食材の色に効能があると考えます。

春は肝(かん)が弱りやすいので、肝(かん)によい緑の食材を食べるのがおすすめ。色で選べるのはわかりやすくていいですよね。

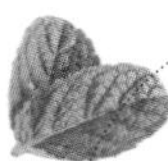

緑の食材

肝(かん)に働きかける。清熱、鎮静。ほうれん草、小松菜、セロリ、ミント、緑茶 など。

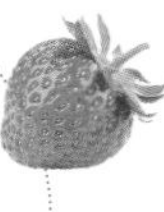

赤い食材

心(しん)に働きかける。補血、活血。肉や魚の赤身、トマト、なつめ、クコの実、ベリー類、にんじん、紅花、ワイン など。

黄色い食材

脾(ひ)に働きかける。消化機能アップ。とうもろこし、かぼちゃ、大豆、じゃがいも など。

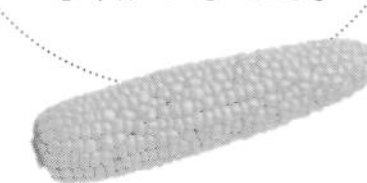

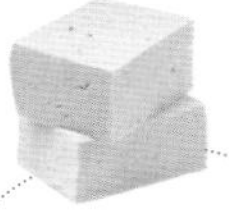

白い食材

肺(はい)に働きかける。潤いを補う。豆腐、梨、白きくらげ、白ごま、ゆり根、えのき など。

黒い食材

腎(じん)に働きかける。エイジングケア。黒豆、黒ごま、黒きくらげ、ひじき など。

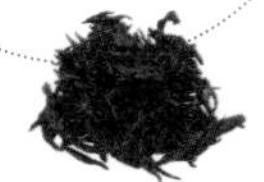

5/1

5月の過ごし方

5月は「五月病」という言葉があるくらい、新生活の疲れが心身に影響しやすい時期。つらくならないよう、前もって養生しておけるといいですよね。

紫外線も次第に強くなってくるので、美容面では紫外線ケアに気をつけて、楽しく心地よく過ごしましょう。

土用（5月6日頃の立夏の前の約18日間）の期間は、昔から土いじりをするのがよくないと言われています。庭や畑での作業を避けて、胃腸に優しい食べ物を心がければ、ここから始まる夏を元気に過ごせます。

5/2

緑茶の効能

5月2日は緑茶の日。立春から数えて88日目（八十八夜）の茶摘みの最盛期を迎える日です。緑茶には潤いを生み出す、渇きを止める、熱を冷ます、頭をスッキリさせる、精神を安定させる、解毒作用、利尿作用などの効能があります。

この時期に生じやすいのぼせ・ほてりや、それに伴う頭痛や目の充血、食欲の暴走、口の渇きなどの症状に緑茶はぴったり。ペットボトルではなく、茶葉から濃く淹れた緑茶が効果的ですよ。

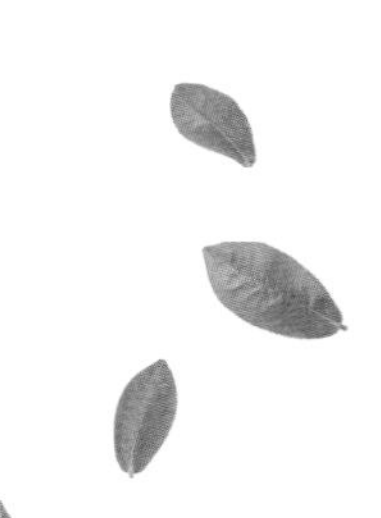

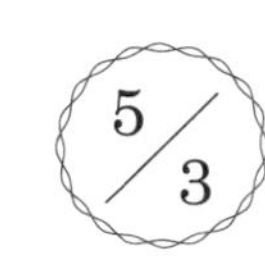

汗は酸味でコントロール

急に暑い日が増えてくる頃。暑さに体が慣れずに体温調節がうまくいかず、汗がタラタラと出て止まらないというような事態が起きやすくなります。

そんなときは、柑橘類や酢の物など「酸味」のあるものをとってみて。酸味には収れん作用があり、毛穴をキュッと引き締めて、汗がもれ出るのを防いでくれます。

汗をかき過ぎると元気と潤いが不足し、疲れや乾燥を招きます。酸味を上手く取り入れて汗をコントロールしてくださいね。

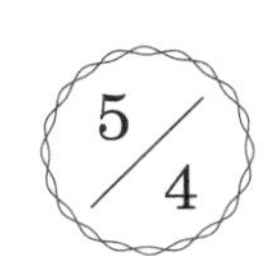

ほてったときはヨーグルト

ヨーグルトは体を冷やすのであまりよくないという人もいますが、私は体の状態によっては肯定派。薬膳ではヨーグルトは「平性」で、温めも冷やしもしません（p32）。体の潤いが不足し、ほてって寝つけないときなどは、ヨーグルトを食べると寝つきやすくなります。

舌がひび割れて紅い人や、乾燥が強い人にもおすすめ。食べる前に常温に戻しましょう。舌苔（ぜったい）や舌の歯形、下痢や体のだるさが気になるなら控えめに。

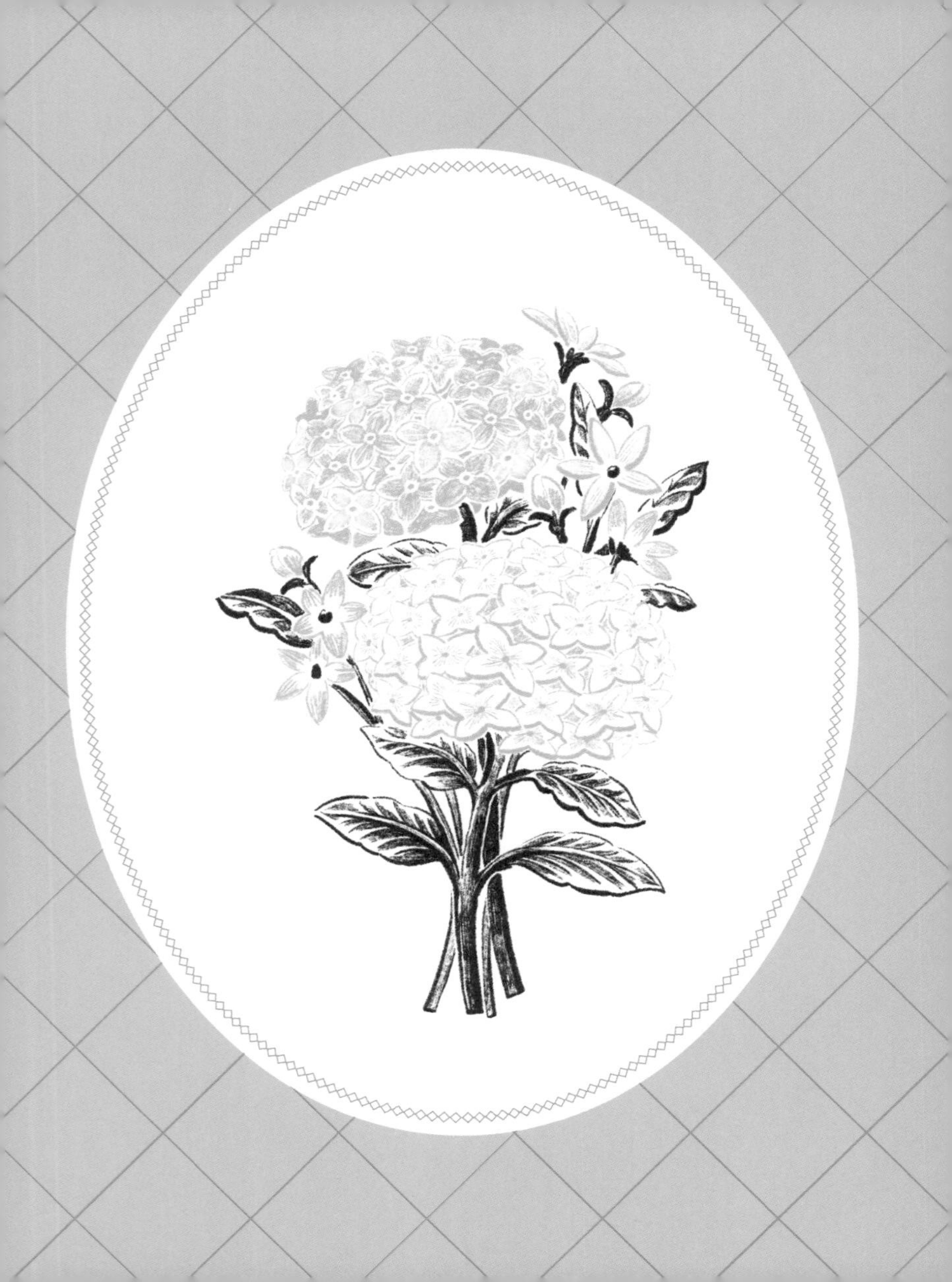

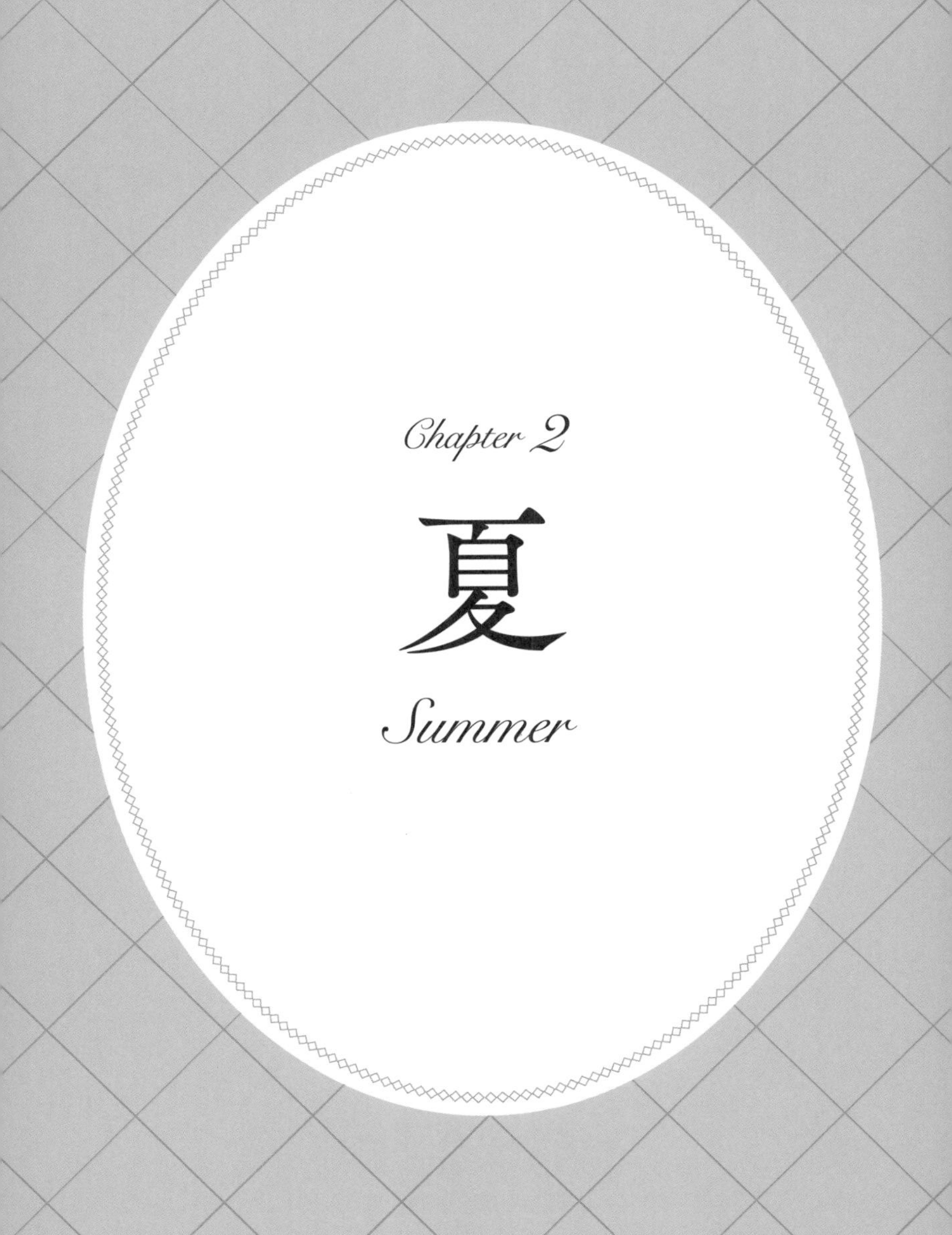

Chapter 2

夏

Summer

夏の養生三か条

一年で最も陽の気が盛んになり、自然界のエネルギーが活発になる季節。暑さで体に熱がこもり、ほてりや多汗、動悸などの症状が出やすくなります。汗のかき過ぎや、冷たいもののとり過ぎなどから夏バテを起こしやすいので要注意です。

1

心(しん)をいたわる

夏は五臓の「心(しん)」と関係が深い季節。暑さから心に熱がこもると、ほてりや動悸、不眠、顔面紅潮、口内炎などの不調が起きがちに。イライラすると熱が生まれ、余計に暑くなります。気持ちを穏やかに過ごすことが大切です。

おすすめの食べ物

- 苦味のあるもの…
  ゴーヤ、緑茶、抹茶、
  グレープフルーツ
- 熱を冷まし、潤いを補うもの…
  きゅうり、トマト、
  なすなどの夏野菜、すいか、
  メロン、豆腐、海藻類
- 気を巡らせるもの…
  みつば、セロリ、しそ、
  パクチー、春菊、
  ハーブティー、柑橘類
- 辛味のあるもの…
  パクチー、たまねぎ、カレー

2 苦味、辛味、潤い、清熱食材を

苦味には熱を冷ます働きもあるので意識してとりましょう。ただし過剰にとると食欲が抑えられてしまうので適度に。また、体に熱がこもり、汗で潤いが失われやすい季節なので、熱を冷ましつつ体を潤す食材を上手く取り入れて。食欲不振になった場合には適度に辛味のあるものもよいです。

3 暑邪（しょじゃ）に注意

夏は暑さによる邪気＝「暑邪（しょじゃ）」が体に入りやすくなります。暑邪が入ると、ほてりや多汗、のどの渇き、イライラなどの不調が発生。だからといって冷たいものをがぶ飲みしても熱は取り除けず胃腸が弱るだけなのでＮＧ。食べる物でうまく熱を冷ましましょう。

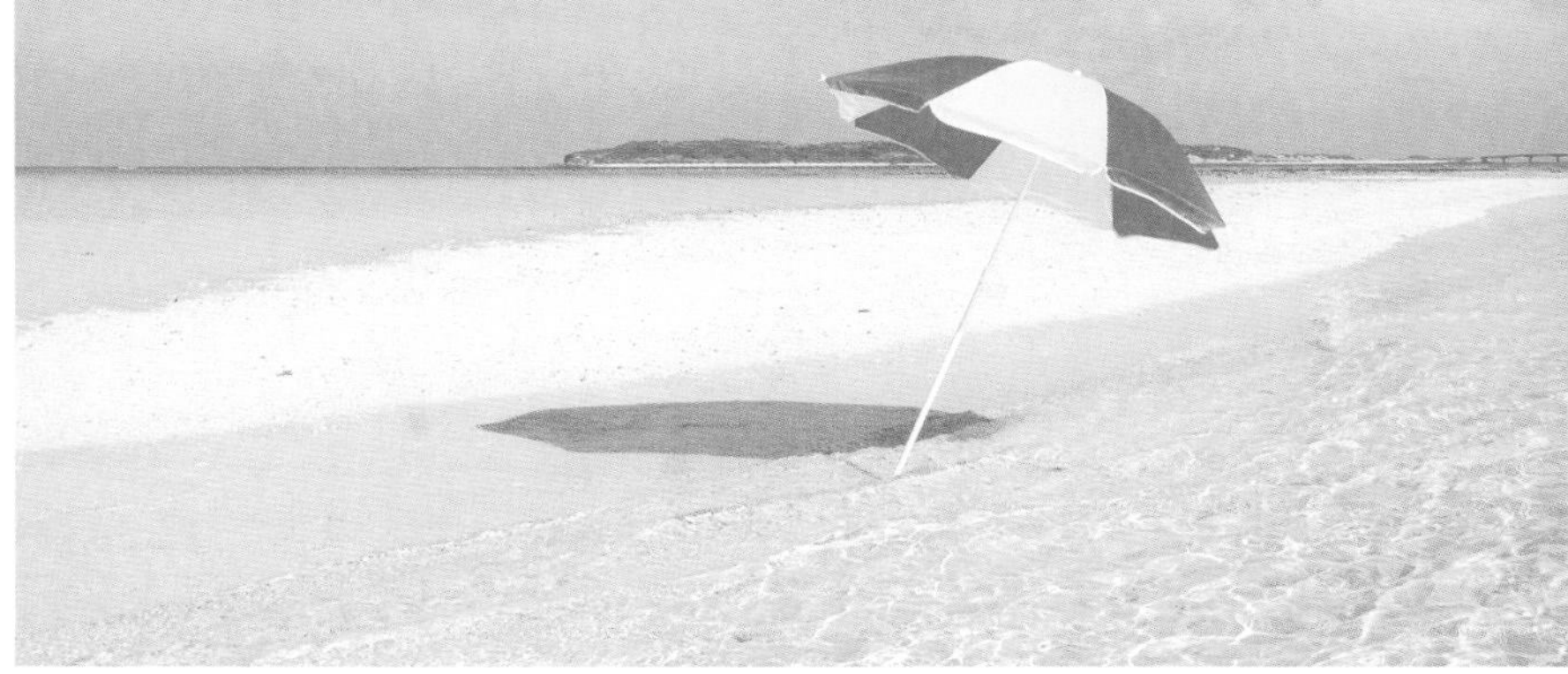

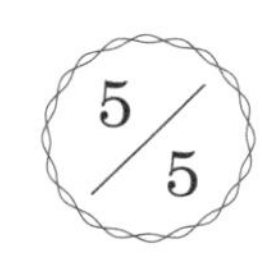

立夏（りっか）。心ゆくまで笑おう

二十四節気の「立夏（りっか）」の頃。暦の上では立夏から立秋までが夏。立夏は本格的な夏に入る準備の時期です。

「心ゆくまで気楽に笑う」というのもこの季節の養生のひとつ。

夏は感情では「喜」と関わりが深く、よく笑うようにすると、夏に弱りやすい「心（しん）」の働きを高めることにつながります。

今日も笑顔でよい一日を。

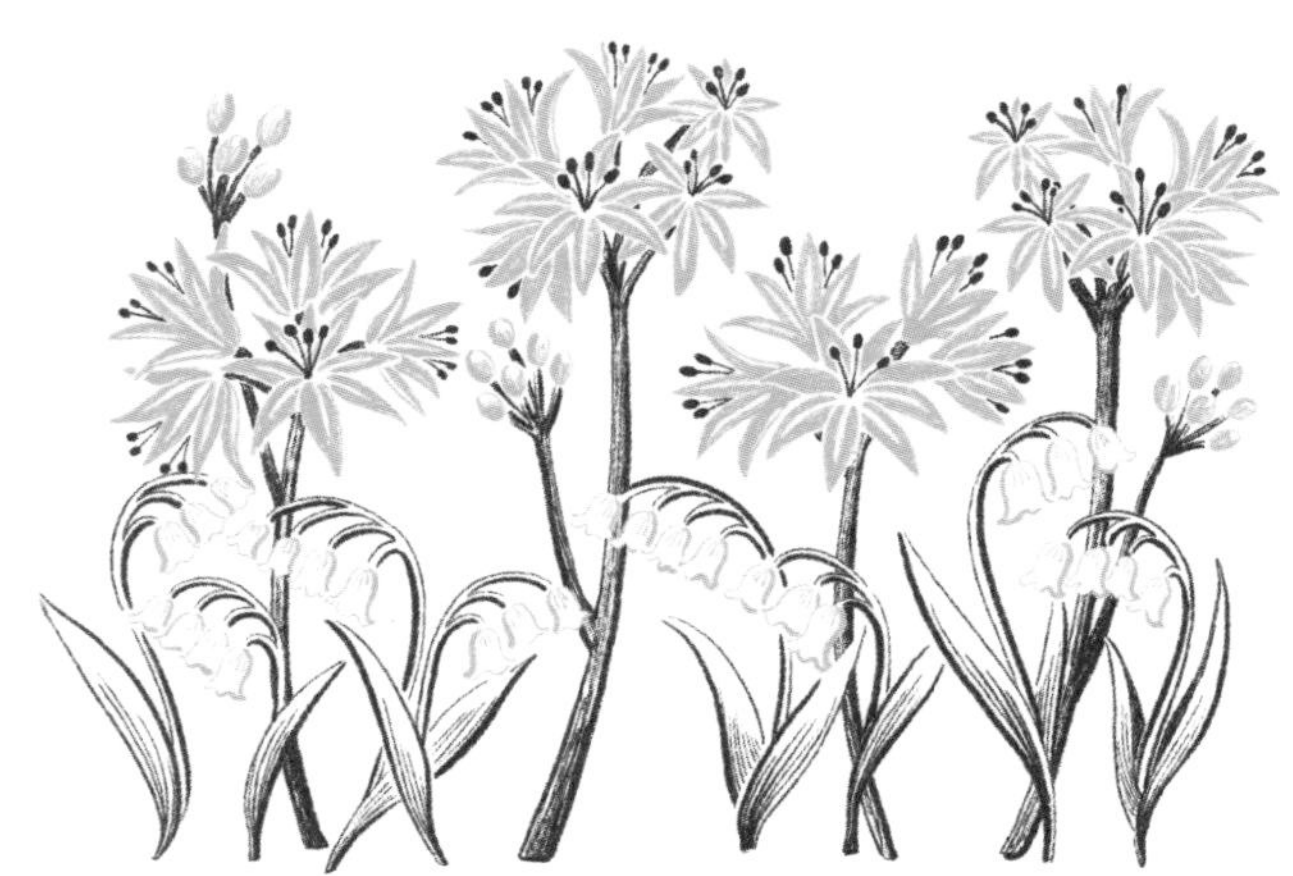

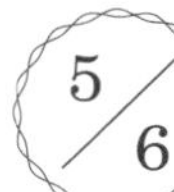

胃弱のクヨクヨにアンチョビを

胃腸が弱いと感じているあなた、落ち込んだり、クヨクヨ思い悩むことが多くないですか？ 中医学では、脾(ひ)（胃腸）は「思」の感情と関わりが深く、胃腸が弱いと思い悩みやすくなると考えます。思い悩むと血を消耗してますます落ち込み、さらに不安感が強くなるという悪循環に。

そんな人は「アンチョビ春キャベツ」を。アンチョビ（いわし）には情緒を安定させる安神(あんじん)効果や、消化器を健康にしたり、体を温めたり、気血を補う効果があります。キャベツには、胃を健康にしたり、五臓の巡りをよくしたりといった効果が。お腹を温めて胃腸を健康にするにんにくも使っているので、このレシピは胃弱で思い悩みがちな人の強い味方。春キャベツは柔らかいのでサッと火を通すだけででき、アンチョビの塩気&旨味で味付けいらず。

アンチョビ春キャベツ

① みじん切りのにんにく（チューブでもOK）をオリーブオイルで炒め、ざく切りにした春キャベツを加え、サッと炒める。
② 刻んだアンチョビを加え、かるく混ぜ合わせる。

アンチョビの塩気と旨味！

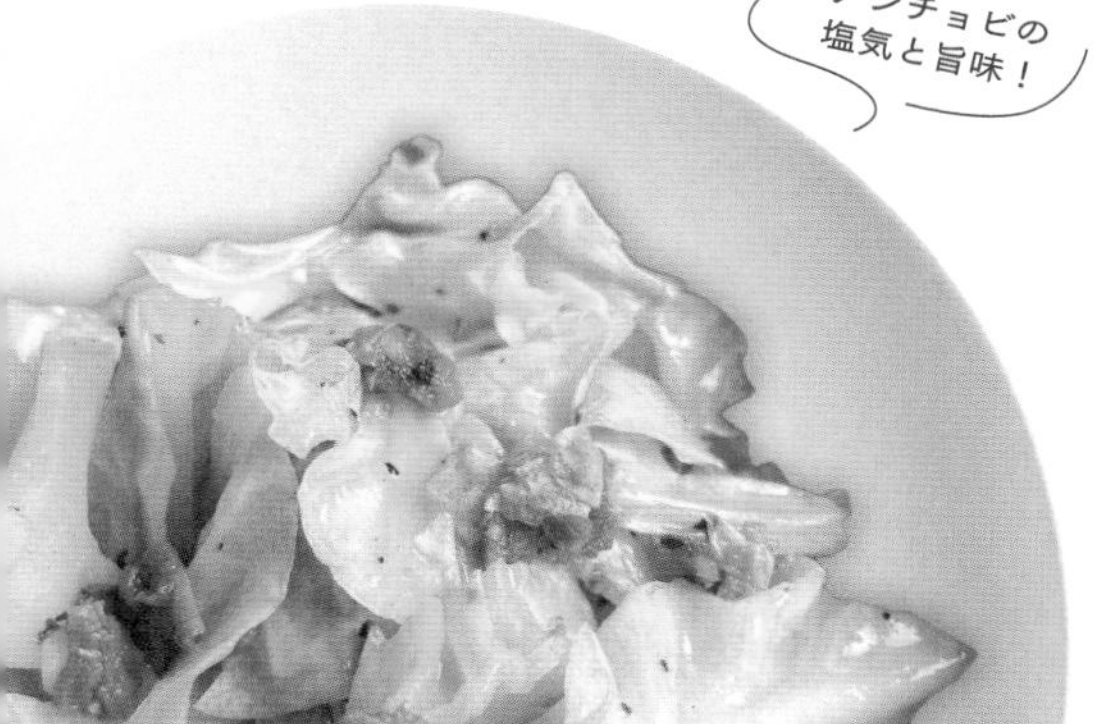

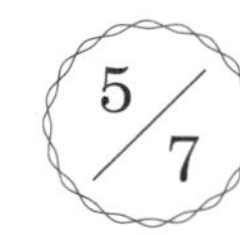

深呼吸は最高の健康法

深呼吸はいつでもどこでも無料でできる最高の健康法。そしてただただ気持ちがいい。左のように、たくさんの効果があります。気づいたときに、ふぅ～～と深く吐いて、新鮮な空気を思い切り取り込みましょう。

深呼吸の効能

- 自律神経が整う
- 血流アップ
- 末端の冷え改善
- 内臓機能の改善
- 頭がスッキリ
- 脂肪燃焼促進
- 腹筋を鍛える
- 便秘改善
- 美肌
- 精神安定
- 睡眠の質向上

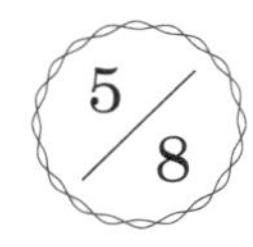

黒酢ドリンクでシミを撃退

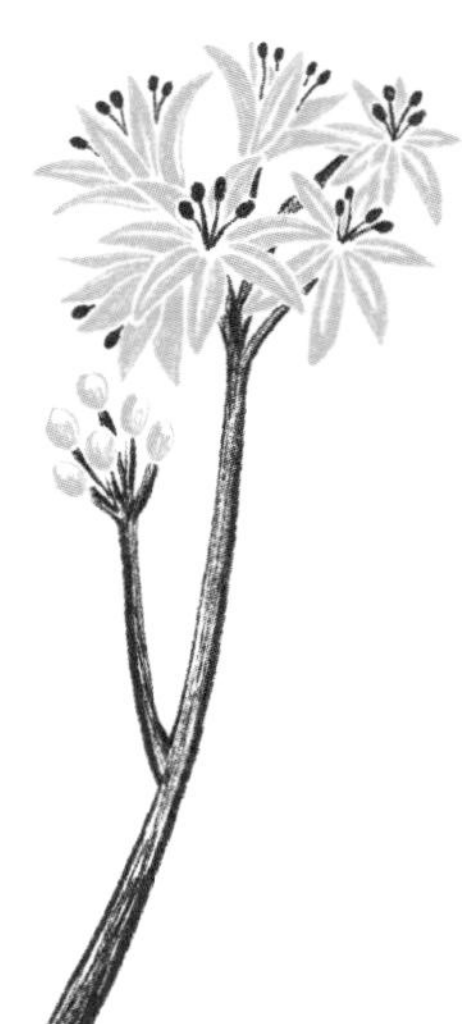

そろそろ紫外線が強くなってきて、シミが気になり始める頃ですね。シミを防ぐには、「黒酢ドリンク」が効果的。黒酢が血の巡りをよくして、シミを根本から撃退してくれます。作り方は、黒酢に黒砂糖を入れて、お湯で割るだけ。お好みではちみつを加えてもいいです。黒酢の発酵パワーでお腹の調子も整い、美肌効果抜群です。

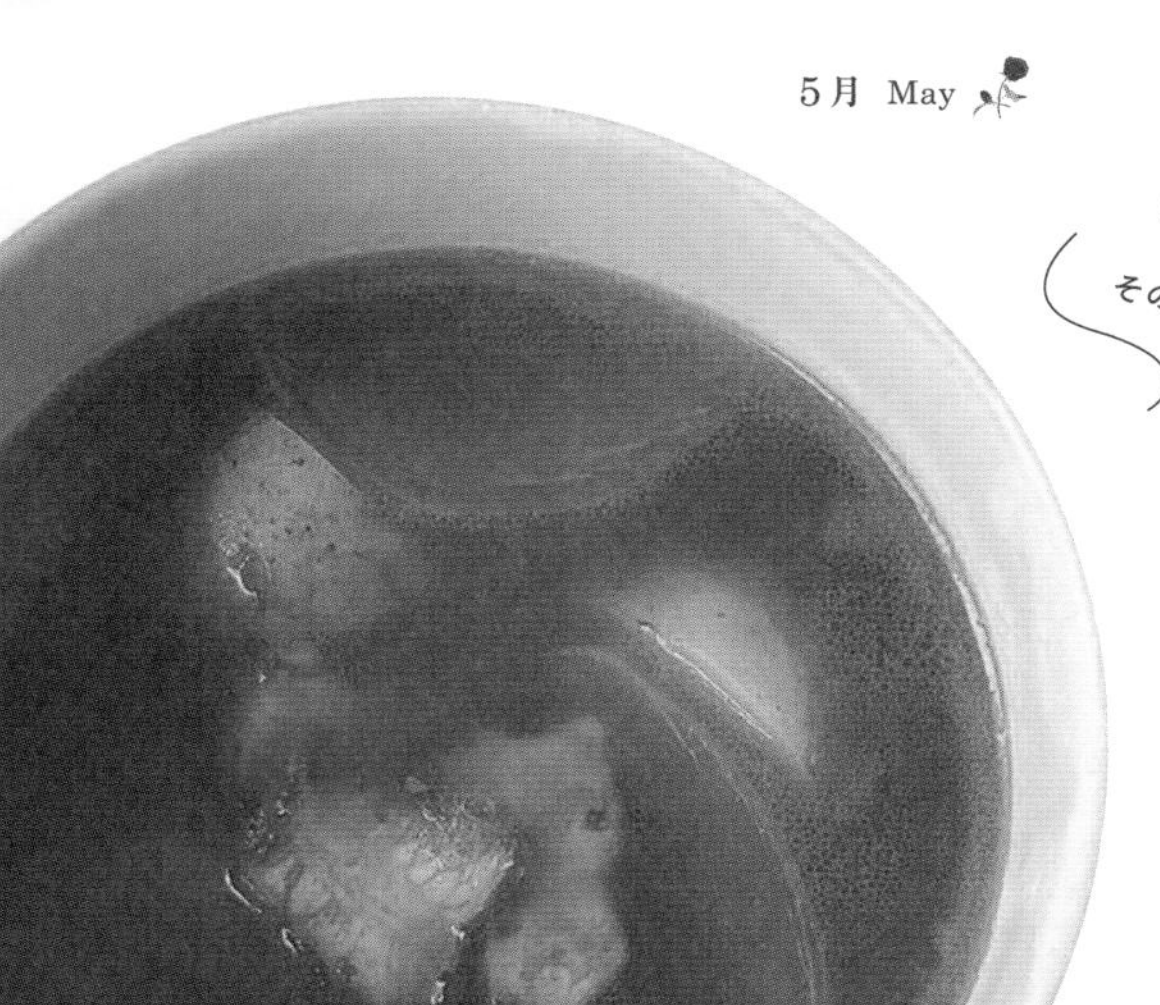

初夏のカレースープ

① 食べ終わったカレーの鍋に水を入れ、火にかけ、煮立ってきたら鍋にこびりついたカレーをはがして溶かす。
② 薄切りにした新たまねぎを加える。新じゃがは小さければそのまま、大きければ食べやすい大きさに切って加える。皮むきなしでもOKです。
③ ベーコンとコンソメを加えて味を調える。

味が足りなければ、クミンをプラスすると一気にカレー感が増します。

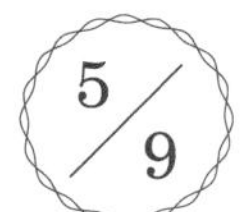
5/9

GW明けの食欲不振にスパイスを

GWの疲れから胃腸の調子が悪くて、なんだか食欲がない……。そんなときは無理せず食べたくなるまで待ちましょう。スパイスの力を借りて胃腸を元気にする方法もあります。クミンなどのスパイスは、気の巡りをよくし、食欲を増進してくれます。カレーの残りの鍋で作るカレースープならカンタンです。食欲不振のときは、胃腸を元気にしてくれるにんじんやキャベツをプラスするとなおよしです。お腹がポカポカと温まり、次のごはんはおいしく食べられるようになりますよ。

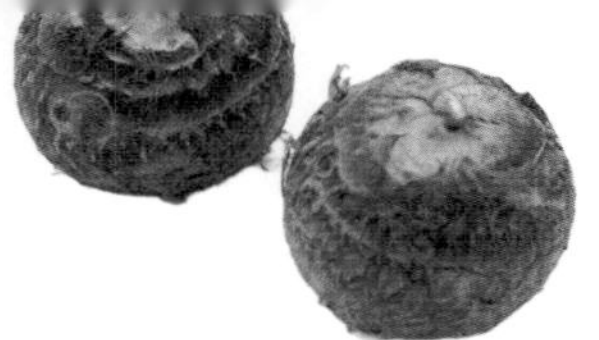

5/10

食物繊維はとり方に注意

腸内環境を整え、美肌やアレルギー症状の緩和に欠かせない食物繊維。2種類あるので、それぞれの特性を知ってバランスよくとることが大切です。

水にとける

水溶性食物繊維

- 便を柔らかくしてつるんと出やすくする。
- 糖質や脂質の吸収を抑制する。
- 腸内の善玉菌を増やす。

海藻類、こんにゃく、バナナ、りんご、里いも、じゃがいもなどに豊富。

水にとけない

不溶性食物繊維

- 腸を刺激して便を出しやすくする。
- 便のカサを増ししてしっかり出す。
- 腸内の悪玉菌を減らす。

きのこ類、ナッツ類、ごぼう、ブロッコリー、ほうれん草、切干大根、さつまいも、おからなどに多い。

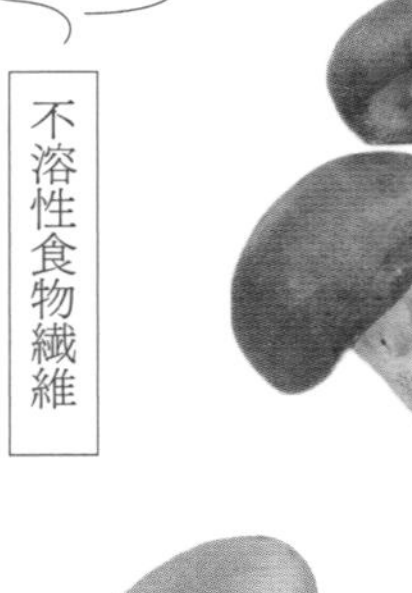

便が硬くなりやすく、コロコロ便が出やすい人は、頑張って不溶性ばかり食べてしまうと、逆に便秘が悪化してしまうことがあるので気をつけてくださいね。

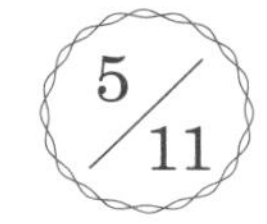

イライラ不眠に 小松菜のしらす和え

小松菜としらすは、体を潤して余分な熱を冷まし、鎮静作用で情緒を安定させてくれる組み合わせ。イライラしがちで、気が上がって上手く寝つけないこの時期におすすめです。小松菜は便通にもよく、便秘がちで体に熱がこもってしまう人にもいいですよ。

サッパリ味で
もりもり
食べられる！

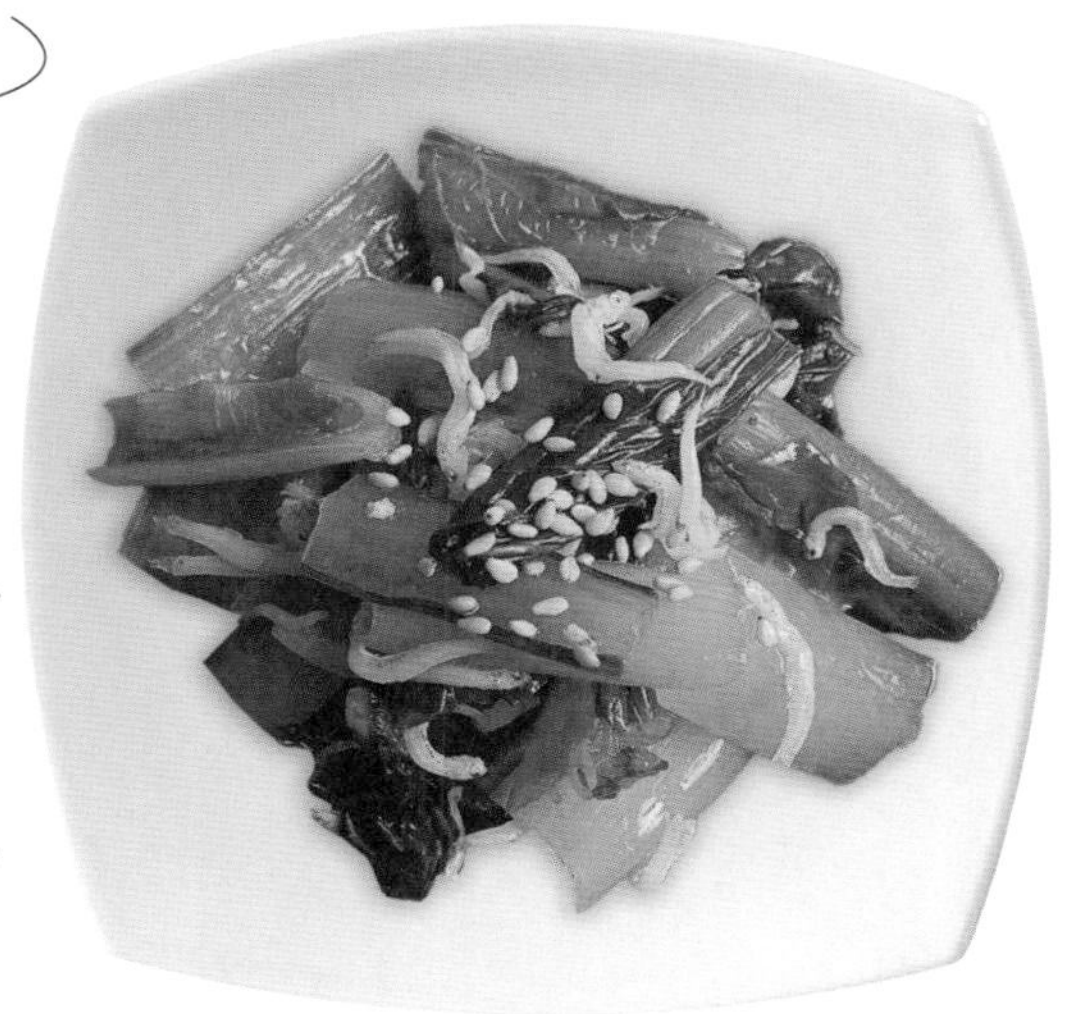

小松菜の しらす和え

① 小松菜をサッとゆで、3cmの長さに切って水気を絞る。
② ①をしらすと混ぜ合わせ、白だしで味を調えたら、ごま油と白ごまをかけて完成。

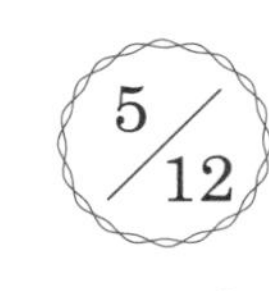

5/12 巻き爪は血が不足した状態

中医学で巻き爪は、肝(かん)に必要な血液や栄養が不足した「肝血不足」の状態と考えます。こんな人は、補血食材のにんじんや、赤身の魚や肉(特にレバー)、卵、プルーン、ひじきなどをとりましょう。慢性的な場合には、胃腸の働きを補ういも類や豆類を。

気になって、つい爪を切ってしまいがちですが、深爪は巻き爪を悪化させるのでNGですよ。

5/13 早めの養生で更年期を緩やかに

女性は40代半ばを過ぎた頃から更年期の不調が起きやすくなります。ほてりや動悸、不眠、イライラなど症状はさまざまですが、大事なのは更年期以前の養生です。

更年期は飛行機の着陸にたとえられます。歳を重ねて下り坂になるのは避けられませんが、体のバランスを崩した状態だと下り坂が急降下になり、着陸時の衝撃も大きくなります。でも前もってバランスを整えておけば下り坂も緩やかで着地の衝撃が少なくすみますよ。

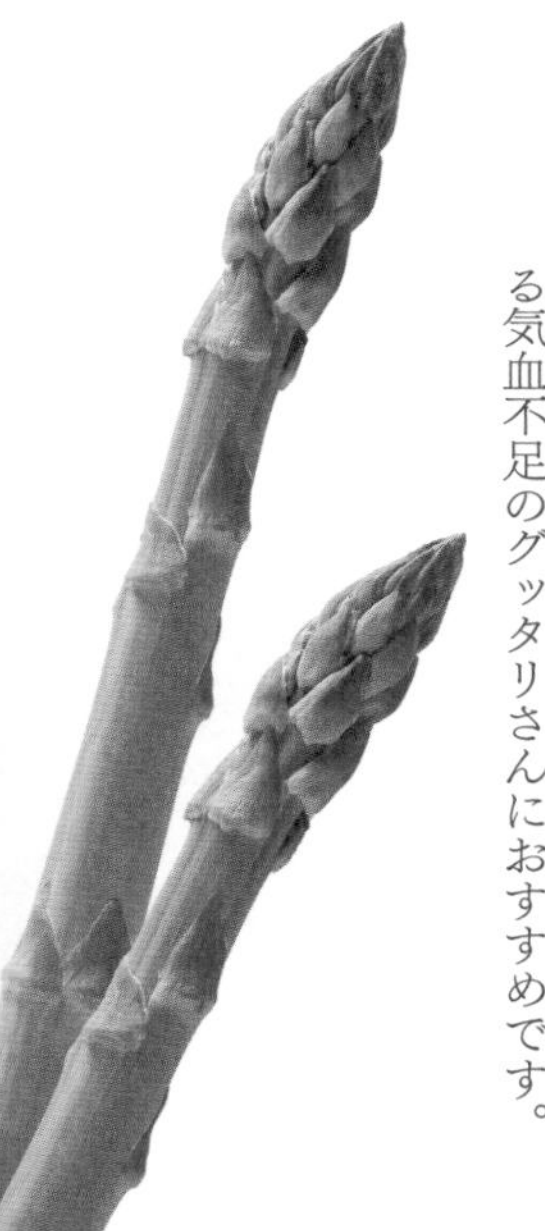

5/14

生理中のぐったりにほたるいかとアスパラガス

生理後半は、血の消耗で疲労がたまり、ぐったりしやすくなりませんか。頭痛、髪や肌の乾燥が気になったり、落ち込みや不安感、眠りの質の悪化などなど。これらは、血だけでなく気も不足した、「気血両虚（きけつりょうきょ）」の状態。そんなときは「ほたるいかとアスパラのにんにく炒め」で、気血と潤いをしっかり補いましょう。旬の旨味がギューンと詰まった一品は、生理でなくとも前述の症状がある気血不足のグッタリさんにおすすめです。

ほたるいかとアスパラのにんにく炒め

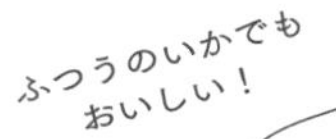

① 薄切りのにんにくをオリーブオイルで炒めて香りが立ったらアスパラガスを投入。
② サッと炒めて火が通ったらほたるいかを加え、塩・ブラックペッパーで味付け。あればドライバジルを散らす。

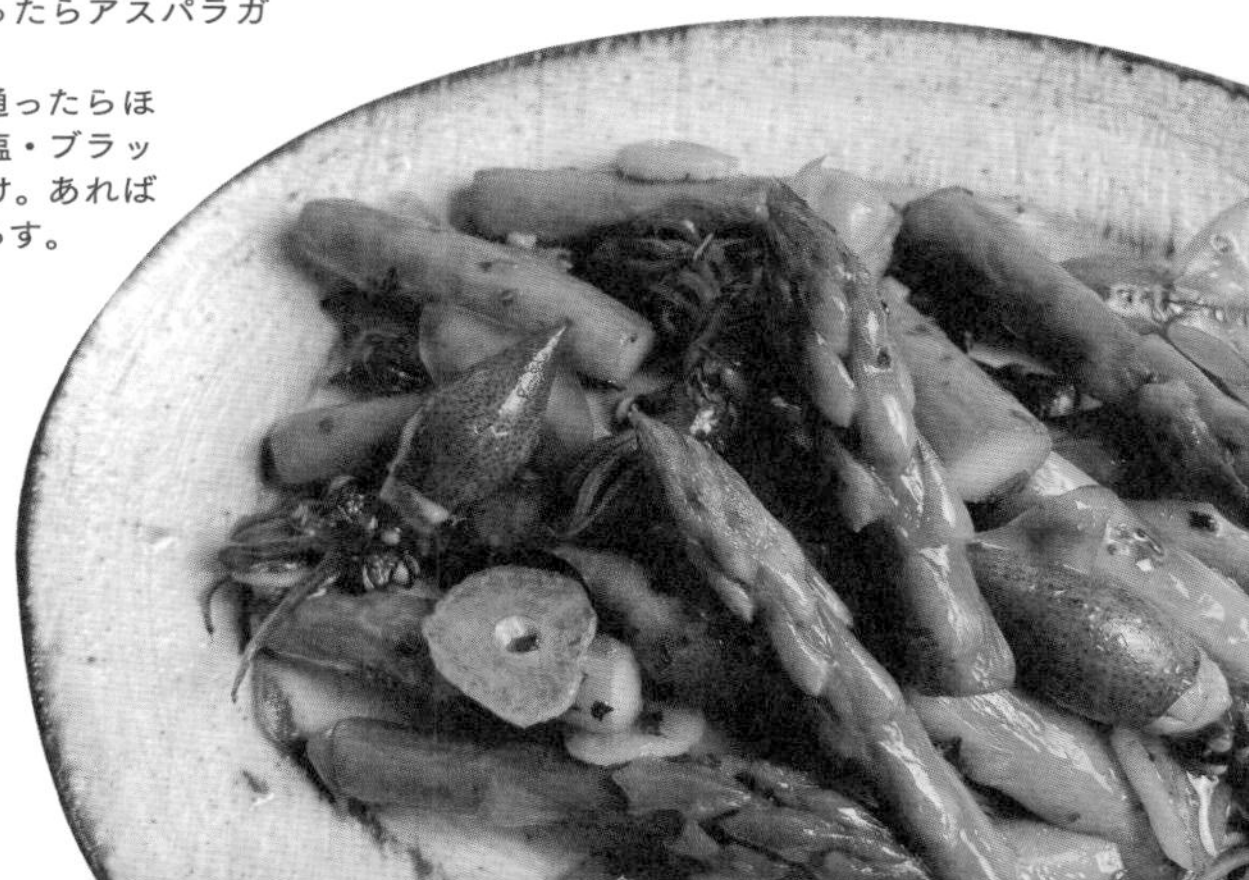

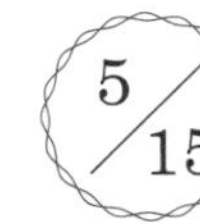

5/15

血の巡りをチェック

血の巡りがよい状態かどうか、簡単にチェックする方法があります。バンザイをして、腕のつけ根から30秒ほど、ぶるぶると振ってみましょう。腕を下ろして指先がジーンとしたら、血の巡りがよい証拠。巡りが悪いと、指先のジーンを感じません。交感神経が優位になっていたり、不眠気味だと、血流が悪くなってしまいます。全身をリラックスさせて脱力すると、副交感神経が優位になり、血流も改善します。脱力、大事です。

手軽に血流改善

- 座ったまま、デスクの下でかかとを上げ下げ
- 立ち上がってしゃがむ動作を繰り返す

5/16

ハーブを育てて気を巡らせよう

気滞によるイライラや不眠の解消にはハーブが効果的。すぐに新鮮なハーブを使えるよう、自分で育てるのがおすすめです。ベランダや窓際などでも簡単に育てられ、見た目にも癒されます。育てやすく、使いやすいのは、ミント、ローズマリー、バジルなど。みつばやしそなど、薬味に使えるものもいいですね。

日々のお茶や料理にサッと加えて香りも楽しめば、気が巡って、心地よく過ごせます。

5/17

シミやくすみにねぎとザーサイ

ふと鏡を見たら、いつの間にか増えているシミやくすみにドキッ。
紫外線が強まるこの時期には、「ねぎとザーサイのスープ」で対策を。2つの食材は血を巡らせ肌を潤し、シミやくすみを目立ちにくくしてくれる組み合わせ。スープで体が温まり、さらに血流がアップ。一瞬で作れるのもうれしいポイントです。

ザーサイは後のせでシャキシャキ！

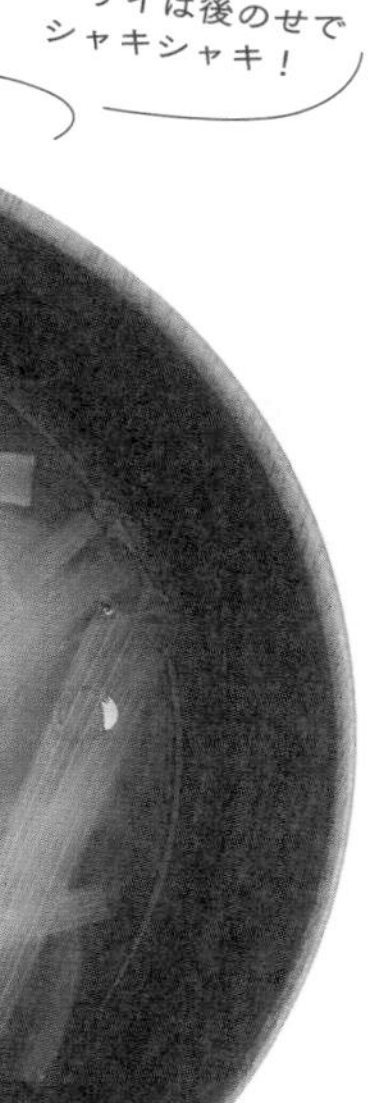

ねぎとザーサイのスープ

① 長ねぎを太めの千切りにする。ザーサイは細かく刻む。
② 鍋に湯を沸かし、鶏がらスープで味付け。
③ 長ねぎを加え、サッと煮て、火が通ったら器に盛り、ザーサイと白ごまをのせ、好みでごま油をたらす。

長ねぎに火を通しすぎず、ザーサイも後のせするとシャキシャキで美味！
※ 熱症状や炎症があるときは控えめに。

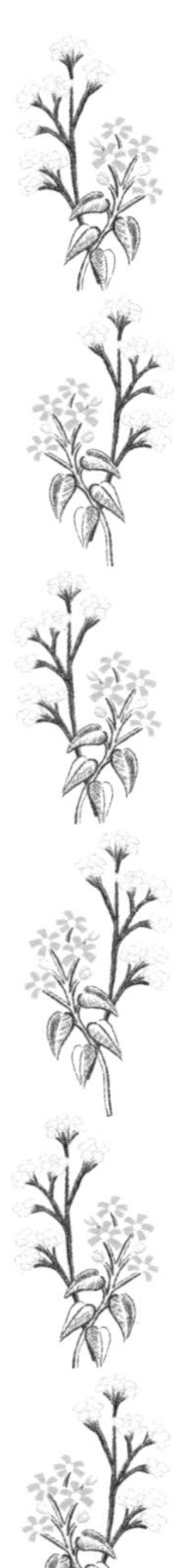

不安や無気力は手浴で解消

5月は、無気力感、憂鬱感、不安感などのメンタルの不調や、全身の倦怠感などが起きやすい季節。食欲もなくて食養生にも気持ちが向かないというときは、手浴の力を借りましょう。洗面器にお湯を張って、手首まで温めるだけ。不安感を解消する、手の労宮（ろうきゅう）や神門（しんもん）のツボを温めることで、気持ちが前向きになります。

「ローズマリー」の精油を加えれば、気血が巡り、元気が出て消化も促進されます。脳の血流が促され、シャキッとやる気を高めてくれる効果も。

5/19

イライラからくるシミに みつばと鶏肉

なんだかイライラしやすいという人は、シミが気になっていませんか？　イライラして気が滞ると、血も滞ってシミができやすくなります。こんなタイプの方には、「みつばとささみの中華和え」。みつばは気や血を巡らせる食材。鶏肉は精を補う食材。薬膳には「精血同源」という言葉があり、精を補うと結果的に血も補えると考えます。つまりみつばと鶏肉は、気と血を補って巡らせる組み合わせ。肌にも届いてシミの改善をサポートしてくれます。普段のストレス対策も忘れずに。

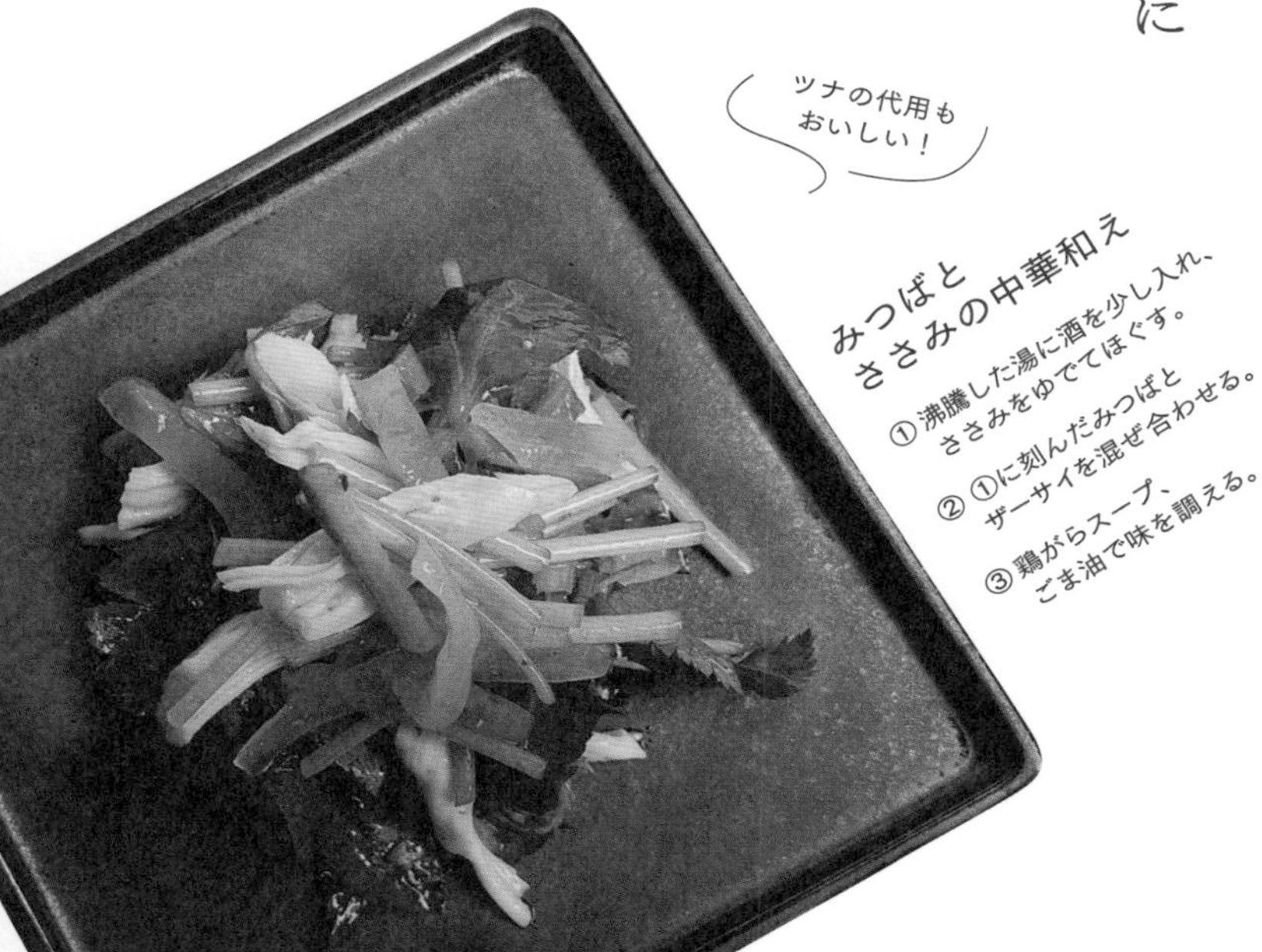

ツナの代用も
おいしい！

みつばとささみの中華和え

① 沸騰した湯に酒を少し入れ、ささみをゆでてほぐす。

② ①に刻んだみつばとザーサイを混ぜ合わせる。

③ 鶏がらスープ、ごま油で味を調える。

森林浴でストレスがスーッと消える

新緑が美しい季節です。

森林の木々は、自己防衛をするために「フィトンチッド」という香り物質を発散しています。このフィトンチッドには、怒りや興奮を鎮めて精神を安定させる作用や、自律神経を整えて眠りの質をよくする作用、ストレスホルモンを減少させる作用など、心身にとってさまざまなよい効果があるとされます。

心身が疲れたら、ぜひ森林浴を。

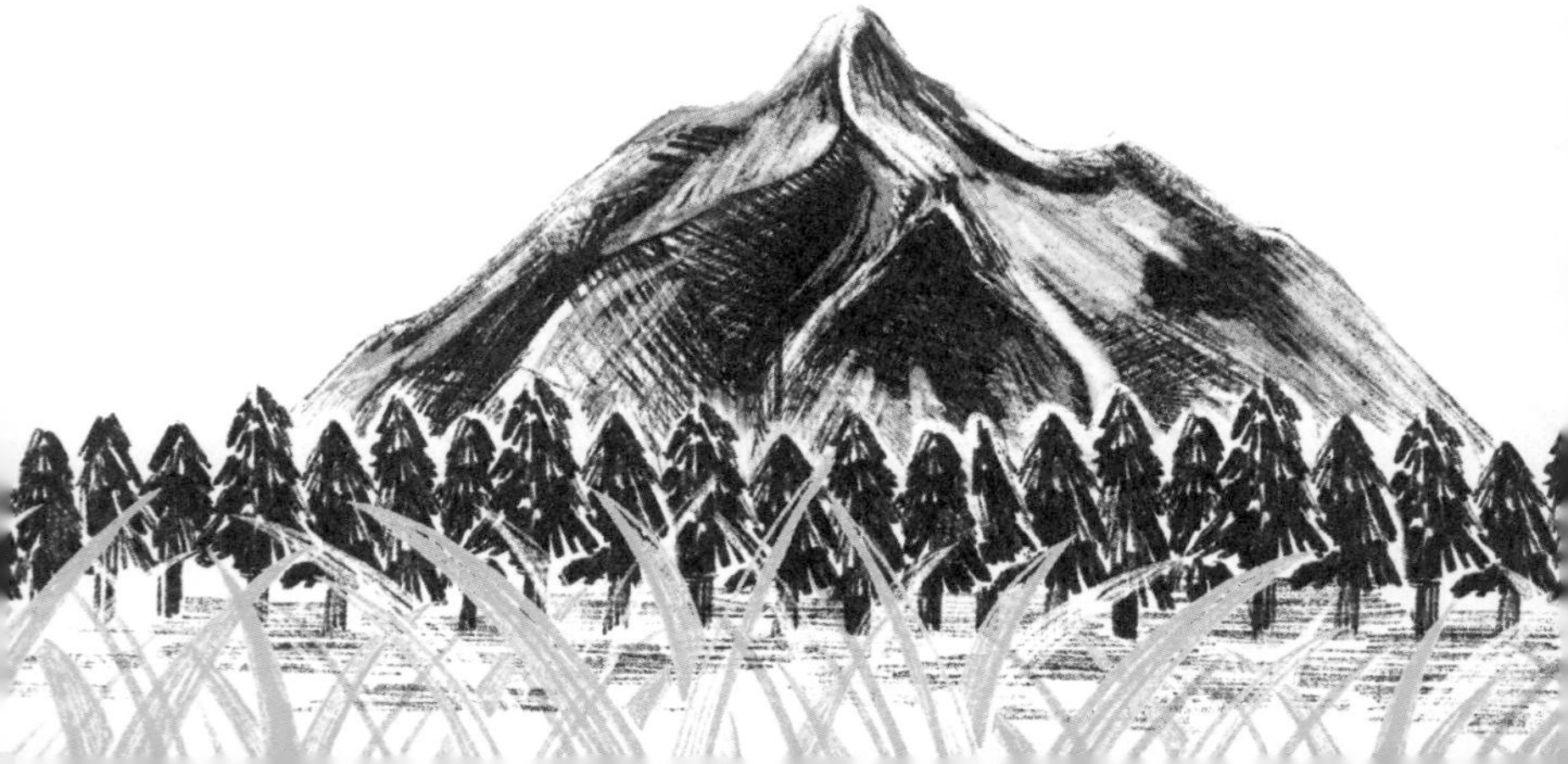

小満(しょうまん)。梅雨の前に肌の養生を

5月21日～6月4日頃は、二十四節気の「小満(しょうまん)」にあたります。徐々に陽気が増し、草木が成長して天地に満ち始める時期。麦の穂が少しふっくらしてくる頃なので、小満といわれているそう。

この時期は、梅雨がやってくる前に、肌の養生を心がけたいですよね。

あっさりした食事を心がけ、豆類やはとむぎ、海藻類などを上手に取り入れて、胃腸を整えておきましょう。梅雨に起きやすい、じゅくじゅく系の肌荒れやニキビの予防になりますよ。

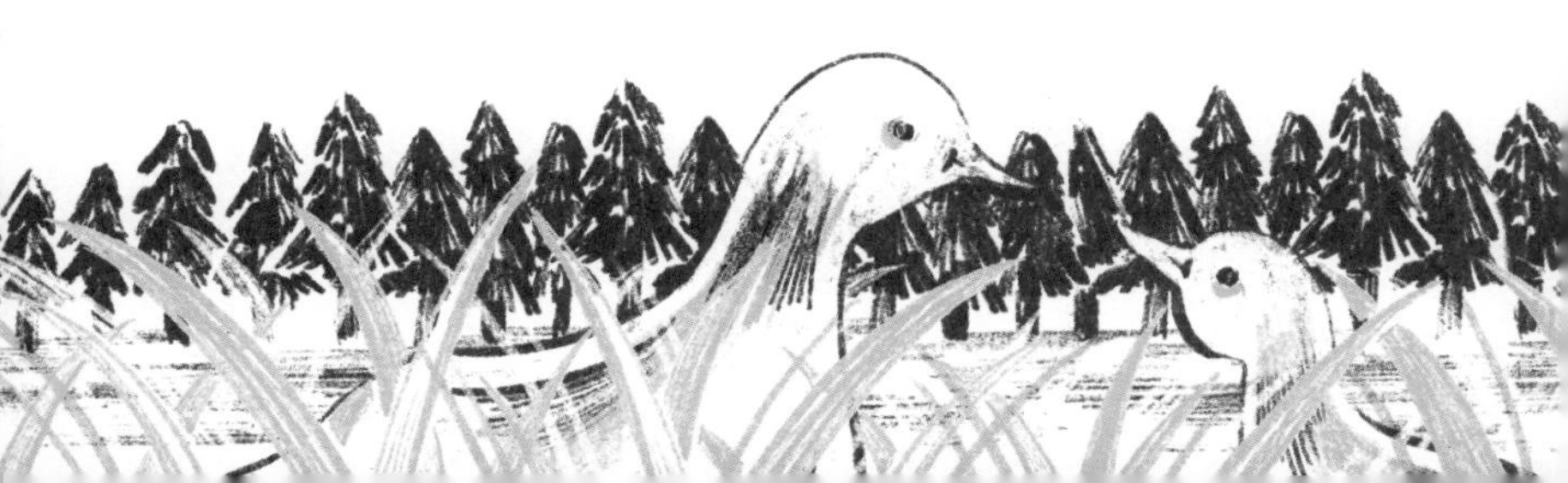

不調に合わせた卵焼き養生

卵には、薬膳的にたくさんの効能があります。潤いを補う、気血を補う、精神を安定させる、胎児を安定させるなどです。胃腸に優しく気血を補えるので、心身ともに元気がないときにおすすめ。弱っているときは、ゆで卵や目玉焼きより、ふんわり卵焼きにしていただくのが◎。自分の不調に合った具材を加えて焼くことで、簡単「卵焼き養生」ができます。

卵焼き養生

不調に合わせてちょい足し！

- むくみに、もずく
- 冷えに、鮭（鮭缶）
- イライラに、みつば
- 潤い不足に、なめたけ
- 血の不足に、ほうれん草
- 血の巡り改善に、らっきょう

5/23

血(けつ)不足に卵とトマト

血の不足「血虚(けっきょ)」の状態では、眠りが浅く、夜中に目が覚めてしまったり、気持ちも落ち込みがちに。そんなときは「半熟卵のツナトマトソース」を食べて改善しましょう。

卵は気持ちを安定させて、快眠におすすめの食材です。トマトのような酸味は肝(かん)に働きかけるので補血効果も得られます。トロトロの半熟卵とトマトソースが程よく絡み、心が癒されるはず。

見た目にも楽しい！

半熟卵のツナトマトソース

① 卵をゆでる（約7分）。
② 鍋にトマトソースとツナを入れて加熱し、塩、またはコンソメで味を調える。
③ ①のゆで卵を薄切りにして皿に盛り、②をかける。

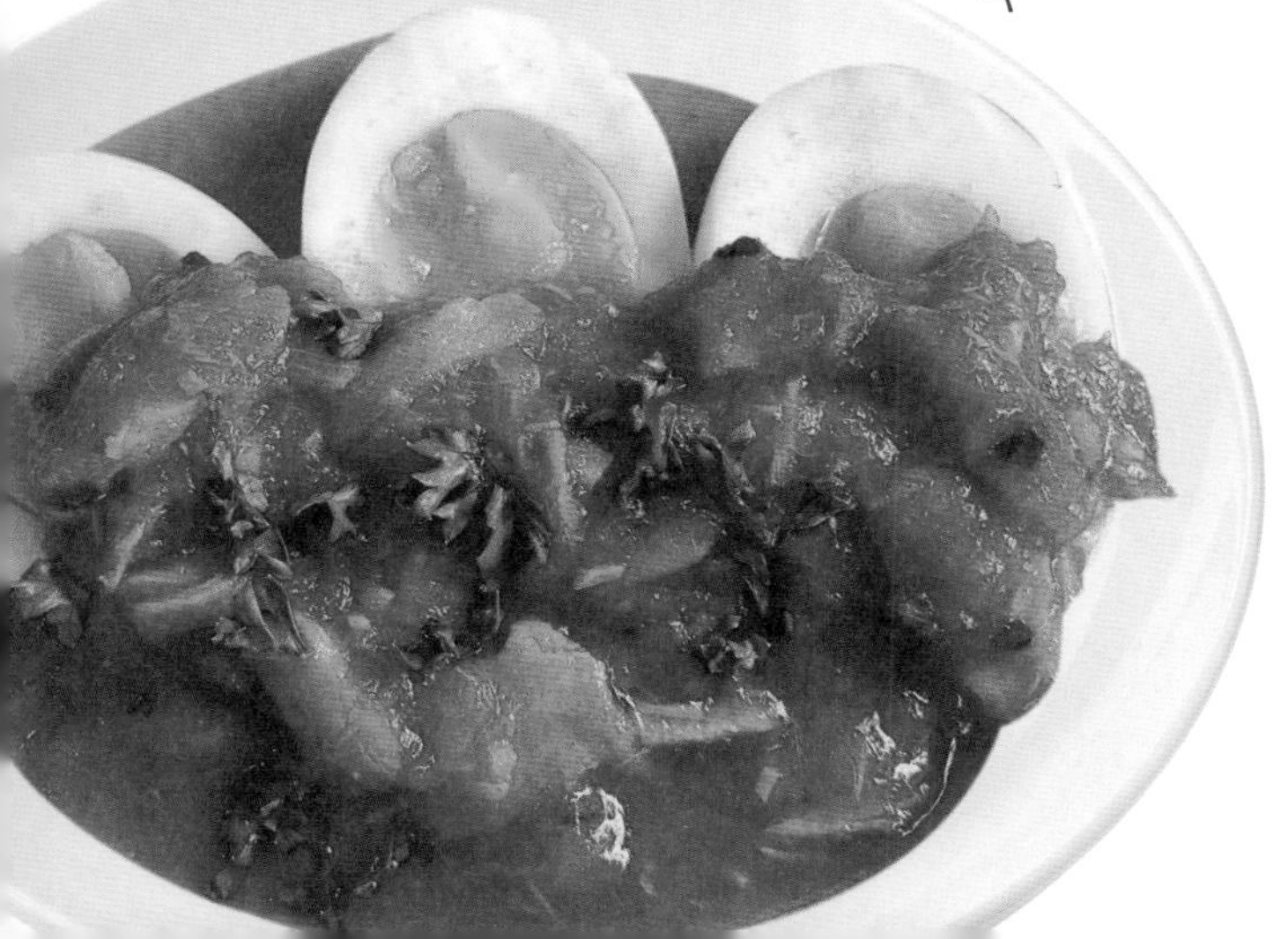

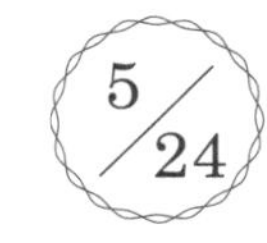

ヘトヘトな日の簡単お茶漬け

仕事でヘトヘトな日は「海苔茶漬け」を夕食に。あっという間にできるから、私は本当に疲れたときはこれ一択。

よく噛んで食べれば、消化にもよく、体が温まり、かつお節とお米で優しく気血を補えます。みつばのトッピングで気が巡り、ストレスもスッキリ。胃腸の負担にならないよう、よく噛んで。

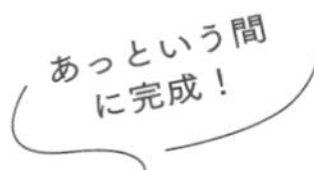

もといらずの海苔茶漬け

① ごはんにかつお節と海苔をたっぷりかける。
② お湯を注いで、醤油を２周ほど回しかける。あとはよく噛んで食べるだけ！

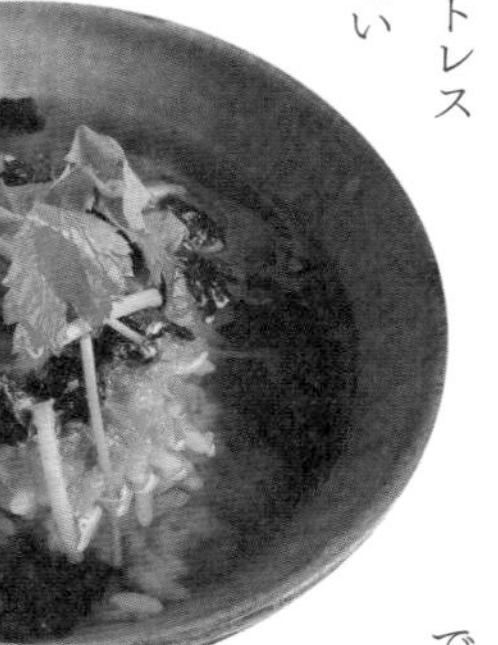

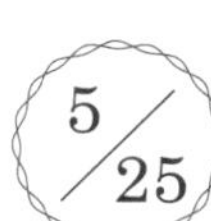

迷ったときは「小さいほう」を選ぼう

薬膳では、小さい食べ物のほうがパワーがぎゅっと凝縮されていると考えます。どちらにするか迷ったときには、小さいほうを選んでみてくださいね。

- えびより桜えび
- 鶏卵よりうずらの卵
- キャベツより芽キャベツ
- みかんよりきんかん
- 大きい魚よりしらす

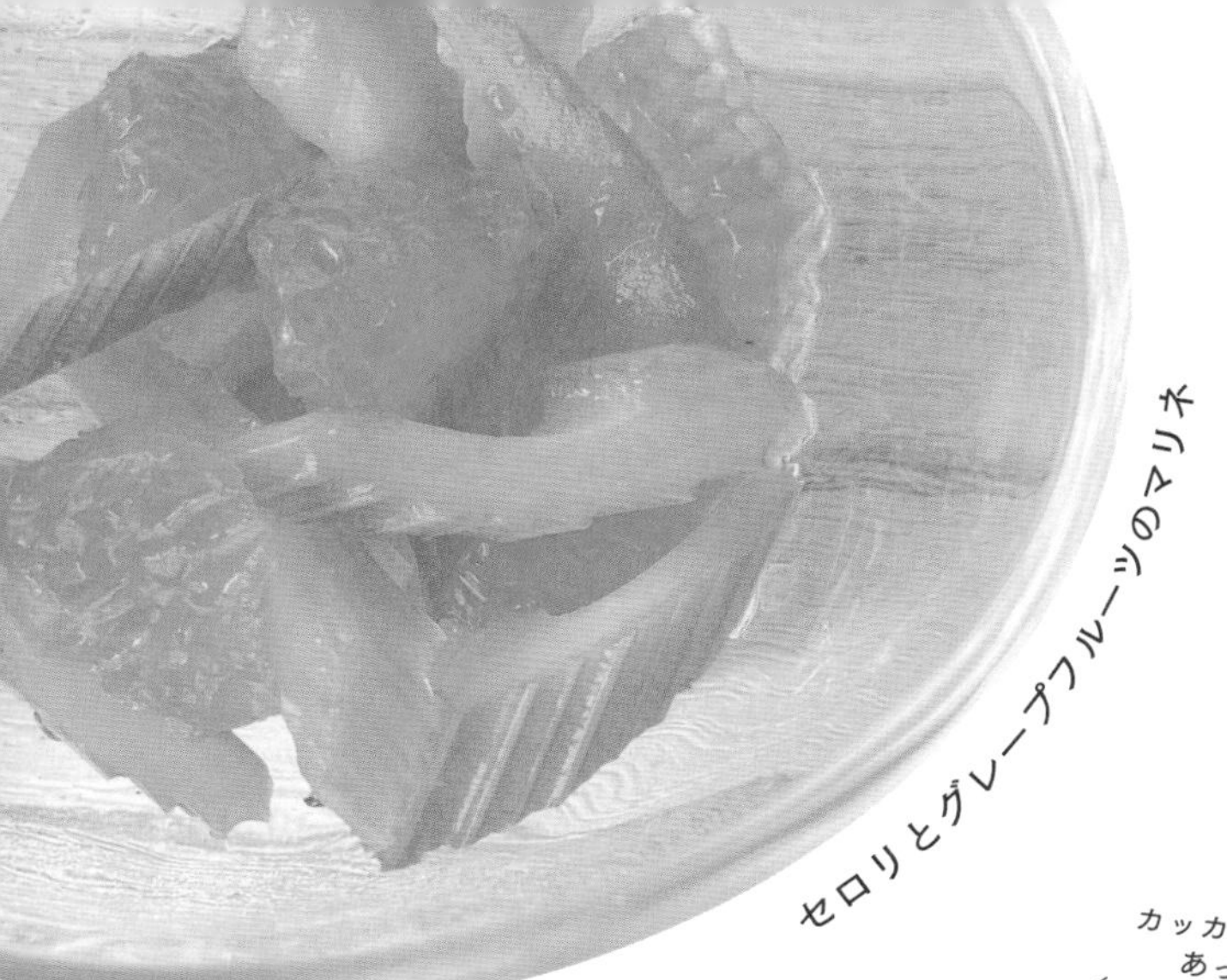

カッカする日は
あっさり
ごはんに！

① セロリは斜め薄切りに、グレープフルーツは皮をむいて ひと口大に切る。
② オリーブオイル、酢を大さじ1ずつ加え、塩で味を調えて完成。

5/26

こもった熱にはグレープフルーツとセロリ

急な気温上昇で体が上手く熱を逃せないと、のぼせやほてり、イライラ、頭痛や目の充血の原因になります。そんなときは「セロリとグレープフルーツのマリネ」。

セロリもグレープフルーツも気を巡らせる食材で、イライラや熱をスーッと冷ましてくれますよ。

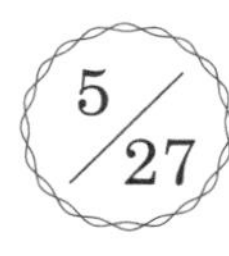

ニキビ痕は血の巡り改善を

春先にできたニキビがやっと治まってきたと思ったら、ニキビ痕がなかなか消えない……。そんなときは、血の巡りをよくする活血食材がおすすめです。ねぎ類や青魚、酢、納豆など、手軽に食事に取り入れられるものばかり。

冷えやストレスをためると、血流が悪くなります。座り仕事中も、60分に一回は体を動かしましょう。睡眠もしっかりとってくださいね。

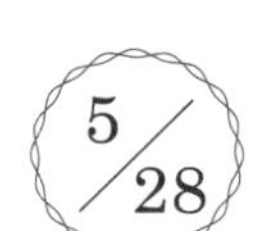

食べすぎの翌日にはこんにゃく

こんにゃくは、利尿作用や、痰を取り除く作用、血液をサラサラにして巡りをよくする作用、解毒作用など多くの効能をもつ食材。肥満、むくみ、便秘、肌や髪のベタつき、痰のある咳などの症状におすすめです。

また、未消化物や老廃物の排出を促してくれるので、食べ過ぎて消化不良を起こしたときにもよいです。脂っこいものや甘いものが好きで、つい食べ過ぎてしまうベタベタニキビ肌の人は、こんにゃくでお腹のお掃除しましょう。

5/29

牛肉とじゃがいもで毛穴の引き締め

寒暖差で体力を消耗しがち。疲れがたまったときに急に暑くなると、毛穴を閉じるエネルギーが足りず、パッカーンと開いてしまいます。そんなときには、「牛肉とじゃがいもとピーマンのオイスター炒め」を。毛穴の開きは、毛穴を閉じておくための気が不足しているサイン。補気(ほき)食材を2つ一緒にとれるこの一皿は、毛穴はもちろん、疲れやすさや、汗がタラタラ出てしまう症状にも効果的。じゃがいもには、たるみ改善効果もあるので、縦長のたるみ毛穴にも効果を発揮してくれます。おいしく食べて、毛穴をキュッと、気分もキュッと上向きに。

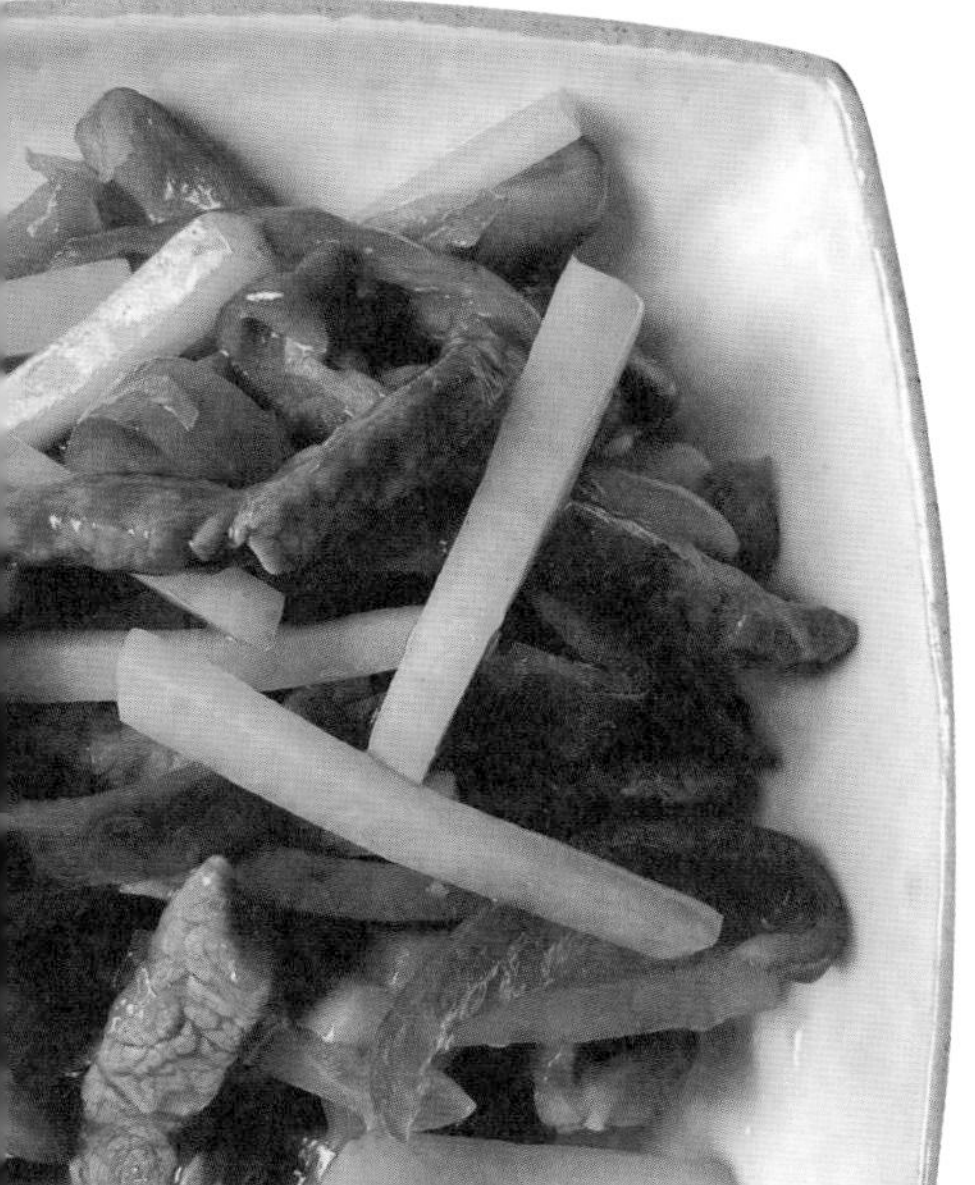

牛肉とじゃがいもとピーマンのオイスター炒め

① 牛肉を細切りにし、酒・醤油で下味をつけ、片栗粉をまぶしておく。じゃがいもは皮ごと細切りにして水にさらす。ピーマンはヘタを取り、細切りにする（種は取らない）。
② フライパンに油を熱し、牛肉を炒め、火が通ったらいったん取り出す。
③ フライパンに油をひき直し、じゃがいもを炒める。
④ じゃがいもに火が通ったらピーマンと牛肉を加え、オイスターソースで味を調える。

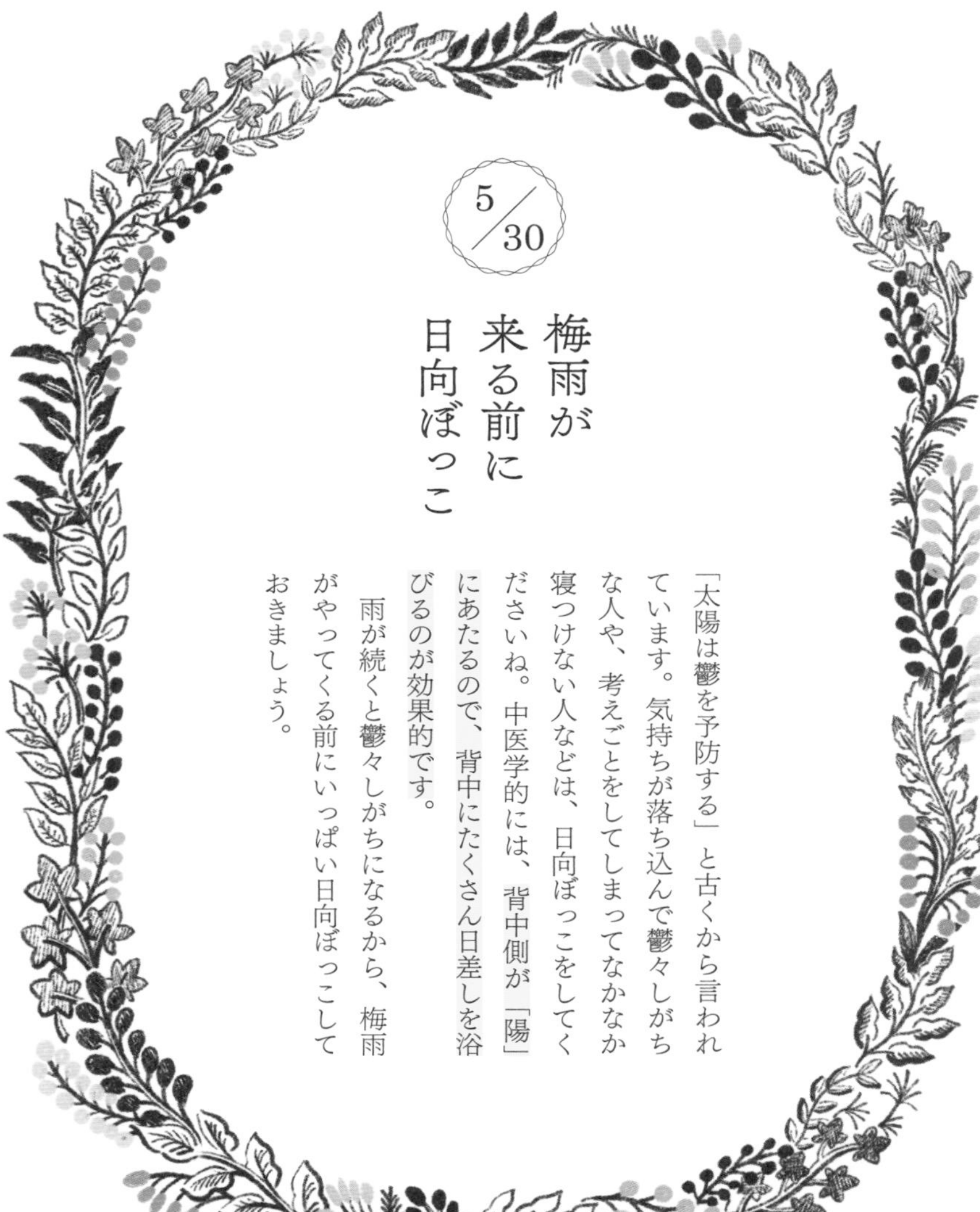

5/30

梅雨が来る前に日向ぼっこ

「太陽は鬱を予防する」と古くから言われています。気持ちが落ち込んで鬱々しがちな人や、考えごとをしてしまってなかなか寝つけない人などは、日向ぼっこをしてくださいね。中医学的には、背中側が「陽」にあたるので、背中にたくさん日差しを浴びるのが効果的です。

雨が続くと鬱々しがちになるから、梅雨がやってくる前にいっぱい日向ぼっこしておきましょう。

5/31

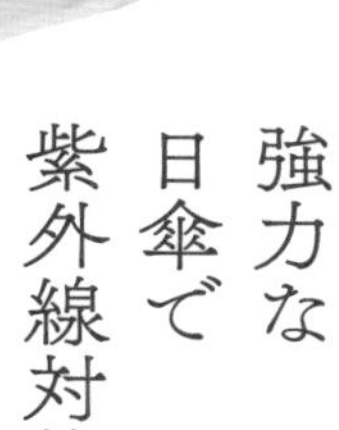

強力な日傘で紫外線対策

この時期、日に日に強まる紫外線は、シミやシワの原因になる美肌の大敵。長時間浴びると、疲労の原因にもなります。とはいえ、日焼け止めが肌荒れの原因になる場合も……。

そんな人は、日傘で紫外線対策をしましょう。UV100%カットの日傘を使ってみたら、とても涼しいことにビックリ。これがあれば真夏も心強い！　熱中症と紫外線対策のためにも、お気に入りの日傘を見つけてみてくださいね。

紫外線による
シミ対策にいい食材

- しそ
- 黒酢
- 長ねぎ
- ザーサイ
- 青魚 など

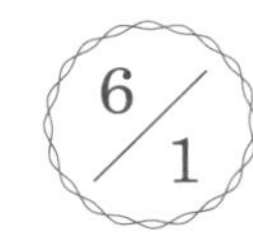

不安感にはちんげん菜

ちょっとしたことで落ち込みやすい。なんだかゾワゾワと不安になる。そんな不安ちゃんは、血が足りない血虚の状態の可能性大。「いかとちんげん菜の炒めもの」で不安を撃退しましょう。

ちんげん菜には、情緒を安定させる、血の巡りをよくする、余分な熱を冷ます、胸苦しさを取り除く、胃腸を健康にするなどの効果があります。いかには、補血、潤いを補う、月経を調整するなどの効果が。ちんげん菜といかは、不足した血を補って情緒を安定させるベストな組み合わせなのです。

いかとちんげん菜の炒めもの

しょうがと
にんにくの香りで
元気に！

① いかとちんげん菜を食べやすい大きさに切る。
② ボウルに、おろししょうが、おろしにんにく、醤油、酒、みりん、いかを入れて混ぜる。
③ ②を炒めて火が通ったらちんげん菜を加えてサッと炒めたら完成。いかに火を通しすぎないのがおいしく仕上げるポイント。

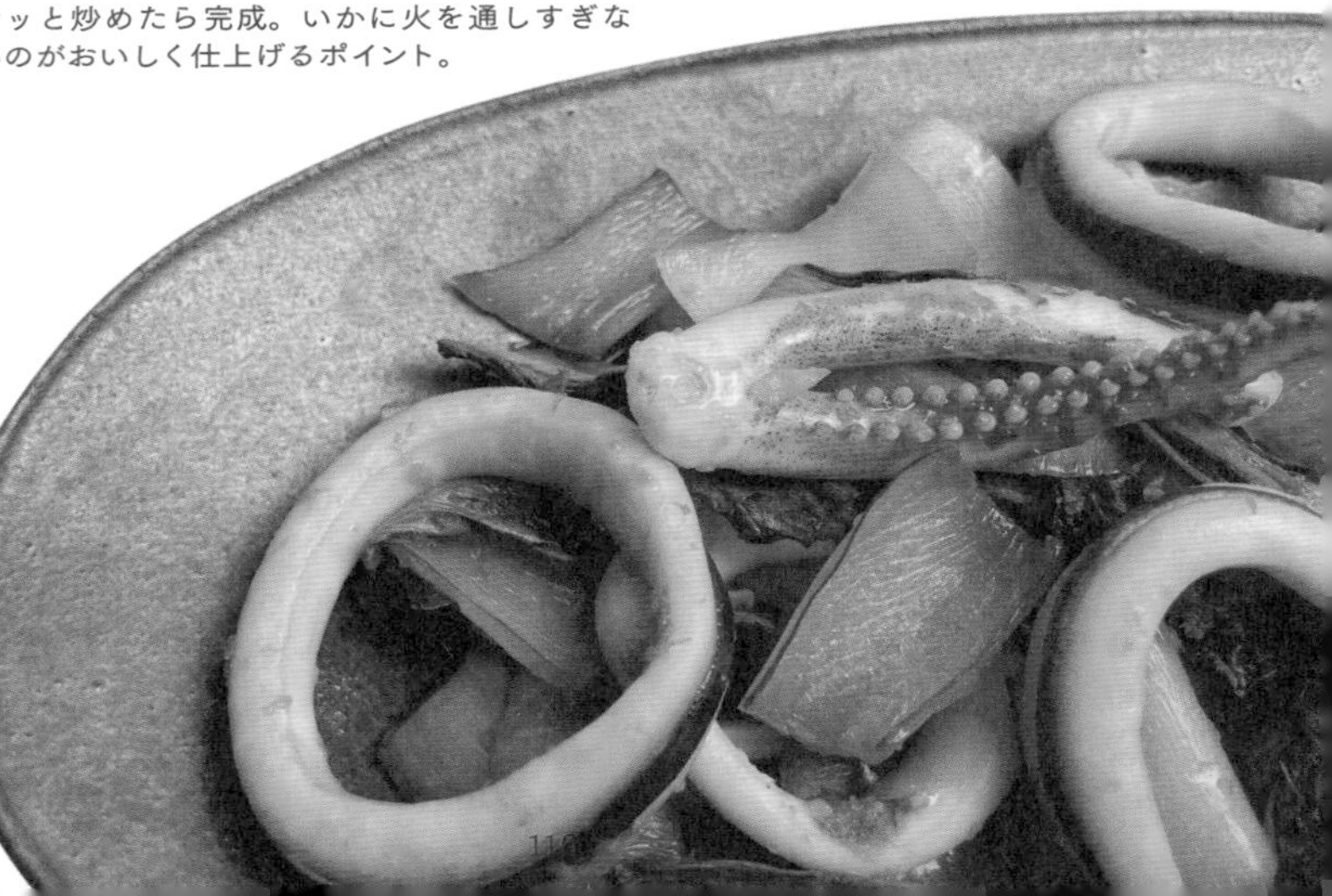

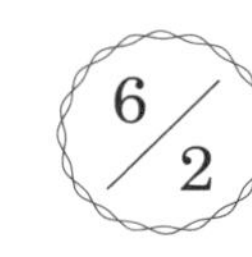

冷たい飲食はたるみの元

中医学では、「胃腸が弱ると皮膚や筋肉がたるむ」と言われ、これは経絡に関係しています。経絡とは気血が流れる通路のことで、全身に、臓腑とつながる12本の特性を持った経絡が流れています。

このうち、胃の経絡はほうれい線あたりを、大腸の経絡はフェイスラインを通っています。そのため、胃が弱るとフェイスラインが、大腸が弱るとたるみが悪化してほうれい線が濃くなるのです。

暑いからといって冷たいものばかりとっていると、胃腸が弱って顔がたるんでしまうからご用心。

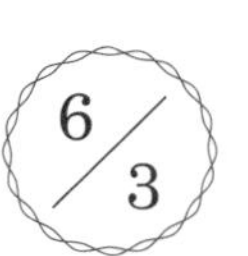

気になる口臭の原因は?

口臭は体からのサインである場合があります。「胃熱」という胃に熱がこもっている状態だと、口臭が強く出る場合があります。食欲が暴走ぎみで口臭もあるなら、まさに胃熱の状態。鎮静には、濃くいれた緑茶、グレープフルーツ、白菜がおすすめです。

胃もたれや朝の食欲不振と共に口臭が出るなら、胃に未消化物が停滞しているのかも。お粥やスープなどをメインに、軽めの食事を心がけましょう。大根やかぶなど消化を助ける常備菜も便利です。体の内側が整ってくると、自然に口臭も軽減していきます。

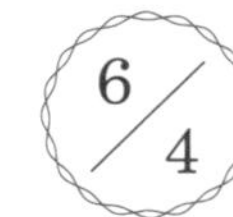

視界にグリーンを

視界の5%以上にグリーンがあると、リラックス効果を得られるという研究報告があるそうです。仕事をしながら見えるところにグリーンを置いておくと、ストレスがたまりにくくなるし、目も休まるからいいですよね。テレビの脇に置くのもおすすめです。

観葉植物を育てるのが苦手な人は、枝物の植物を買って、コップに挿しておくだけでもいいと思います。

雨で外出できないときにも、自然を感じることができて癒されますよ。

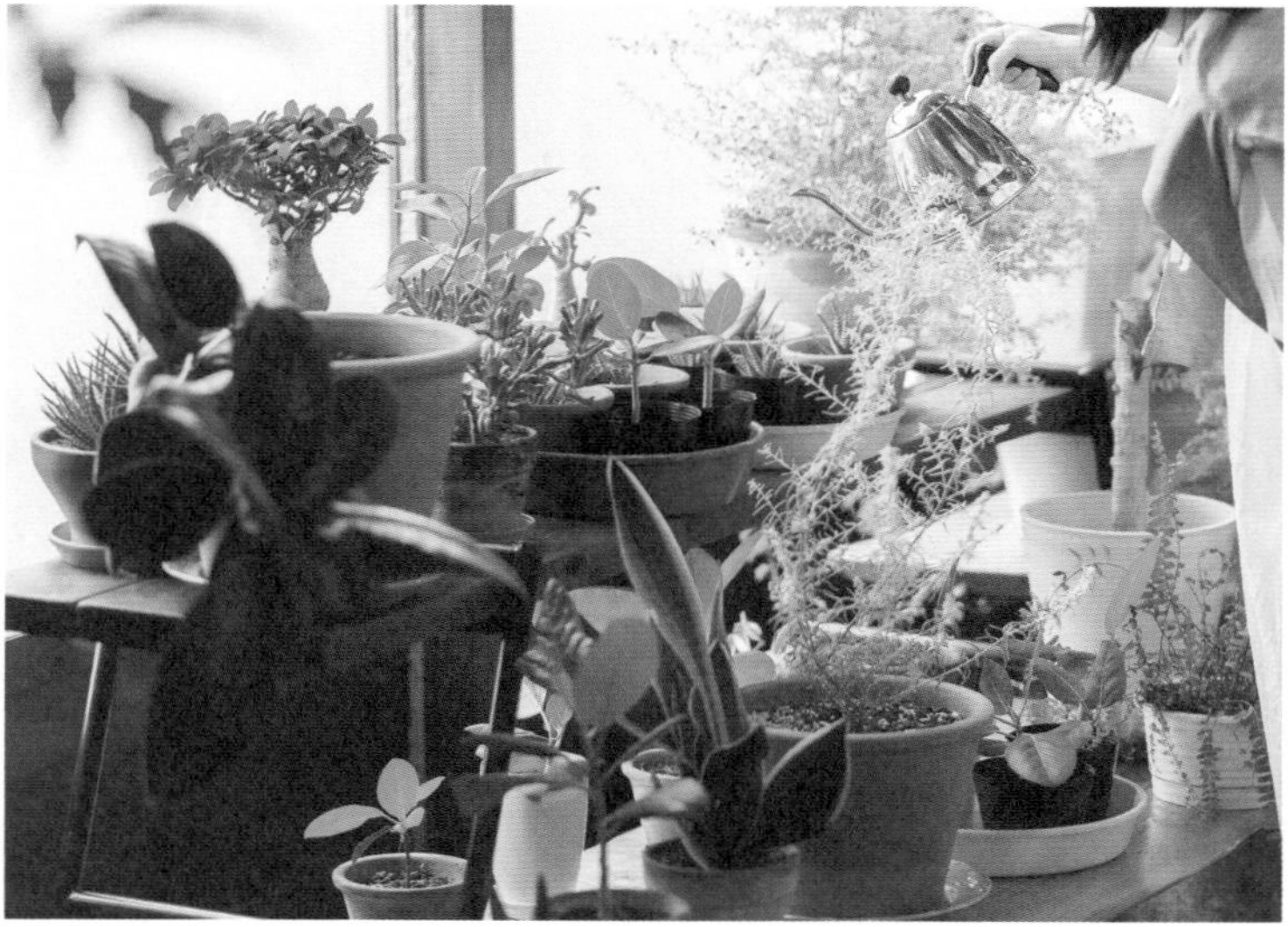

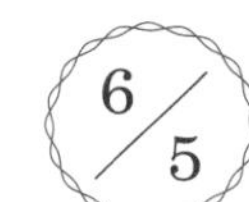

気虚(ききょ)はホクホク系で改善

動くと疲れる。人と会うのがしんどい。ため息が出る。汗が止まらない。お腹に力が入らない。疲れすぎて眠りが浅い。これらはこの時期に多い気虚タイプの疲れです。

対策には補気食材がぴったり。補気食材の簡単な覚え方は、「ホクホク系」。いも類、豆類、かぼちゃ、栗などです。おすすめのレシピは「新じゃがとアスパラの粒マスタード炒め」。どちらも補気食材。じゃがいもには胃の働きを整える効果が、アスパラガスには潤いを補い、熱を冷ます効果がありま す。マスタードにもお腹を温め、胃を健康にする効果がありますよ。

新じゃがとアスパラの粒マスタード炒め

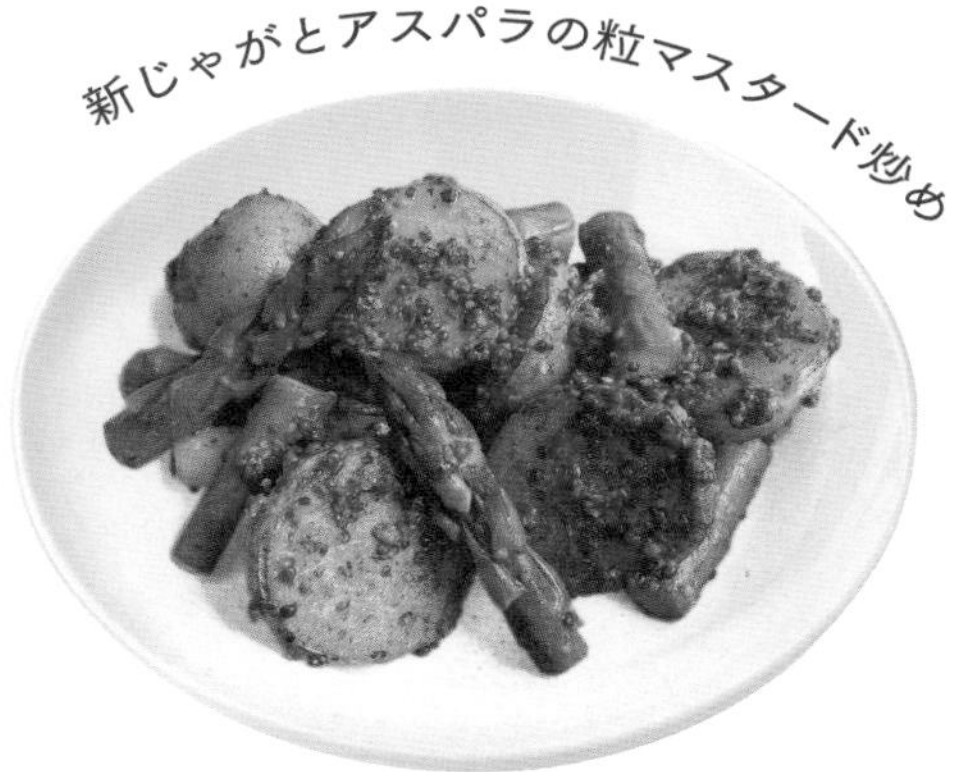

① 新じゃがを皮ごと食べやすい大きさに切る。アスパラガスは根元の皮をピーラーでむき、4cmの長さに切る。
② フライパンにオリーブオイルを熱し、新じゃがを焦げ目がつくまで炒める。
③ アスパラを加え、少し炒めたら粒マスタード大さじ2、醤油少々、はちみつ少々、クレイジーソルト少々を加え、味を調える。

梅雨の養生三か条

春から夏への変わり目に、日本では梅雨があります。この時期は、湿気が多いので体に余分な湿(しつ)がたまり、むくみや重だるさなどの不調が出たり、胃腸にも負担がかかって食欲不振や下痢などの症状も発生。この時期に何より大事な養生は湿気対策です。

1 脾(ひ)をいたわる

中医学では梅雨を「長夏(ちょうか)」と言い、この時期は五臓の「脾(ひ)」が弱りやすくなります。脾(ひ)が弱ると、食欲不振や下痢、軟便などの胃腸の不調が起きたり、口や唇にトラブルが現れます。暑くなってきたからと冷たいものや生ものをとり過ぎると脾(ひ)が弱るので、なるべく温かいものをとりましょう。

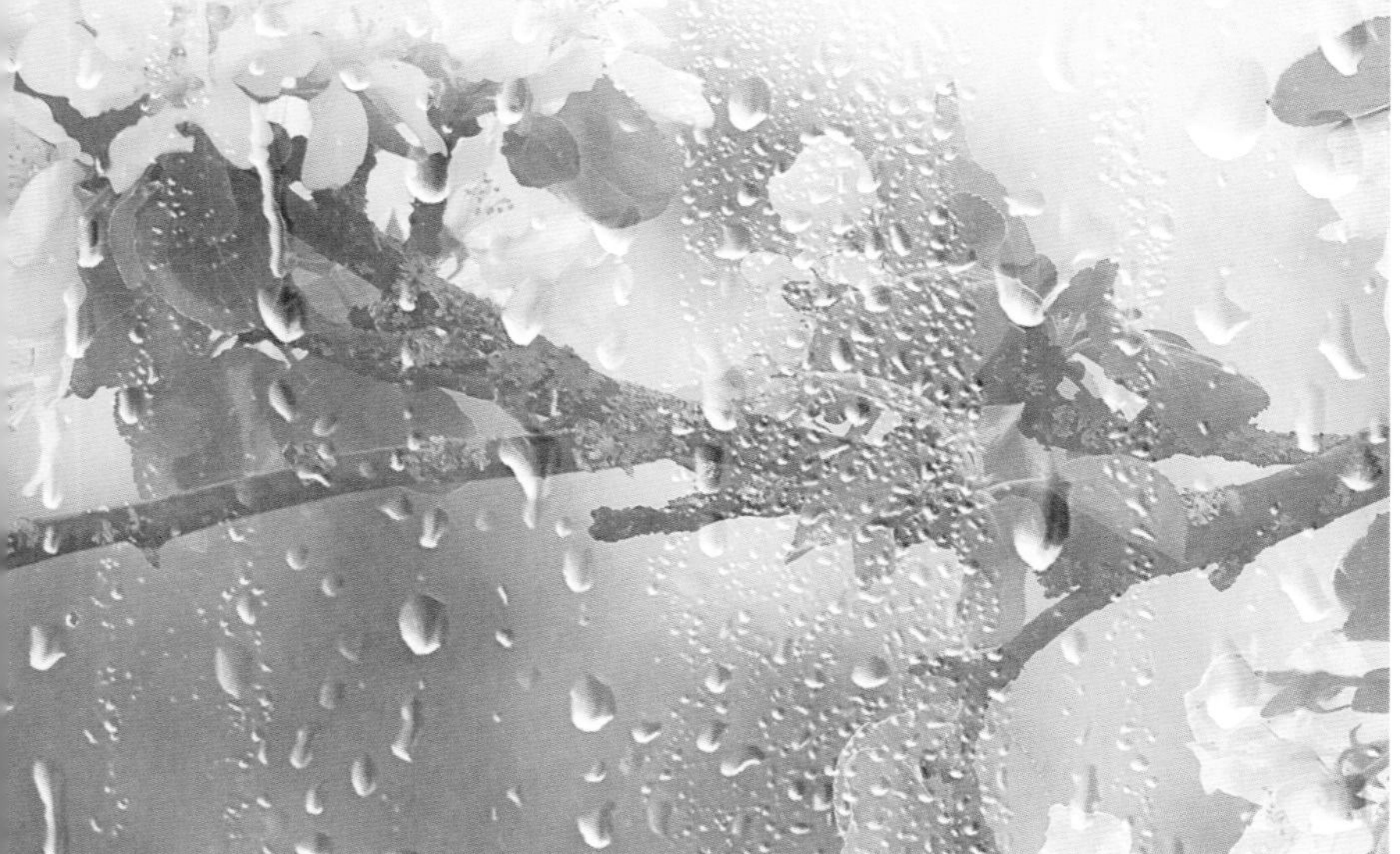

おすすめの食べ物

- 湿気を取り除くもの…
  大豆、小豆、黒豆などの豆類、とうもろこし、はとむぎ、きゅうり、セロリ、たまねぎ、レタス、ねぎ、しょうが、しそ
- 自然な甘味があるもの…
  さつまいもなどのいも類、豆類、うるち米
- 黄色い食材…
  とうもろこし、じゃがいも、かぼちゃ、黄パプリカ

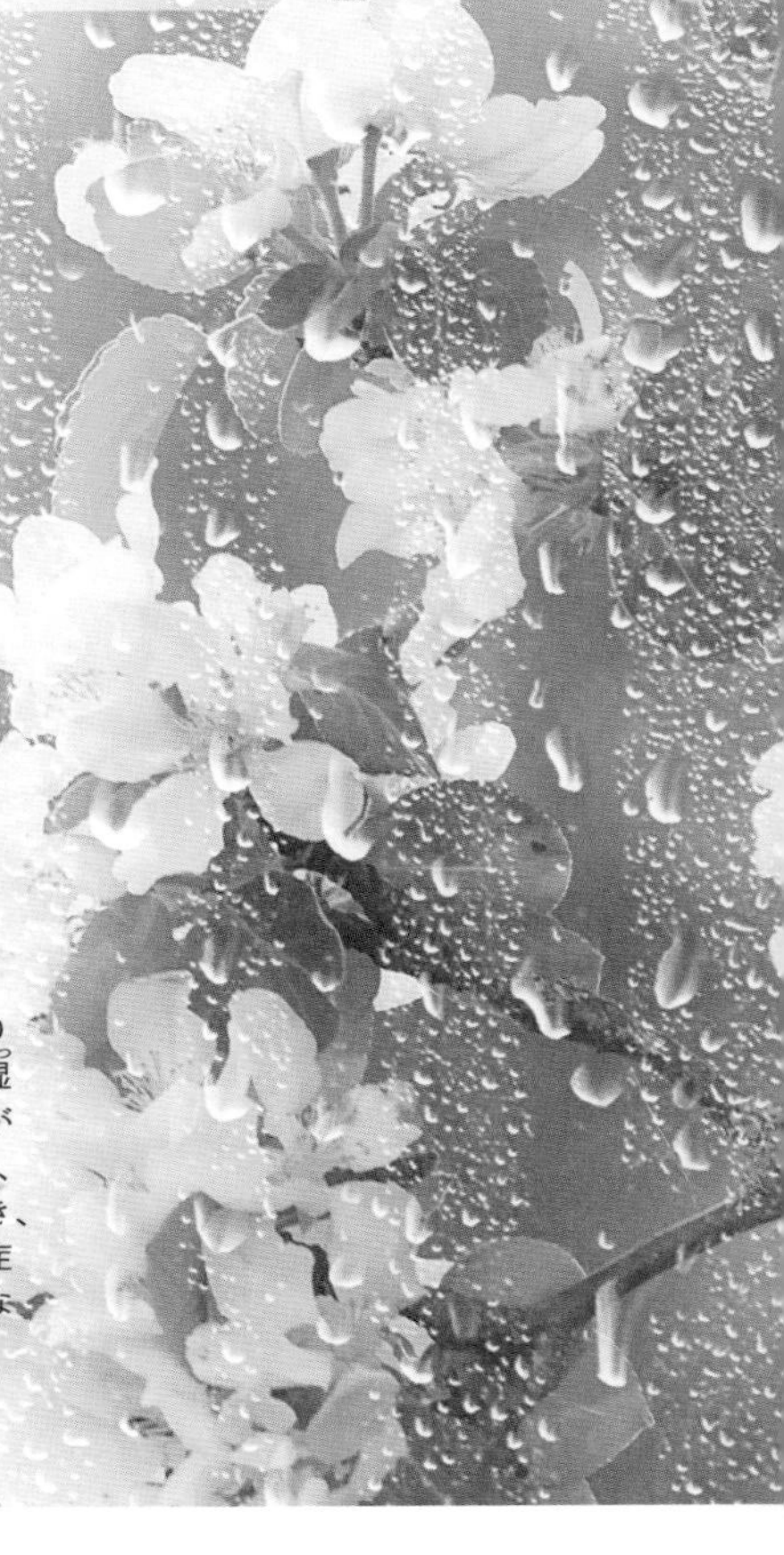

2 自然な甘味や黄色い食材を

梅雨の時期におすすめの食べ物は、湿気を取り除く働きのあるもの。大豆や小豆などの豆類や、はとむぎ、とうもろこし、セロリ、きゅうりなどがあります。また、湿邪(しつじゃ)によって脾(ひ)が弱りやすいので、自然な甘味があるものや、黄色い色の食材などのような、脾(ひ)を元気にする食べ物も意識して取り入れるのがおすすめです。

3 湿邪(しつじゃ)に注意

この時期は体に湿気が入りやすくなりますが、体に悪影響を及ぼす湿気を「湿邪(しつじゃ)」と言います。湿邪が入ると、体が重だるくなったり、むくみ、めまい、頭重感、食欲不振、口の中のネバつき、じゅくじゅくする湿疹、下痢などの症状が出ます。湿を取る食材や除湿器などを取り入れて予防を。

梅雨を乗り切る三種の神器

日本人はもともと胃腸が弱い人種とされますが、
胃腸は湿気の影響を受けやすいのです。
家電の力を借りる家電養生で、
むくみ、重だるさ、頭痛や湿疹が改善される方もいますよ。

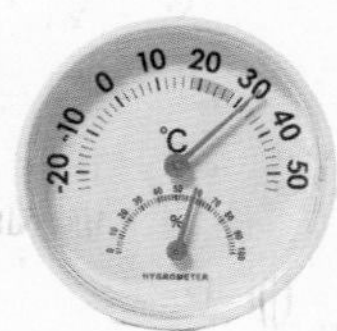

1　湿度計

湿度の可視化は養生のキホン

気温と合わせてその日の湿度をチェックすることは養生の基本。湿度が高い日は食材で体の水はけを上げる（p121「おすすめの食べ物」を参照）などちょっとした心がけができます。乾燥しがちな冬の風邪予防にも大活躍します。

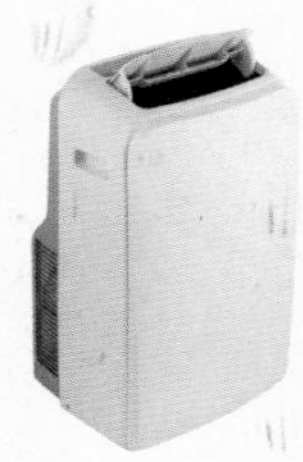

2　除湿器

湿度40～50％を保つ

湿気が悪さをするなら、除湿器で湿気を取り除くと心身がぐっと楽になります。室内の湿度を40～50％台に保つと快適に過ごせます。

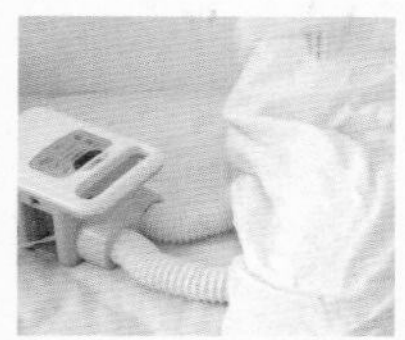

3　布団乾燥機

睡眠の回復効果がアップ

梅雨どきは布団を干せずにジメジメしますが、一日の３分の１は布団の中にいます。布団の湿気は体調に大きな影響を与えます。カラッとふかふかな布団は、精神衛生にもいいですよ。

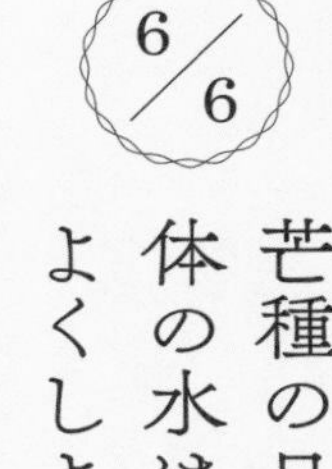

芒種(ぼうしゅ)の日。体の水はけをよくしよう

6月6日～20日頃は、二十四節気では、稲や麦など穂の出る植物の種を蒔くのによいとされる「芒種(ぼうしゅ)」の時期。例年、梅雨入りを迎えて、湿度が高くなる頃です。体に余計な湿気がたまる湿邪(しつじゃ)の影響で、むくみ、だるさ、お腹の不調、皮膚症状の悪化が出始めます。

対策としては、豆類や、はとむぎ、とうもろこしなど、胃腸を元気にして、余分な水分を排出する食べ物を意識してとりましょう。適度に体を動かして汗をかき、体の水はけをよくすることも心がけて。

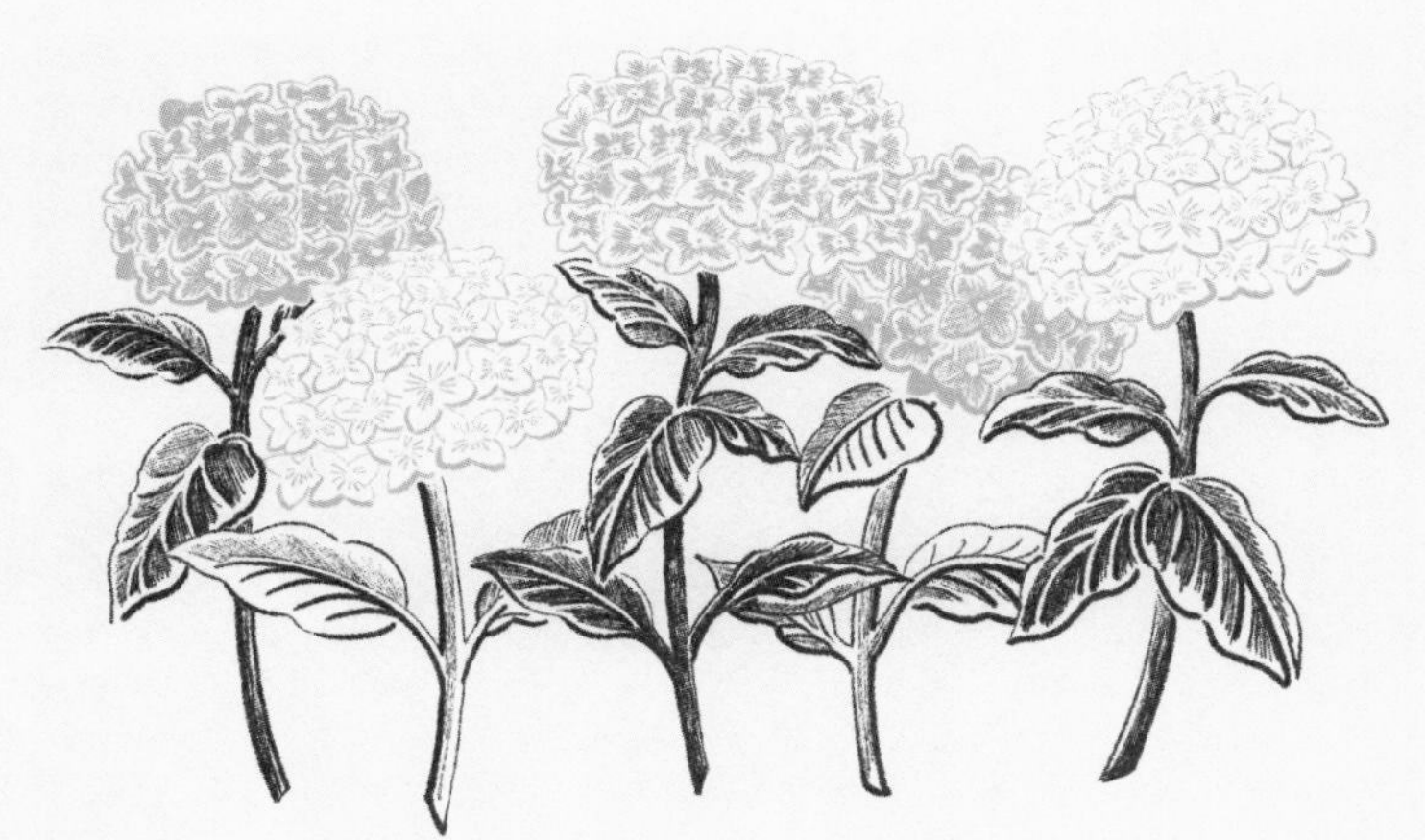

ベタベタ重だるには海藻類や瓜類を

湿度が高いと体に熱がこもり、肌や髪がベタベタして、重だるい時期。

湿熱撃退には「ひじきともやしときゅうりのサラダ」が効果的。ひじきなどの海藻類や、きゅうりなどの瓜類には、過剰な熱を冷まし、余分な水分を排出する効果があります。むくみやオイリー肌にもおすすめ。体に湿熱がたまると汗がベタつきニオイもきつく、白シャツの脇や襟元が黄ばみやすくもなります。冷たくて甘い飲み物やお酒、フルーツなどをとると余計に悪化してしまいます。

① ひじきを戻してサッとゆでる。もやしもサッとゆでる。きゅうりは千切りにする。
② ①をボウルに入れ、梅酢（なければ酢）小さじ2、醤油小さじ2、ごま油小さじ1で味を調える。

※冷えが気になる人は控えめに。

ひじきともやしときゅうりのサラダ

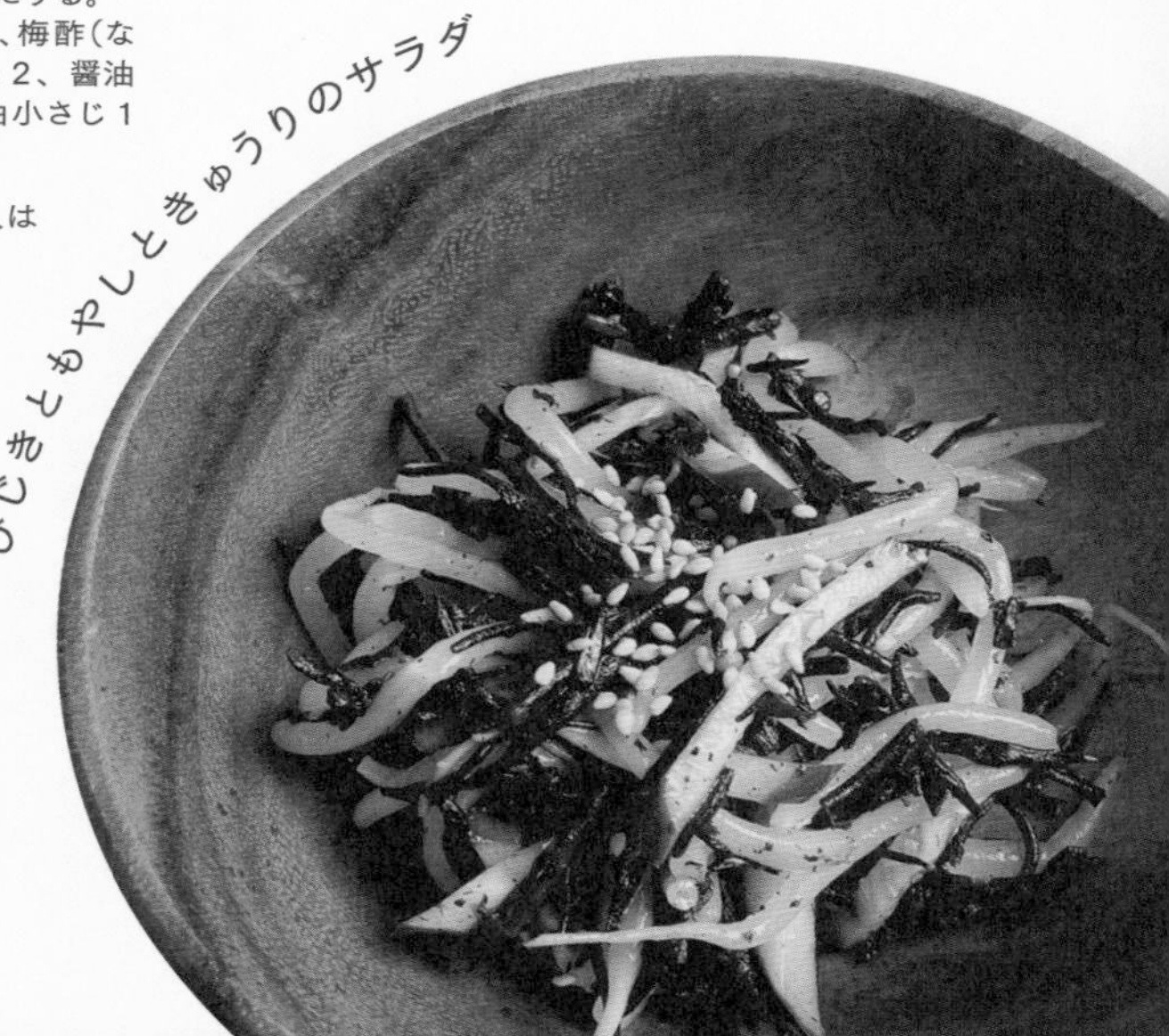

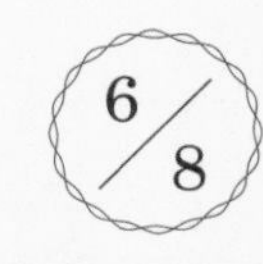

余分な水分で起きるめまい

中医学でめまいは、大きく分けて2タイプあります。

余分な水分タイプ

余分な水分を排出できず、それが原因で頭が重くなって起こるめまい。このタイプは、余分な水分をため込む脂っこいものや甘いもの、味の濃いものを控えましょう。海藻類やこんにゃくなど、余分な水分を排出する食材を。

胃腸が弱って起きるめまい

もうひとつが胃腸が原因のめまいです。

胃腸の弱りタイプ

胃腸が弱って気血を作れなくなり、頭に栄養が届かなくなって起こるフワフワしためまい。この場合は、胃腸を元気にするいも類や豆類、血を補うにんじんや卵などをとりましょう。

6/10

眠気は湿が原因かも？

眠いときに昼寝をしたら、余計に重だるさが悪化してしまったという経験はありませんか？　眠気は対処を間違えると余計に悪化してしまいます。眠気の原因は、大きく分けて２つ。

疲れが原因

仮眠をとるとスッキリします。いつもより早く寝たり、少し昼寝をするなど、睡眠時間を増やすと改善します。

湿が原因

寝ると重だるさが悪化してしまいます。昼寝をするより、散歩やストレッチをするなど、少し体を動かすと改善します。

梅雨の眠気は後者が多いです。香辛料や軽い入浴で汗をかくとスッキリしますよ。

過剰な水と熱は レタスと海苔で排出

雨の日にむくみが悪化する人は、少し気温が上がると、体にたまった水が汗となりダラダラ止まらなくなりがちです。

そんなタイプは、「レタスの海苔サラダ」を。レタスも海苔もきゅうりも、熱を冷ます作用と、利尿作用がある食材。生野菜は体を冷やすのでよくないと言われますが、体の熱を冷ましたいときにはむしろ生で使うほうが効果的。新鮮な野菜と、おいしい海苔と醤油があれば、手間をかけなくても十分においしい。

むくみさんは、甘いもの、脂っこいもの、味の濃いもの、アルコールを控えて、余分な湿をため込まないことも大事ですよ。

レタスの海苔サラダ

① ちぎったレタスと斜め薄切りのきゅうりに、ちぎった海苔と薄切りのトマトをのせる。
② オイルと醤油を回しかける。

私はいつも米油で作っています。

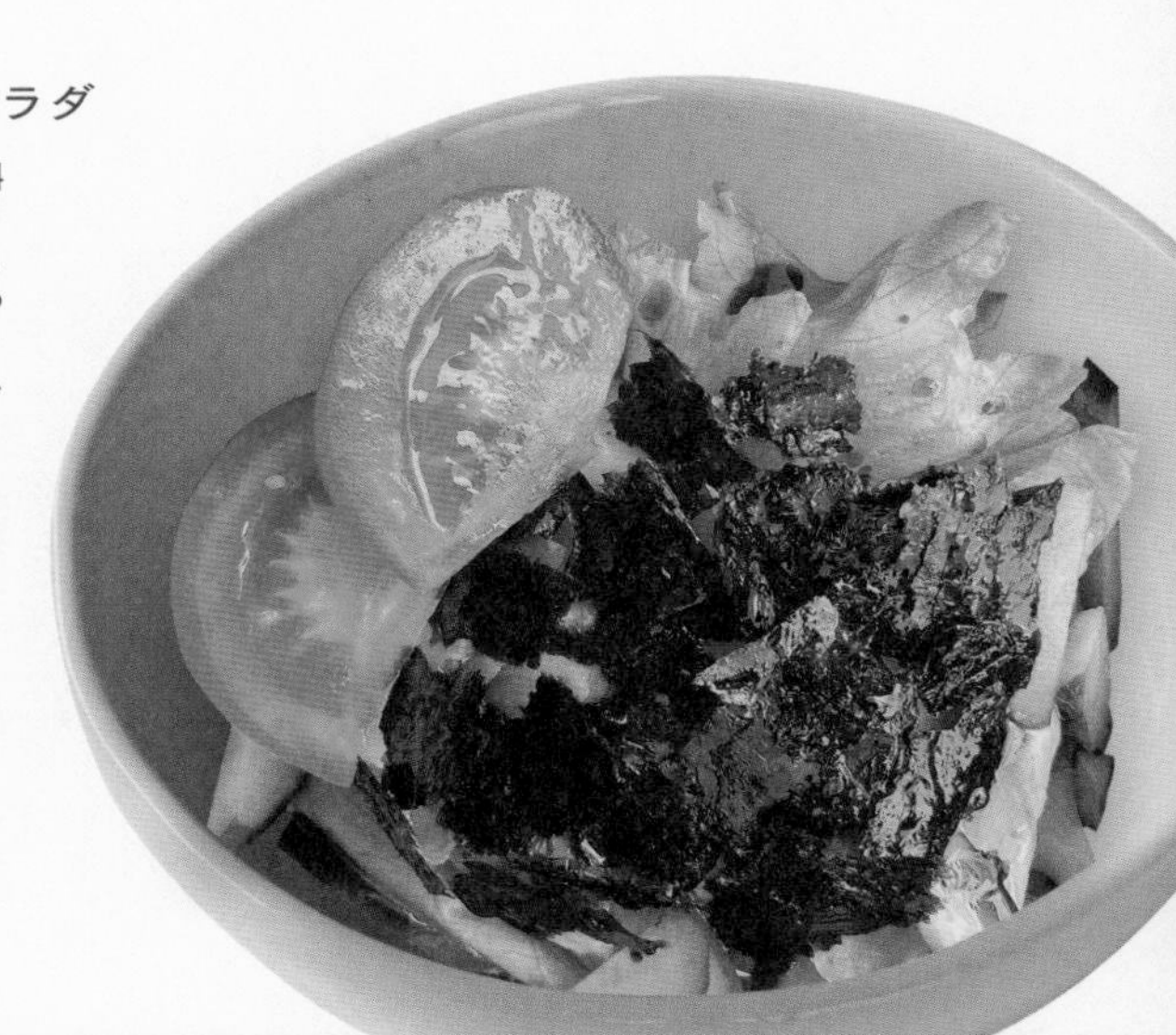

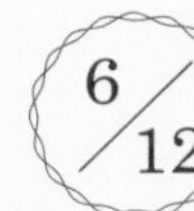

梅雨どきの憂鬱対策

梅雨の時期は日照時間が少ないので、気持ちが沈みやすくなります。湿気は心身ともにどよんと重く下へ引っ張ってしまうので、余計に鬱々しがちです。日差しがある日はできるだけ日向ぼっこをしたり、曇りの日でも、窓際やテラス席を選ぶようにするのがおすすめ。

それでもダメなときは「モフモフ」の力を借りましょう。人や動物と触れ合うことで活性化する神経伝達物質の「オキシトシン」は情緒の安定に効果的。家族や恋人、犬や猫など、ペットと触れ合うのもいいです。憂鬱になったら猫カフェに行くのもいいですね。

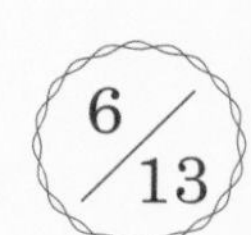

湿邪（しつじゃ）スッキリルームスプレー

体に湿邪（しつじゃ）が入りやすいこの時期に取り入れたいのが、手作りルームスプレーです。胃腸を元気にして湿気を取り除く精油のブレンドで、オリエンタルな香り。湿気がスッキリし、快適に過ごせます。細菌が繁殖しやすい時期なので抗菌効果のあるティートゥリーやユーカリの精油で作るのもおすすめ。

- アルコール対応のスプレーボトル
- 無水エタノール
- 精製水

① スプレーボトルにエタノールを1割くらいまで入れる。
② パチュリとフェンネルの精油を3～5滴加える。
③ 精製水を容器の肩口くらいまで入れ、よく振ったら完成。部屋にスプレーしましょう。

6/14

雨の日頭痛には豆もやしと塩昆布

雨の日に出やすい頭痛は、体にたまった湿の影響かもしれません。体に湿がたまっていると、雨など外からの湿気の影響を受けて頭痛が悪化してしまうのです。こんなタイプの頭痛には、湿を排出するために「豆もやしの塩昆布和え」を食べましょう。豆もやしにも塩昆布にも、利尿作用と、体の熱を冷ます作用があります。熱がこもるタイプの頭痛や、むくみにも効果的です。

①豆もやしを5分ゆで、水で冷やす。
②ボウルに水気を切った①を入れ、塩昆布、鶏がらスープ、ごま油を加え、混ぜ合わせる。お好みで醤油少々を足しても。
③味がなじんだら器に盛り、白ごまを散らす。

ごま油や白ごまは潤い食材なのでちょぴっとに。

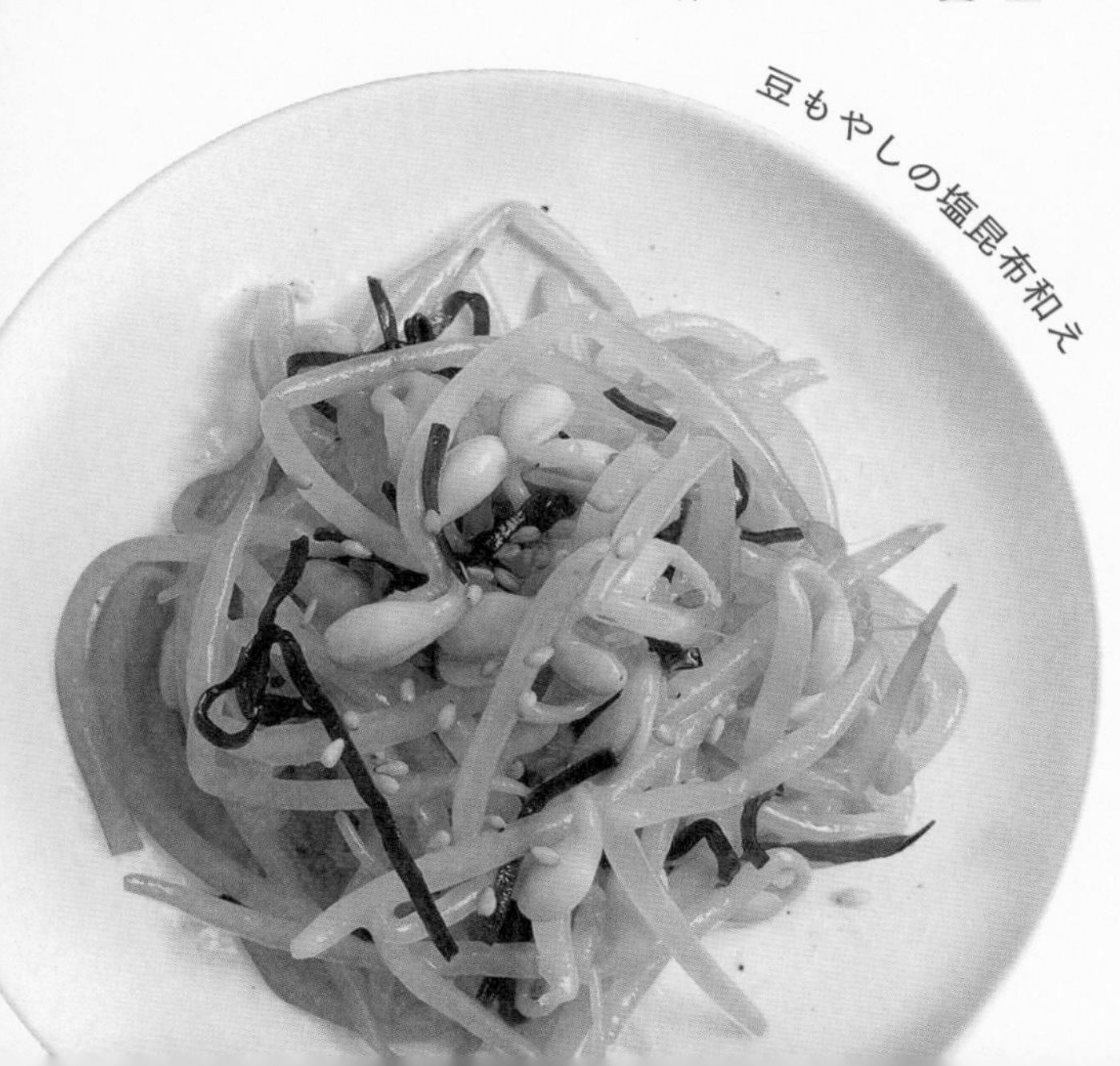

豆もやしの塩昆布和え

オリモノで体調がわかる

正常なオリモノは無色透明、無臭で月経前や排卵期、妊娠期にやや多くなります。

量が多く白色や透明、サラサラでにおいは少ない

冷え、胃腸の弱り、湿が溜まった状態。温熱性の食材（p310）や湿を排出する豆、きのこ、かぼちゃで対策を。

黄色または赤色でネバネバ、においが強い、痒みがある

湿と熱がこもった状態。海藻類、こんにゃく、もやし、はとむぎなどで湿熱を排出しましょう。脂っこいもの、アルコールは控えめに。

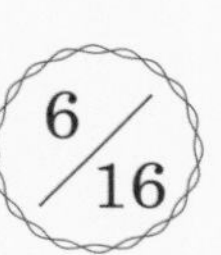

デリケートゾーンのムレ対策

生理の時にピリピリ。オリモノシートでムズムズ。そんなときは、「高分子吸収材不使用」のナプキンやオリモノシートを選んでみてください。ネットで探したり、薬局でパッケージの表をチェック。

布ナプキンより取り入れやすく、漢方相談でもかぶれが解消されたという方が多いですよ。

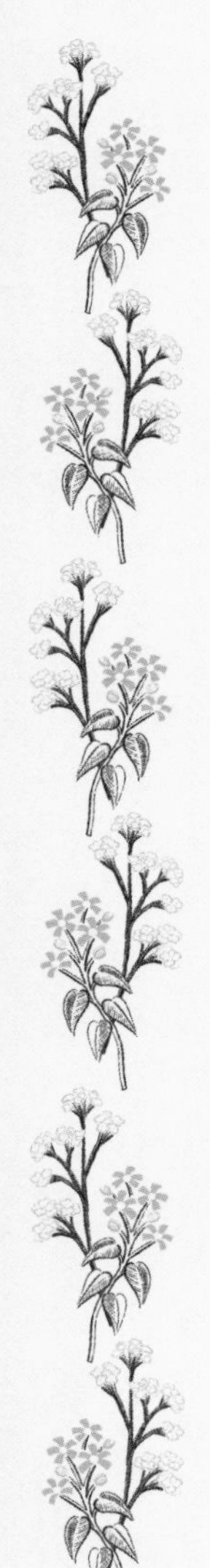

生理中の経血で読み取る不調のサイン

経血量が多い
熱がこもっている、瘀血（おけつ）（血がドロドロ）
↓婦人科での診療をおすすめします。

経血量が少ない
血虚（血の不足）↓補血食材

経血の色が濃い（黒っぽい）
瘀血（おけつ）（血がドロドロ）↓活血食材

経血に塊がある
瘀血（おけつ）（血がドロドロ）↓活血食材

出血がタラタラ続く
気虚（エネルギー不足）↓補気食材

活血食材…ねぎ、青魚、酢
補血食材…赤い食材（赤身の肉や魚、ベリー類）
　　　　　黒い食材（黒豆、黒ごま、黒きくらげ）
補気食材…米、いも、かぼちゃ、豆、きのこ

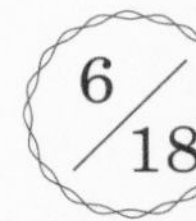

おにぎりで元気に！

お米は気を補ってくれる食材なので、シンプルにおにぎりを食べるだけでも元気が出ます。さらに自分の体調に合わせて具材を選べば、効果がアップ。

・潤い不足なら梅
・冷えていたら鮭
・気血不足にはおかか
・むくみには昆布
・ゾクゾクする風邪にはしそ
・エイジングケアには黒ごま

こんな具材をたっぷり使って、お味噌汁を添えて食べれば完璧ですよ。

6/19

活用法いろいろのペパーミント

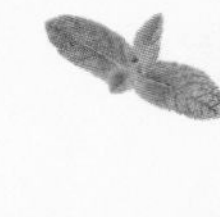

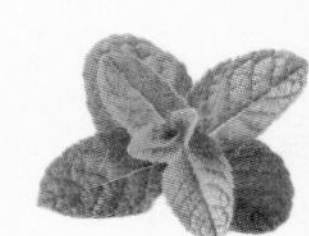

薬膳で薄荷（はっか）（ペパーミント）は、頭痛や充血、のどの痛みなどによく使われます。気を巡らせ、**イライラしたらミントガムが効果的。**頭に上った熱を取り除いてイライラを鎮めてくれます。

ストレスで寝つきが悪いときは、ペパーミントの精油をコットンに1滴たらして枕元に置くと、呼吸が深くなって寝つきがよくなります。中医アロマ的には胃腸の働きを改善し、湿気による食欲不振にも有効。虫よけにもなるので、これからの季節、大活躍してくれますよ。

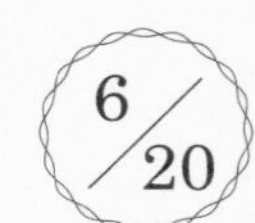

汗をかく健康法が合わない人もいます

サウナや岩盤浴、ホットヨガなど汗をかく健康法が人気ですが、中医学的には、合う人と合わない人がいるので注意が必要。

合う人

胃腸が強く、脂っこい肉や揚げ物などが好きで、お酒をよく飲む。舌苔（ぜったい）がべったりで、肥満気味。こういう人は体にたまった余分な湿が、汗と共に排出されるので体がスッキリします。

合わない人

胃腸が弱く疲れやすい。脂っこいものを食べると胃がもたれる。舌苔（ぜったい）はなく舌が赤い。やせ型。こういう人は、汗をかくと潤いと元気がもれ出てしまい、乾燥や疲れが悪化するのでサウナや岩盤浴、ホットヨガなどは向きません。肌のかゆみが悪化することも。

同じ人でも、そのときの生活習慣などで体の状態は変わるので、「今はどうかな？」と、その都度チェックしてみてください。

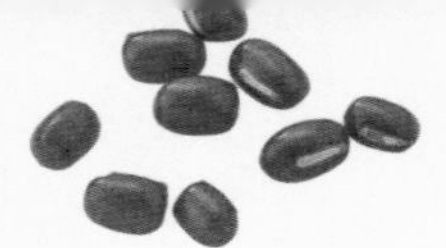

6/21

一年で最も日が長い夏至(げし)

二十四節気の「夏至(げし)」の頃。一年で一番日が長く、夜が短い日。ただ、梅雨の真っ最中だとあまり日照がなく、日の長さを感じにくいかもしれませんね。

まだまだむくみやすい時期なので「小豆(あずき)ココア」を飲みましょう。

小豆には、利尿作用や、体の余分な熱を冷ます効果、血を巡らせる効果が。ココアにも利尿作用や、元気を補う効果、胃を健康にする効果があります。ふたつが一度にとれて重だる症状もスッキリ。

ココアの苦味成分「テオブロミン」には自律神経を調整して、精神をリラックスさせる働きもあり、雨の日の憂鬱感を取り除いてくれます。

砂糖やはちみつを入れ過ぎると湿をため込み逆効果なのでNG。甘味には黒糖を少しだけに。

小豆(あずき)ココア

① 耐熱皿にアルミホイルを敷き、小豆をザザザーっと並べてトースターかフライパンで7分炙る。
② ①を小鍋に移して水を入れ、香りと色が出るまで煮出したら、無糖ココアパウダー大さじ1を加え混ぜる。

この時期には、小豆茶、はとむぎ茶、黒豆茶、とうもろこしの髭茶など、余分な水を排出してくれるお茶を、温かい状態で少しずつ摂るのがおすすめ。

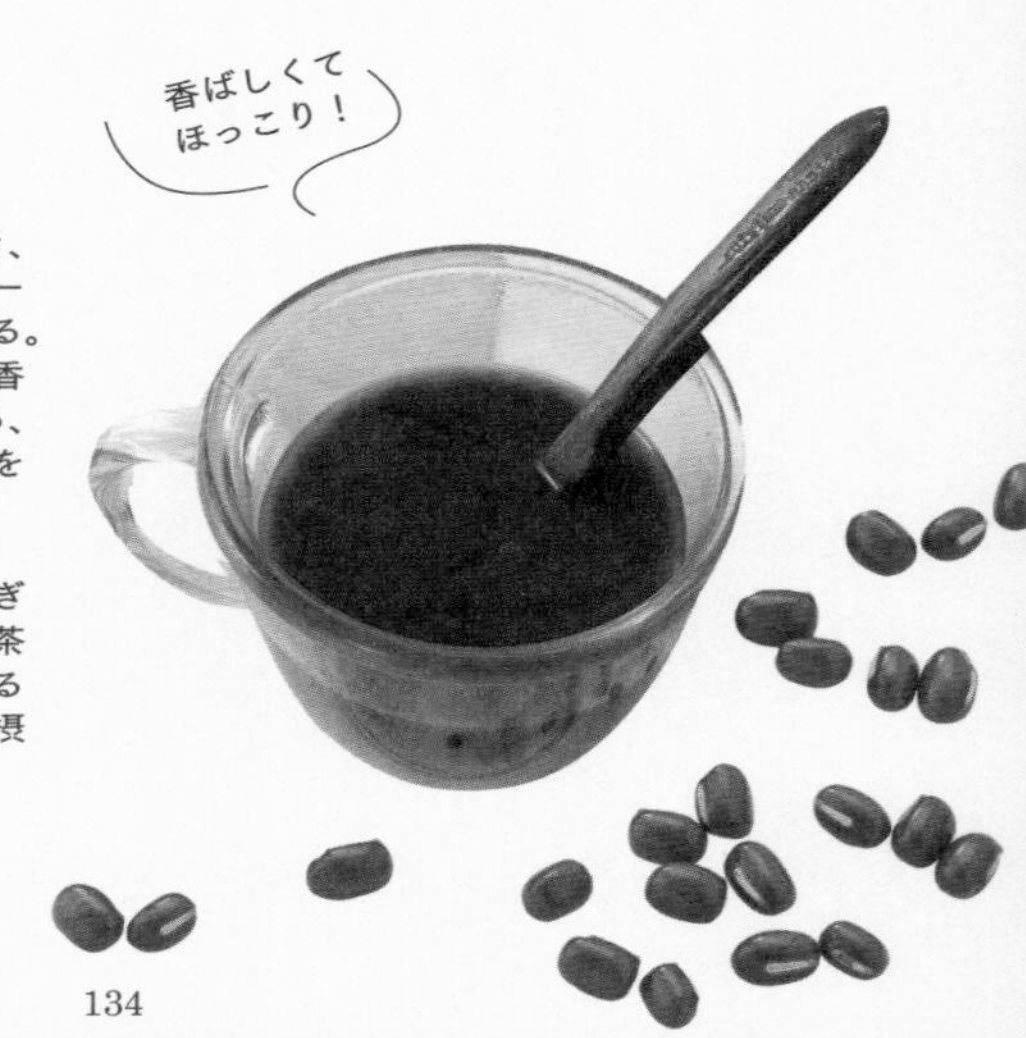

香ばしくて
ほっこり!

6/22

食べ物に悪者はいない

食養生の話をしていると、「あれは体に悪いですよね？」「これは食べちゃダメですよね？」などと聞かれることがあります。でもそんなことはありません。

薬膳では、すべての食べ物に効果効能があると考えます。一般的に悪いと思われがちな食べ物も、今の体の状態によっては食べたほうがよい場合もあります。逆に、万人に合う食べ物も存在しません。世間でいいとされていても、自分に合わないものも多々あります。

大事なのは「今の状態に合っているかどうか」「食べて体がどう変化するか」です。それらを感じながら食べるのも楽しいですよ。

雨を楽しもう

梅雨が苦手な人。

できる範囲の養生をしたら、
あとは雨を楽しんでみませんか？
目を閉じて深い呼吸をしながら、
今聴こえてくる音に集中する。
雨の音、風の音、水たまりを歩く足音。
「今ここ」の聴こえてくる音に、
ただ集中することでリラックスできます。
いつも考えごとをしてばかりで、
頭の中が忙しい人に
おすすめの聴覚瞑想です。

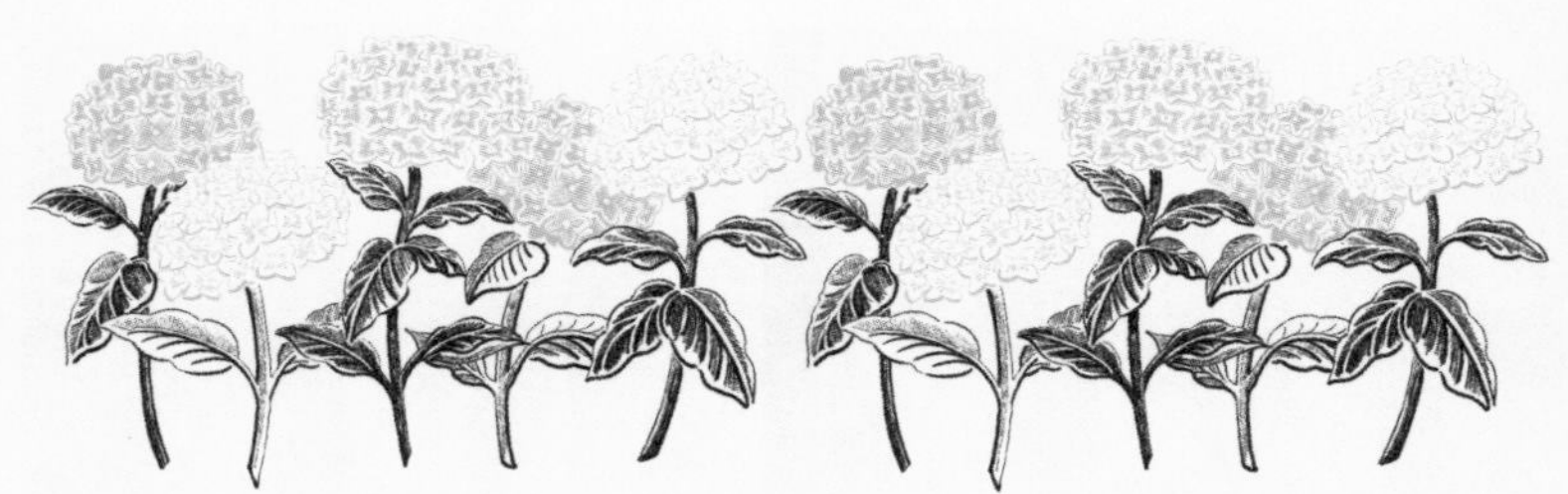

6/24

疲れが原因の気虚頭痛に うずらとしいたけ

疲れるとジワジワ出てくる頭痛は、気が不足した気虚（ききょ）が原因。そんな気虚頭痛は「うずらとしいたけのめんつゆ煮」で撃退。**うずらとしいたけは、気を補って巡らせるよい組み合わせ。**うずらの缶詰で簡単にでき、しかもとてもおいしいので元気になれること間違いなし。最後にすだちをサッと搾ることで爽やかさが加わって、料亭の味にランクアップ。よい香りで、滞った気をさらに巡らせてくれますよ。

うずらと しいたけのめんつゆ煮

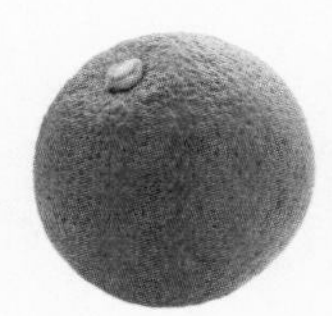

① しいたけの石づきを取り、傘の表に十字に切り込みを入れる。
② フライパンにしいたけを並べ、めんつゆを入れ、隙間にうずらの卵（缶詰やパウチでOK）を入れる。
③ 火を付け、煮立ったら弱火で5分煮込む。食べる直前にすだちを搾る。

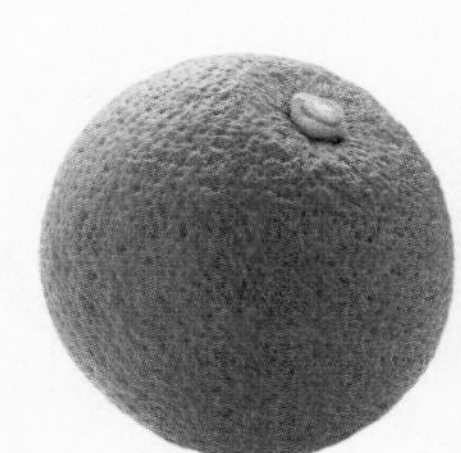

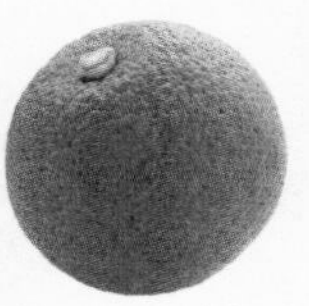

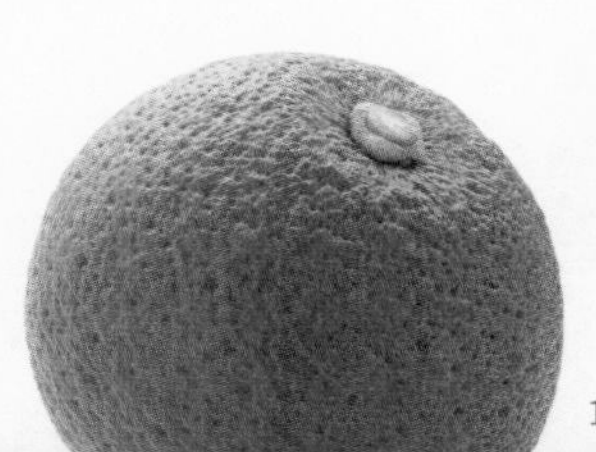

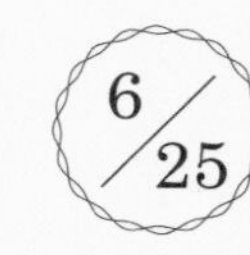

湿気による胃腸不調にパチュリの精油

梅雨どきの下痢、食欲不振、むくみや重だるさにはパチュリの精油。中医アロマではパチュリには、湿を取り除く力があるとされています。

精油をホホバオイルなどで希釈して、お腹をくるくると円を描くようにマッサージすると、胃腸の調子が元気になっていくので試してみてくださいね。

水分のとりすぎにも気をつけましょうね。

胃腸が弱ると口の中を噛みやすい

舌やほっぺの内側など、口の中を噛みやすいとき、ありませんか？

これは、胃腸が弱って水分代謝が悪い状態、もしくは体や脳が疲れている状態と考えられます。胃腸が弱ると口の中を噛みやすいため、口内炎もできやすくなります。

ぶつけた覚えがないのに、あちこちにあざができている。買い物袋を腕にかけていただけであざができる。これらも、胃腸が弱っているサイン。梅雨どきは、味の濃いもの、脂っこいもの、甘いものを控えて胃腸を休めてあげましょう。

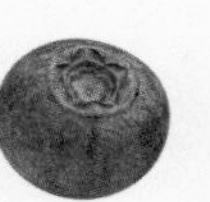
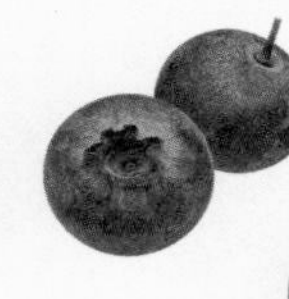
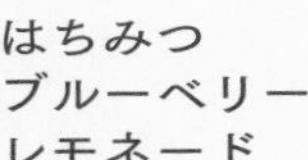
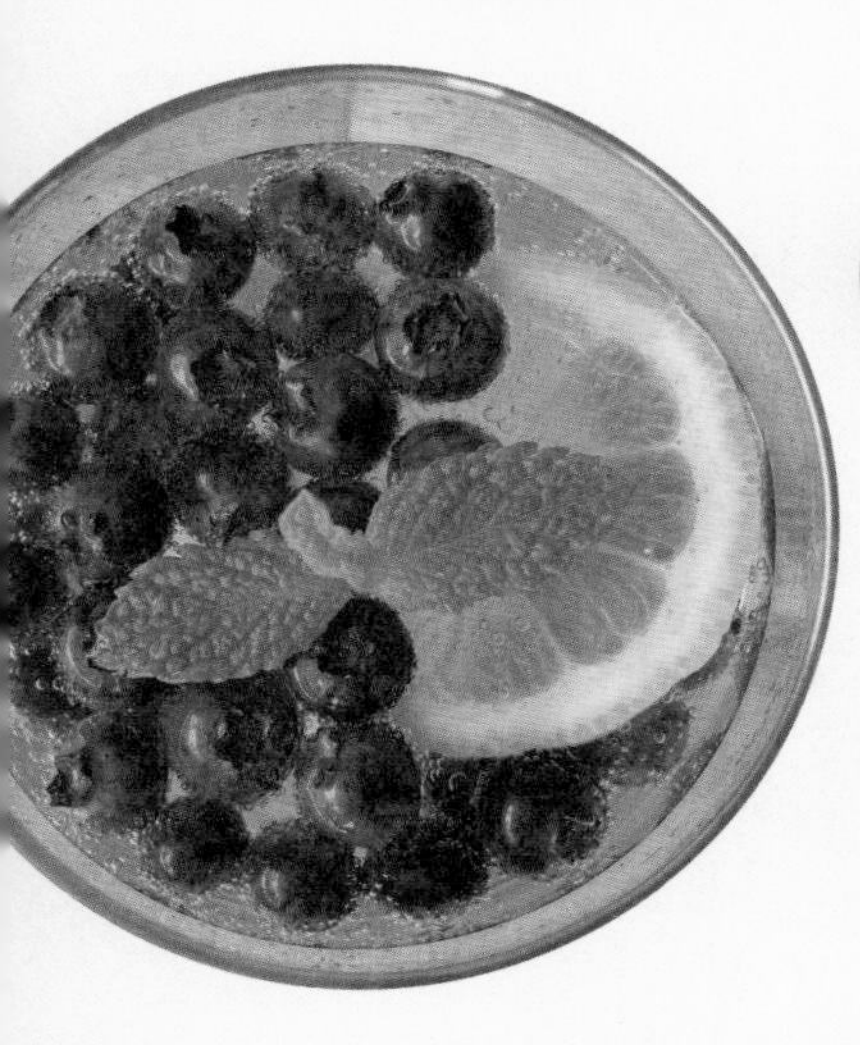
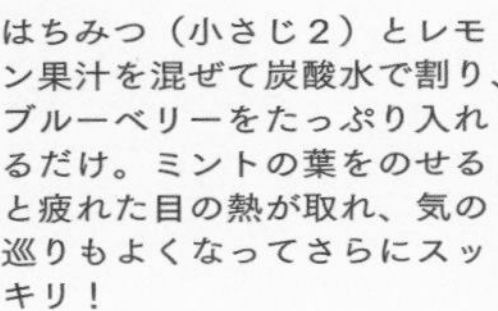
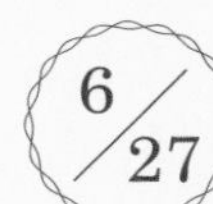

**はちみつ
ブルーベリー
レモネード**

はちみつ（小さじ２）とレモン果汁を混ぜて炭酸水で割り、ブルーベリーをたっぷり入れるだけ。ミントの葉をのせると疲れた目の熱が取れ、気の巡りもよくなってさらにスッキリ！

6/27

疲れ目にブルーベリーレモネード

この時期が旬のブルーベリーは、薬膳では「明目（めいもく）」といって目を健康にする食べ物。抗酸化作用が高い「アントシアニン」が豊富で、栄養学的にも視神経の働きを活発化するそうです。

梅雨の合間の汗ばむような暑い日には、甘酸っぱい「はちみつブルーベリーレモネード」がぴったり。ブルーベリーやレモンなどの酸味には、もれ出る汗をキュッと止める収れん作用があります。はちみつの甘味と酸味が組み合わさると「酸甘化陰（さんかんかいん）」といって体に潤いが生まれ、汗で失われた潤いの補給や、ドライアイの軽減に役立ちます。シュワシュワの炭酸で滞った気も巡ります。

パソコン仕事で疲れた目を、旬のブルーベリーでおいしく癒せるとよいですね。

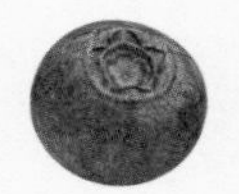

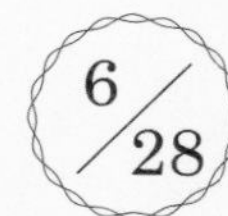

脚の重だるさを解消するツボ

体がむくんで、脚が重だるいときにおすすめのツボが「陰陵泉（いんりょうせん）」。脚の湿気を取り除き、重だるさを解消する効果があります。指で押したり、お灸をするのもおすすめ。

陰陵泉（いんりょうせん）

内くるぶしからすねの骨の内側のキワをたどって上がっていき、ひざの下あたりの指が止まるところにあるツボ。

6/29

いただきものの食べ過ぎに注意

6月下旬あたりから、お腹がゆるくなったり、むくみ悪化の相談が増えます。よくよく聞くと、お中元などで甘いお菓子やフルーツをたくさんいただいて、毎日せっせと食べているという人が結構多いんですよね。甘いものやフルーツは体に湿気をため込みやすいので、ただでさえ湿がたまりやすい梅雨どきは要注意。

ご近所や職場でシェアしたり、冷凍保存もおすすめですよ。

6/30

寒暖差疲れに白身魚ときのこ

寒暖差が大きいこの時期。半袖で過ごせる日もあれば、厚手のパーカーを着込まないといけない日も。寒暖差が大きいと、体温を維持するために体はず〜っと頑張りっぱなしで自律神経が乱れ、疲れやすくなります。こんな時期にいいのが「白身魚のきのこあんかけ」。

白身魚は胃腸に負担をかけずに気血を補ってくれるので、胃腸が弱りやすい梅雨の時期に◎。きのこも補気食材。特にしいたけは元気を補う力が強いので、疲れているときにはイチ推し。補気で、体のバリア機能が高まり、多少の寒暖差に動じない体になれます。あんかけなら冷えた体を温める効果も大。

① たらの切り身に軽く塩を振り、5分ほどおいたらキッチンペーパーで水気を取る。
② フライパンに油を熱し、片栗粉を薄くまぶしたたらを焼く。両面こんがりと焼けたら皿に盛る。
③ 薄切りにしたたまねぎとしいたけ、しめじを炒め、出汁、醤油、酒、みりんで好みに味付けをして、水で溶いた片栗粉でとろみをつける。②にかけて完成。

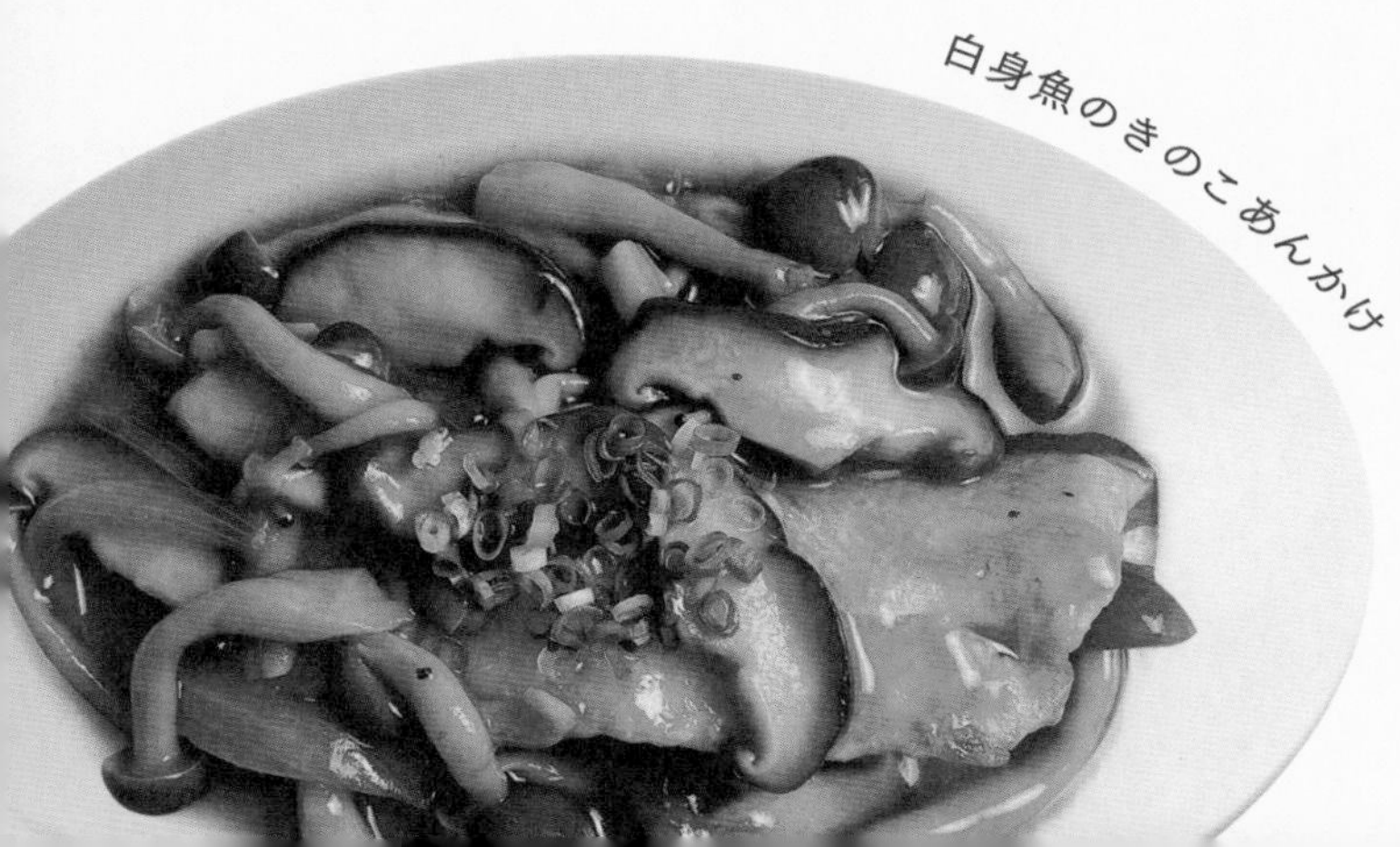

白身魚のきのこあんかけ

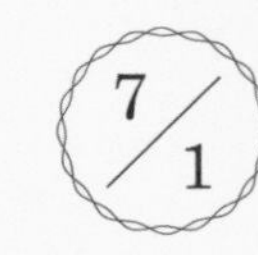

心の落ち込みは体から治す

7月1日は、精神保健法の施行日にちなんで、「こころの日」なのだそう。

「心身一如（しんしんいちにょ）」という言葉があります。心と体はひとつで、どちらかが病めば、もう一方も病む。逆にどちらかを元気にすれば、もう一方も引っ張られて元気になるという意味です。

心が落ち込みやすい人は、まずは体を元気にしてみることも大事ですよ。

7/2

タラタラ汗にはサイプレスの精油

サイプレスは、気を補ってバリア機能を高め、湿を排出するので、暑くて疲れやすいこの季節に最適。スッキリと爽やかな香りなので、持ち歩いているタオルに精油をつけておくのもいいですし、マスクの端に少しだけつけておくと呼吸が深くなっていいですよ。深呼吸をして気を補って、タララ汗を防ぎましょう。

7/3

桃のマリネで美肌に

桃のおいしい季節です。桃は肌を潤し、美しくする効能があります。おすすめの食べ方が、「桃のアールグレイマリネ」。桃も紅茶も血を巡らせるので、シミやくすみの改善に効果的。はちみつとレモンの、甘味と酸味の組み合わせで体に潤いを生み出す効果もあります。

世界三大美女のひとり、楊貴妃は桃を好んで食べていたと言われています。桃は、「長生果」や「仙桃」と呼ばれ、昔から長寿に効果があると考えられていました。桃、食べなきゃ！

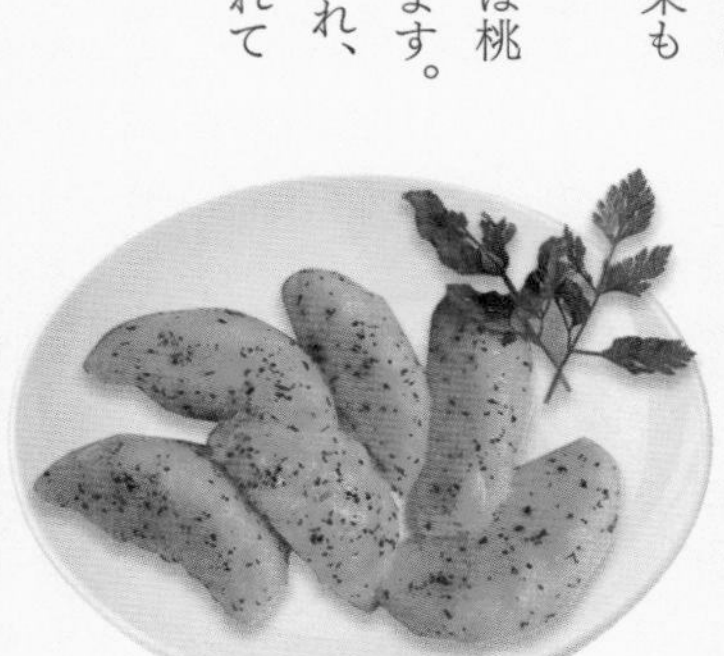

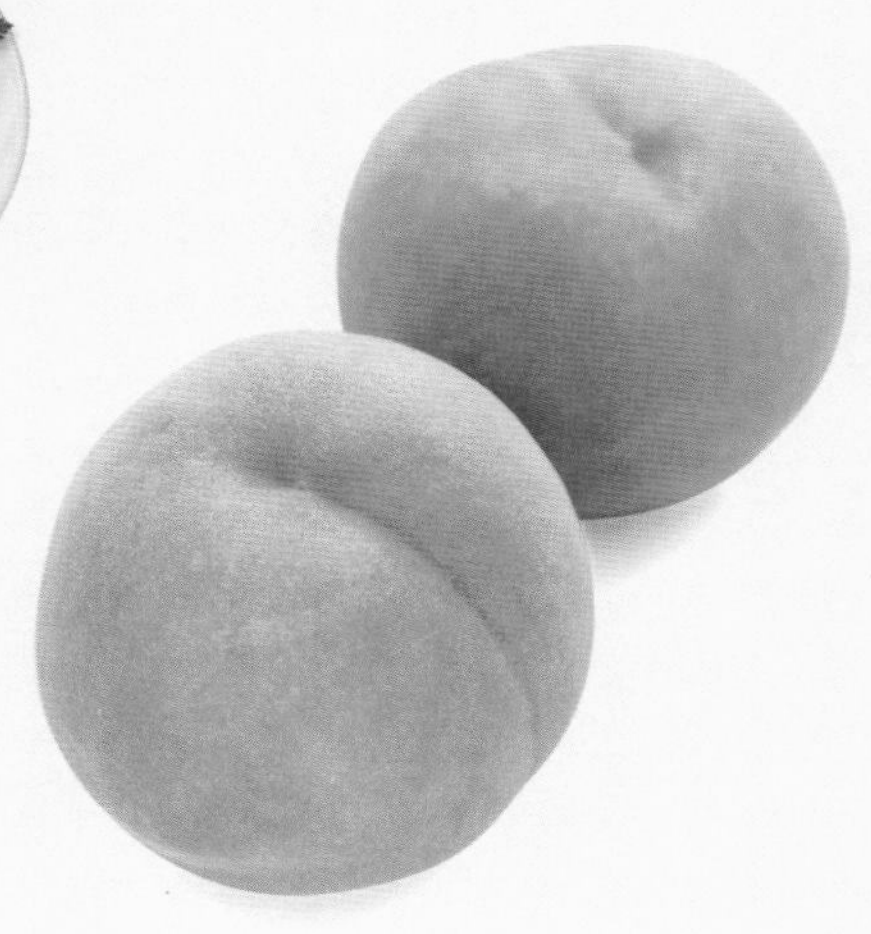

桃のアールグレイマリネ

皮をむいて切った桃にアールグレイの茶葉小さじ 1/2（茶葉が粗い場合は指で細かく砕く）と、はちみつ小さじ1/2、レモン汁少々を加えて和える。

※のぼせやほてりがあるときは控えめに。お腹を下しているときもNG。

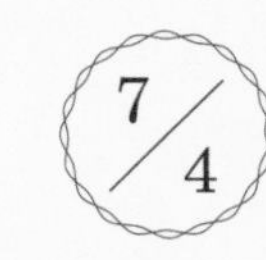

気を使い過ぎていませんか？

疲れがなかなか取れないという人の共通点は、優しい、真面目、頑張り屋さんの3つで、とにかく気を使い過ぎだということ。気を使うというのは、文字通り「気」（エネルギー）を使ってしまうわけですから、疲れてしまうのは当然です。

疲れたときは人に気を使いすぎず、「自分に優しく、自分を大切に」を心がけて、まずは元気の貯金を。余るくらい元気が貯まったら、人に気を使えばいいのです。

元気で笑顔の人に気を使ってもらえたほうが、きっと相手も気持ちいいはず。

口内炎の原因、どっち？

とにかく痛い口内炎。できているとそれだけで憂鬱になりますよね。口内炎の原因は大きく分けて2タイプあります。

胃腸の弱り

赤く腫れて痛みが強く、脂っこいものなど胃腸に負担をかけた翌日にできがちです。ストレスでも赤くて痛い口内炎ができやすくなります。とにかく消化によい優しい食事を心がけ、胃腸を休めてあげましょう。

潤い不足

鈍い痛みが続き、慢性的にできるのが特徴。寝不足を避け、水分たっぷりの葉物野菜や豆腐を汁物でたくさんとるよう心がけて。

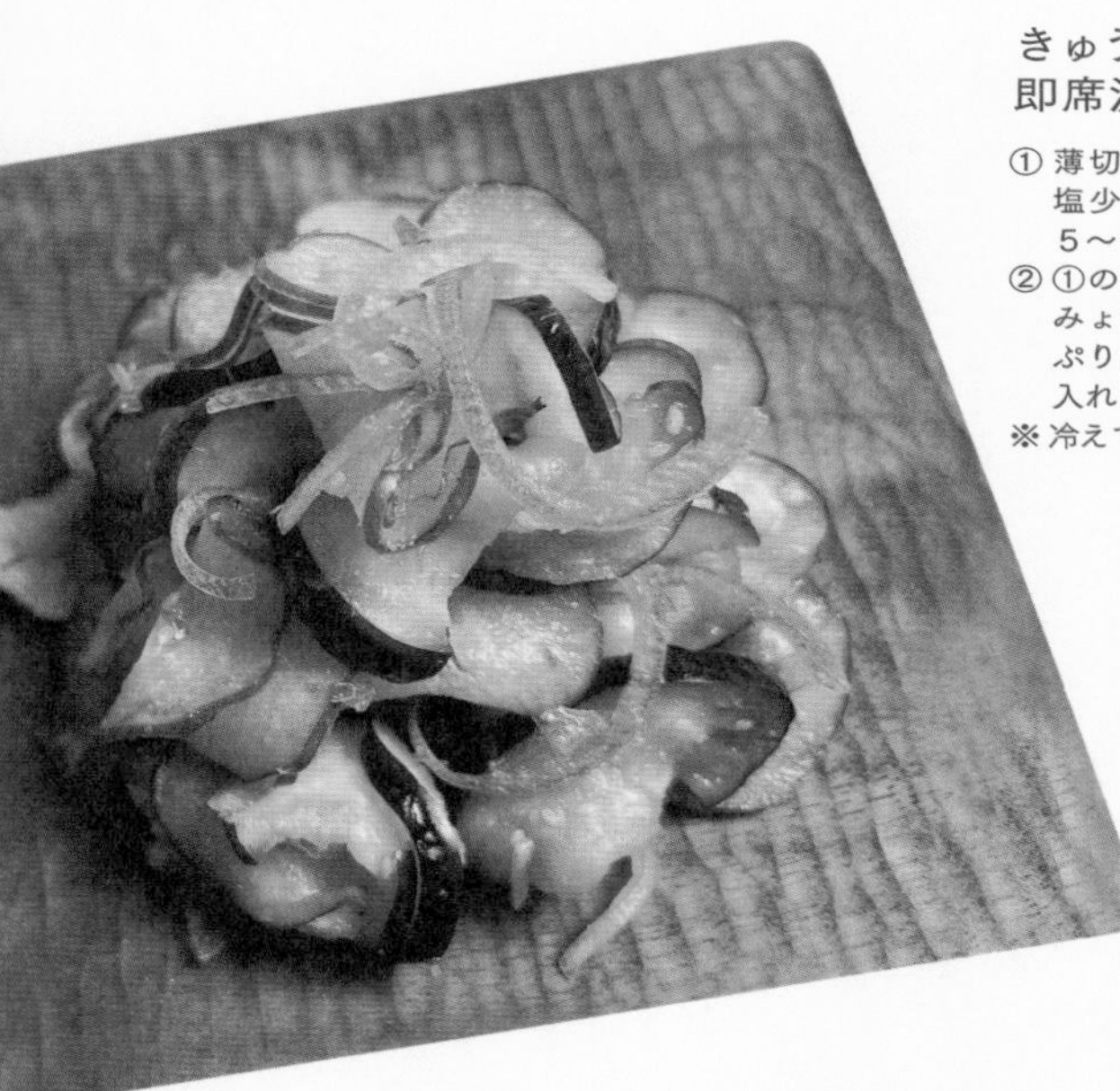

きゅうりとなすの即席漬け

① 薄切りのきゅうりとなすに塩少々を加えて軽くもんで5〜10分おく。
② ①の水気を絞って、切ったみょうがとかつお節をたっぷり加えて、醤油を2回し入れ、よく混ぜ合わせる。
※ 冷えているときは控えめに。

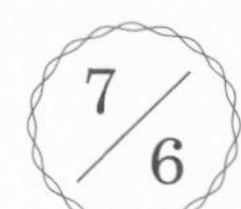

夏野菜で熱冷まし

梅雨明けが近づくこの頃は、気温の高い日が増え、しんどさを感じる日が増えます。そんなときは、体の熱を冷ましてくれる生の夏野菜の出番です。夏野菜の熱を冷ます効能を活かすなら、やっぱり生で食べるのが一番。

「きゅうりとなすの即席漬け」なら、どちらも湿と熱を取ってくれる食材。むくみやほてり、血の滞りを改善します。暑くて食欲がないときでも無理なく食べられます。

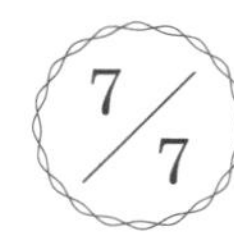

梅雨明けが近づく小暑（しょうしょ）の日

7月7日は、二十四節気の「小暑（しょうしょ）」。本格的に暑くなる少し前の時期です。梅雨明けが近く、高温多湿になる頃なので、ついエアコンが効いた部屋にこもりがち。でもこの時期は、汗と共に体の余分な湿をしっかりと出しておくほうが、重だるさや胃腸不調の予防になります。シャワーだけで済まさず、お風呂に浸かることも大切です。

きゅうりや冬瓜など、瓜科の食材などで体の余分な熱を冷ましつつ、湿を排出して夏を快適に過ごせるといいですね。

中国茶、百の効能

中国には数百種類ものお茶があり、それぞれに効能効果があります。緑茶の発酵で紅茶、緑茶の半発酵で烏龍茶なので、**発酵させるほど体を温める効能が高まります。**

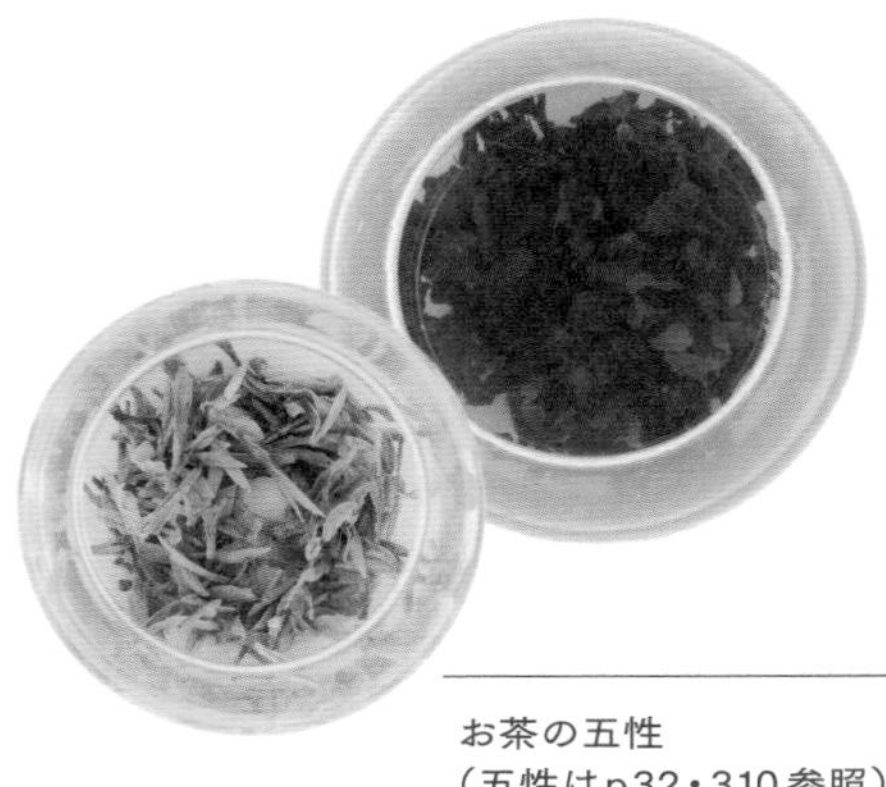

お茶の五性
（五性はp32・310参照）
- 緑茶…涼性
- 烏龍茶…平性
- 紅茶…温性
- ジャスミン茶
  …理性（気を巡らせる）

シュワシュワキウイ

キウイを小さめのサイコロ状に切り、炭酸水とレモン汁、はちみつをお好みで加える。
※お腹がゆるいときは控えめに。

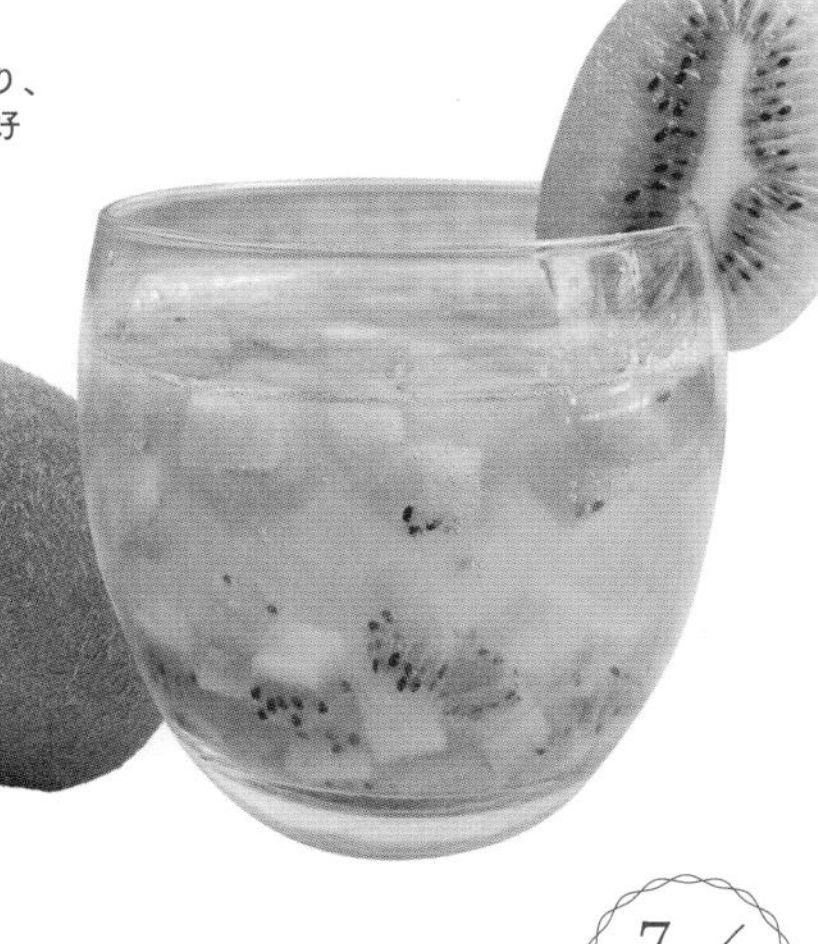

7/9

キウイで潤いケアと老化予防

本格的な暑さが来る前に、体を潤して冷ます炭酸ドリンク「シュワシュワキウイ」を飲んで備えましょう。キウイは体を潤して熱を冷ます効果があるフルーツ。はちみつと組み合わせて酸甘化陰の効果も得られます。また、キウイの黒い種には補腎作用があります。腎は生命活動の源なので、腎を補うと老化予防に。抗酸化作用が高いビタミンCも多く、UVケアにも◎。炭酸で、胃腸の働きも活発になります。夏バテも、夏の肌ダメージも防げるうれしいドリンクなのです。

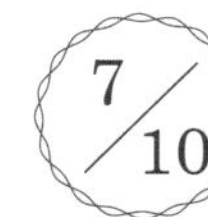

納豆は体調に合わせて食べて

私は納豆が大好きですが、体調に合わせて食べる日と食べない日を選んでいます。

納豆のネバネバは胃腸が弱っていると負担になることもあります。ごはんにかけるとツルツルと噛まずに飲み込んでしまい、さらに胃腸の負担に。普段から、できればごはんと別々に食べましょう。熱々ごはんに乗せてしまうとせっかくのナットウキナーゼも破壊されてしまうそうですよ。

雨など湿度の高い日にも、ネバネバした食材はあまり向いていません。

他のネバネバ系食材にも同じことが言えます。

おすすめの食べ方は、しそ巻きです。しそに包んでお醤油をちょこっと付けて食べると、風味もよくなり食べやすく、しっかり噛んで食べられます。

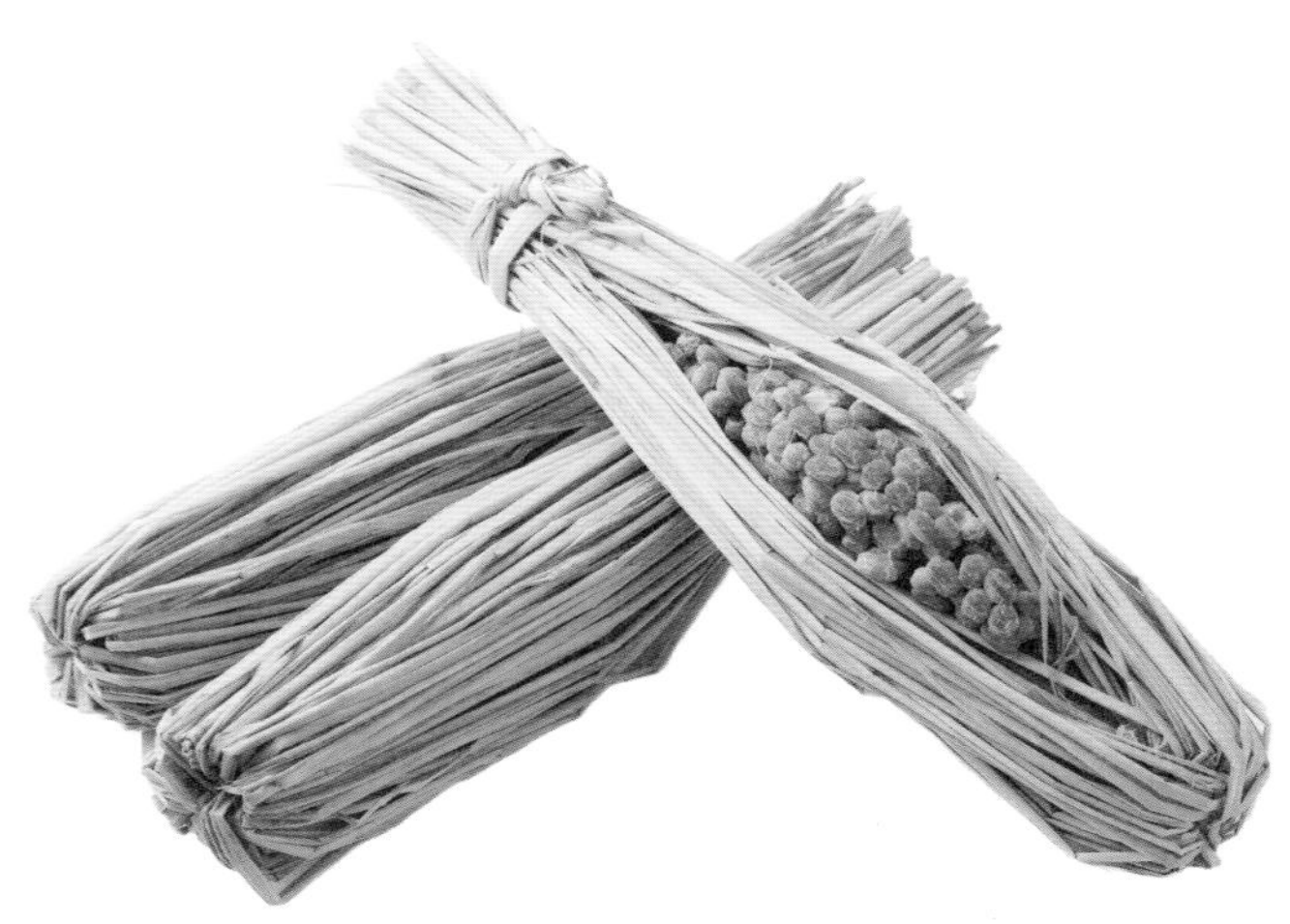

真珠記念日

7月11日は真珠記念日なのだとか。真珠は中医学では、生薬として、精神安定や目の充血の改善、皮膚疾患の改善などに用いられています。古代中国で真珠は、「飲めば仙人になって老いない」「飲めば若さを保つことができる」と言い伝えられていました。中国の古典には、真珠は「肌に潤いを与え、シミやシワを消し、皮膚を再生して顔色をよくする」と記されています。美容に精通していた楊貴妃や西太后も長年、真珠を愛用していて、クレオパトラも真珠の粉をワインに入れて飲んでいたとか。真珠パワーすごいですね。

そういう私も、真珠が入った漢方処方の健康食品が大好きで、日々の美容のために欠かさず飲んでいます。

色、音、香りで体感温度を下げよう

日に日に暑さが増す時期ですが、体感温度は、色や音や香りでも3℃ほど下げることができるといわれます。

波の音や、川のせせらぎの音や青い色には体感温度を下げる効果があるそうです。インテリアに青を取り入れるのもいいですよね。

香りなら、スーッとするものが効果的。ミントやユーカリ、ティートリーなど、上手く取り入れて、夏を少しでも快適に過ごせるといいですね。

夏は適度に汗をかこう

夏は体に熱や湿気をため込まないために、適度に汗をかくことが大切です。冷房のきいた室内で過ごしてばかりいると汗をかけません。最近は猛暑で昼間は暑さがひどいので、涼しさが残る午前中に屋外で少し歩くと、適度に汗をかけます。

入浴もシャワーだけで済ませず、ときどき湯船に浸かってじんわり汗をかきましょう。かき過ぎると、汗と共に気が流れ出て疲れてしまうので、適度にしましょう。

7/14

汗で失った潤いはオクラと梅で補う

湿度が高くてジメジメ暑いと、汗をたくさんかきますよね。汗をかくと体の大事な潤いがもれ出てしまいます。潤いは水では補えません。

こんなときは、「オクラと梅のサッパリ和え」。オクラも梅干しも潤いを生み出す食材。オクラの酸味には収れん作用があり、また、梅干しの汗がもれ出ないようにしてくれます。余分なサッパリした味なので、暑くて食欲が落ちているときにも最適。

オクラと梅のサッパリ和え

①オクラをサッと塩ゆでして水で冷まし、乱切りにする。
②①を、たたいた梅干しとたっぷりのかつお節、醤油少々で和える。

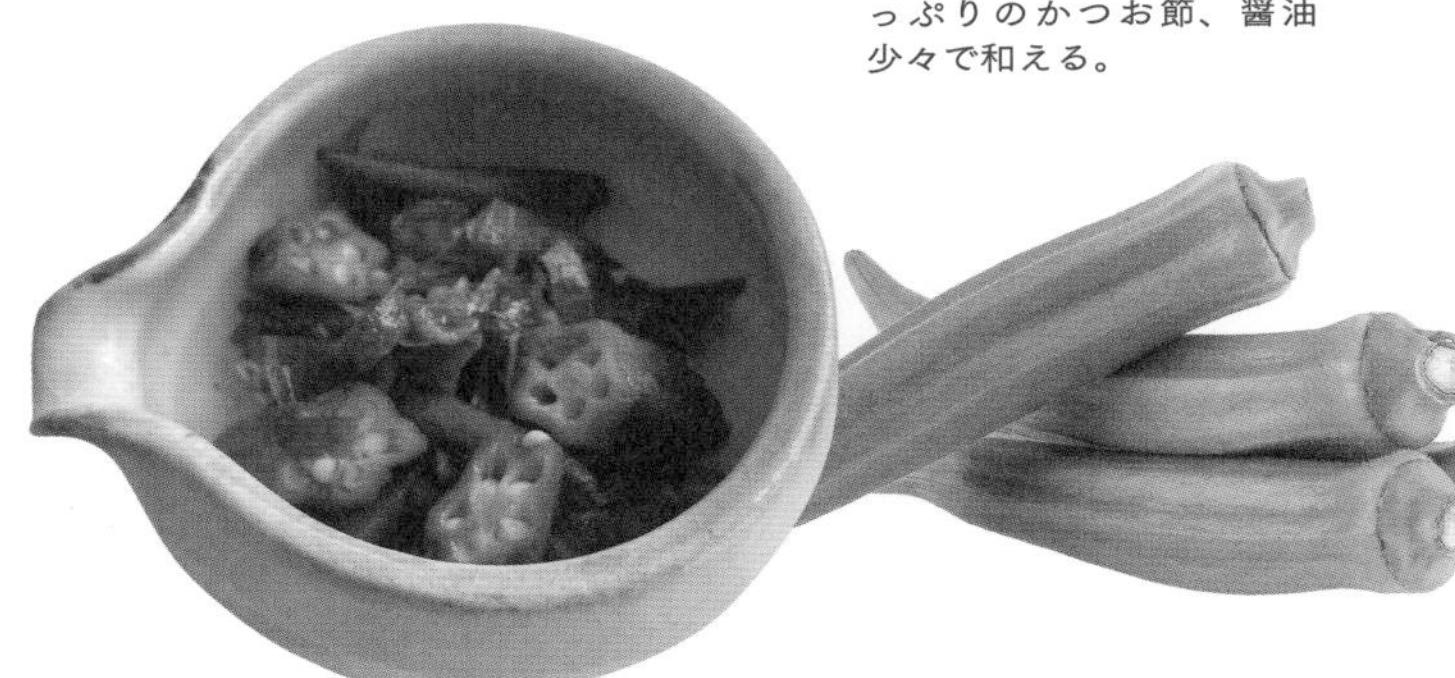

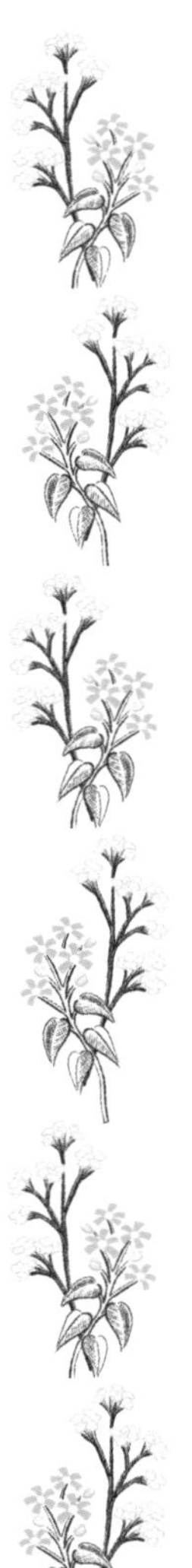

夏の胃腸弱りに効くツボ

夏におすすめのツボが足三里(あしさんり)。「奥の細道」で松尾芭蕉がこのツボにお灸をすえて旅したことでも有名です。

このツボには胃腸を整える効果があります。知り合いのベテラン鍼灸師さんは、ここを見ただけで胃腸の調子がわかるそうです。食欲不振や腹痛、下痢など、夏の暑さによる胃腸の不調に効果的なので、優しく押したり、温めたりしましょう。位置がわかりにくければ、このあたり全体を握りこぶしで優しくトントンと叩いてもＯＫです。

足三里(あしさんり)

ひざのお皿から指幅４本分下、すねの上の筋肉上にあります。

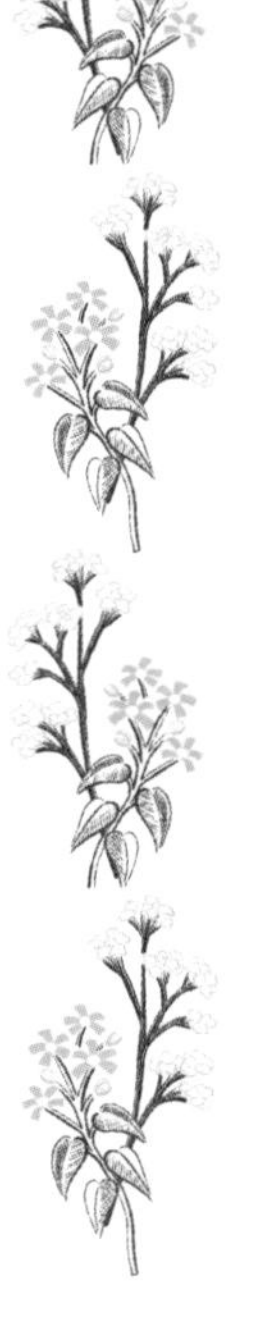

暑いときはアイスより寒天

暑い～暑い～って、アイスばっかり食べていませんか？　アイスには体の熱を冷ます働きはなく、お腹は冷えるのに、体にこもった熱はそのままです。おまけに砂糖も乳脂肪もたっぷりなので、湿をため込み、体は重だるになる一方。代わりにおすすめしたいのが寒天。寒天は海藻からできていて、体にこもった熱を、スーッと冷ましてくれます。ゼリーは湿をため込むけれど、寒天は排出してくれます。

おすすめレシピは、「ピングレ寒天」。ピンクグレープフルーツも寒性食材なので、常温で食べてもスッキリと熱を取ってくれます。

ピングレ寒天

① 皮をむきひと口大にしたピンクグレープフルーツを型に入れる。
② 鍋に水500ccと粉寒天4gを入れて火にかけ、混ぜながら溶かす。沸騰したら弱火で２分煮る。
③ 砂糖大さじ4、レモン果汁大さじ1を加え、①の型に流し入れ冷蔵庫で固める。常温でも固まる。砂糖の代わりにはちみつでもOK。

※冷えているときやお腹がゆるいときは控えめに。

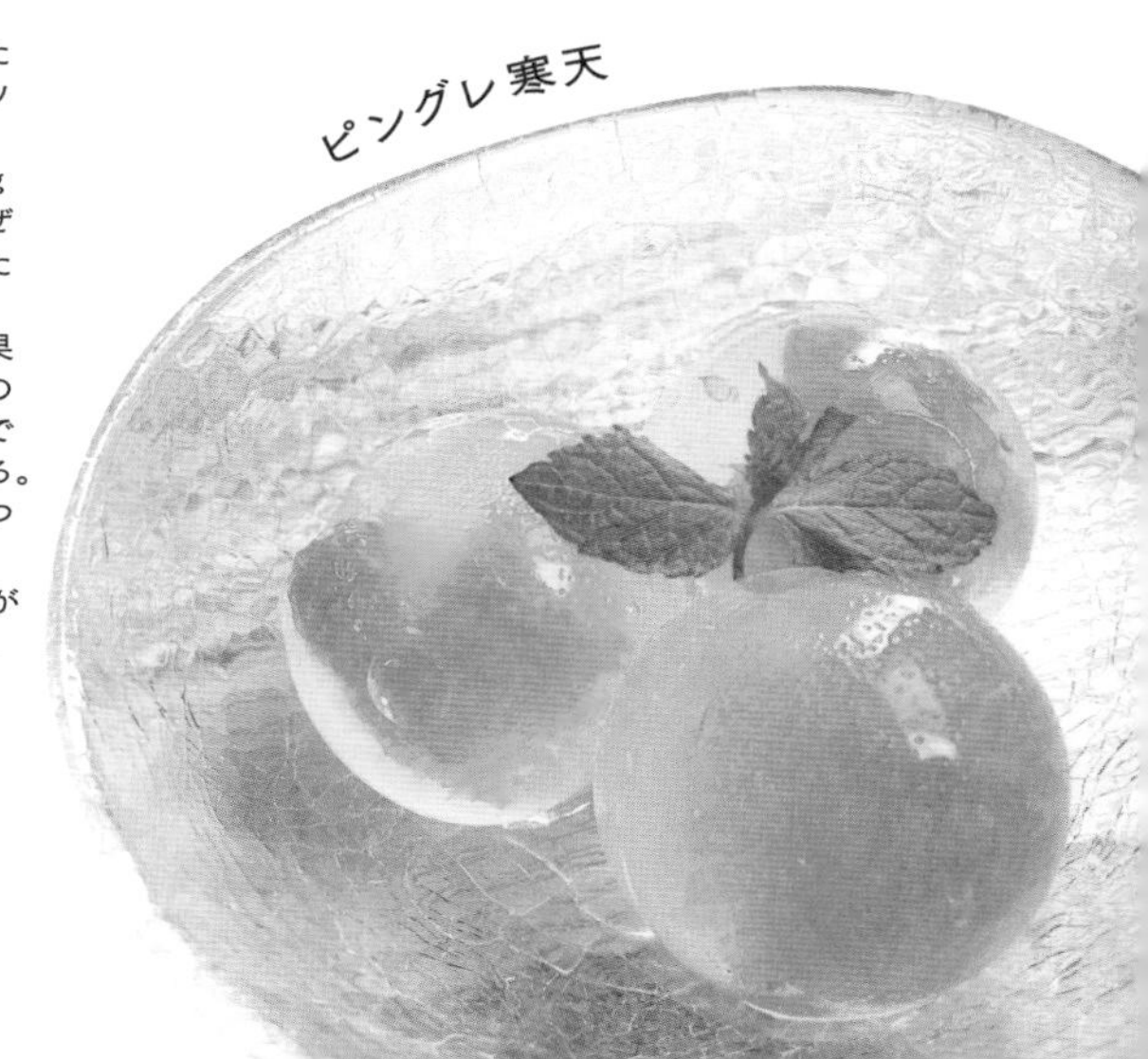

7/17

おやつはお菓子でなくナッツに

ナッツ類は、腸を潤す力があるため、便秘の改善によく用いられます。小さな一粒から大きな木に育つエネルギーがギュッと凝縮されているので、エイジングケア効果もあります。

種類ごとに多くの効果があるので、小腹が減ったら、添加物が多いお菓子でなくナッツを食べましょう。食べ過ぎは逆に肌荒れを招くのでほどほどに。

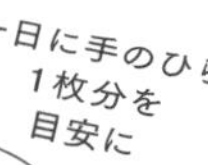

ヘーゼルナッツ

胃を健康にする。

くるみ

精気を留める、肺を温める、喘息を改善する、便秘を改善する、脳を健康にする。

カシューナッツ

補血、補腎、熱で出血しやすい状態の改善。

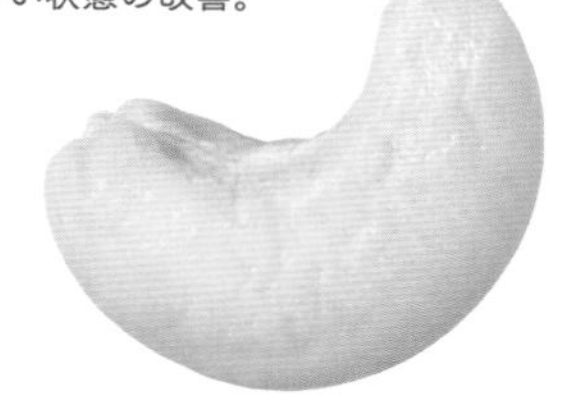

アーモンド

胃を健康にする、補血、肺を潤す、咳止め、痰を取り除く、精神安定、筋骨を強くする、便秘改善。

ゴーヤでクールダウン

冷たい飲食物のとりすぎは胃腸を冷やし、夏バテの原因になります。暑さをクールダウンしたいなら、冷たいものでなくゴーヤを。ゴーヤは、体の熱を冷ましてくれます。

火を通し過ぎず、高い温度で調理しないで苦味も残すほうが清熱作用を保てます。天ぷらや油炒めより、さっとゆでて作る「ゴーヤのさっぱり塩昆布和え」がおすすめです。ゴーヤのシャキシャキ感と苦味が存分に楽しめる夏らしい一皿。

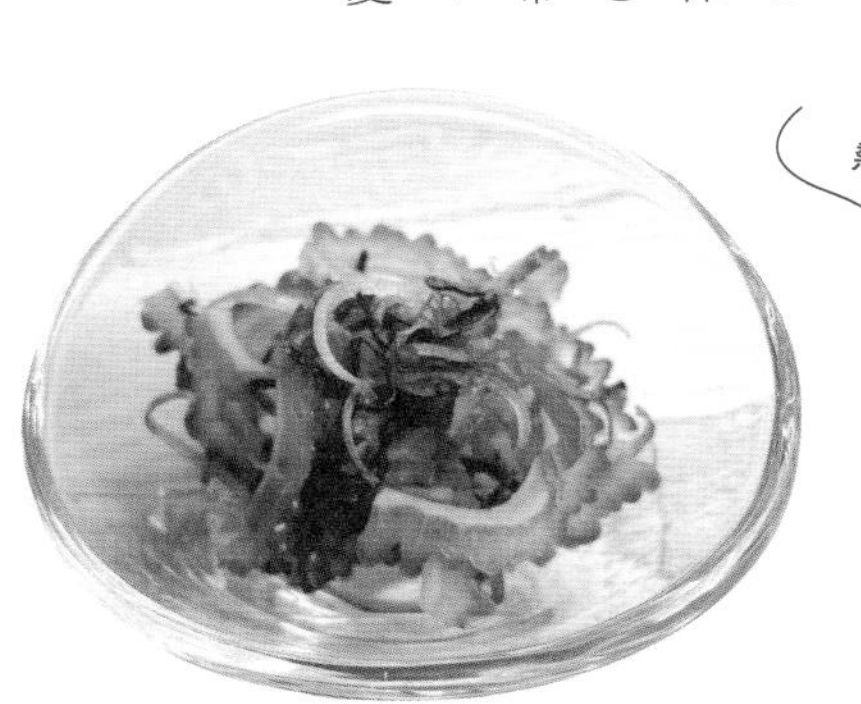

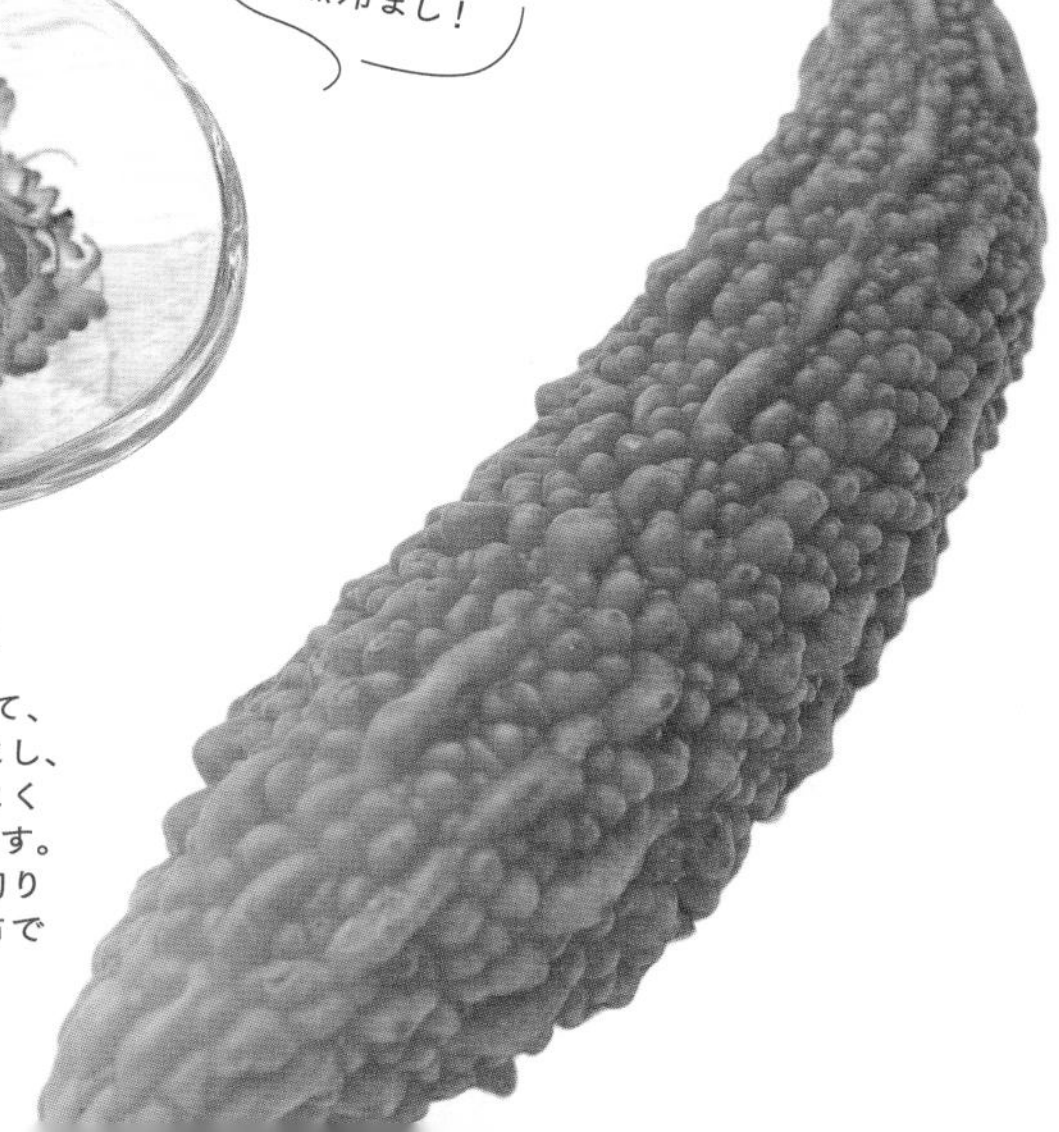

苦味で
熱冷まし！

ゴーヤの さっぱり塩昆布和え

① ゴーヤを縦半分に切って、種とワタを取り薄切りにし、サッと塩ゆでして（湯にくぐらせる程度）水で冷ます。
② ①の水気を絞り、せん切りにしたみょうがと塩昆布で和える。

7/19

カサカサ唇は胃腸の不調のサイン

唇が年中カサカサで、夏でもリップが手放せないというあなた、胃腸が弱っていませんか？中医学では、唇は胃腸の変調が現れる場所と考えます。胃腸に負担のかかる甘いもの、揚げもの、辛いもの、夏は特に冷たいもののとりすぎに注意したいですね。

唇はほかの皮膚と違って皮脂腺がないので乾燥しやすい部分。その分、体内の乾燥が進むと早く症状として現れます。サインに気づいたら山いもがおすすめ。すりおろして味噌汁に入れるなど、胃腸に優しい食べ方で、ぷるぷる唇が戻ってきますよ。

7/20

ラベンダーで寝つきがよくなる

暑くて寝つきが悪い、眠りが浅いときは、ラベンダーがおすすめ。気の巡りをよくして、心を落ち着かせる鎮静効果があり、眠りの質を高めてくれます。コットンやハンカチに精油を1～2滴垂らして枕元に置いておきましょう。スイートマージョラムの精油と合わせて鎮静効果を高めるのもよい方法です。

7/21

暑さでほてる日にマンゴーラッシー

寝るときに、体がほてって布団から足を出したい、冷たい壁に触れたい、ほてりが気になってなかなか寝付けない。そんな潤い不足のほてりちゃんは、「マンゴーラッシー」を飲みましょう。マンゴーとヨーグルトの2つの食材が、潤いを生み出し、体の余分な熱を冷ましてくれます。

常温で飲むことで、お腹は冷やさずに体を潤すことで余分な熱を鎮静できます。

マンゴーラッシー

マンゴーの皮をむいてカットし、ヨーグルトと一緒にミキサーにかけるだけ。さっぱりと飲みたいときはレモンを少し絞って入れてもOK。

※むくみ、だるさがあるときや、お腹がゆるいときは控えめに。

7/22

夏の渇きを癒すならズッキーニ＆トマト

汗をいっぱいかいた潤い不足さんへ一皿。水分をガブ飲みするのではなく、食材の力で解消するのが正解。おすすめレシピは、「ズッキーニとトマトのマリネ」。

ズッキーニもトマトもオリーブオイルも体を潤す食材。お酢に砂糖を少し加えているので、酸味と甘味で、潤いを生み出す組み合わせになり、さらに効果アップ。食べてるそばから潤い、夏の常備菜にぴったり。

ズッキーニとトマトのマリネ

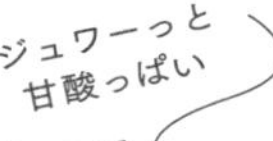

① 輪切りのズッキーニをオリーブオイルで焼き目がつくまでじっくり焼き、ハーブソルトで下味をつける。
② ボウルに酢とオリーブオイル各大さじ1、砂糖ひとつまみを混ぜ合わせ、ひと口大に切ったトマトと①、あればドライバジルを和える。
③ 冷蔵庫で冷やして味をなじませる。

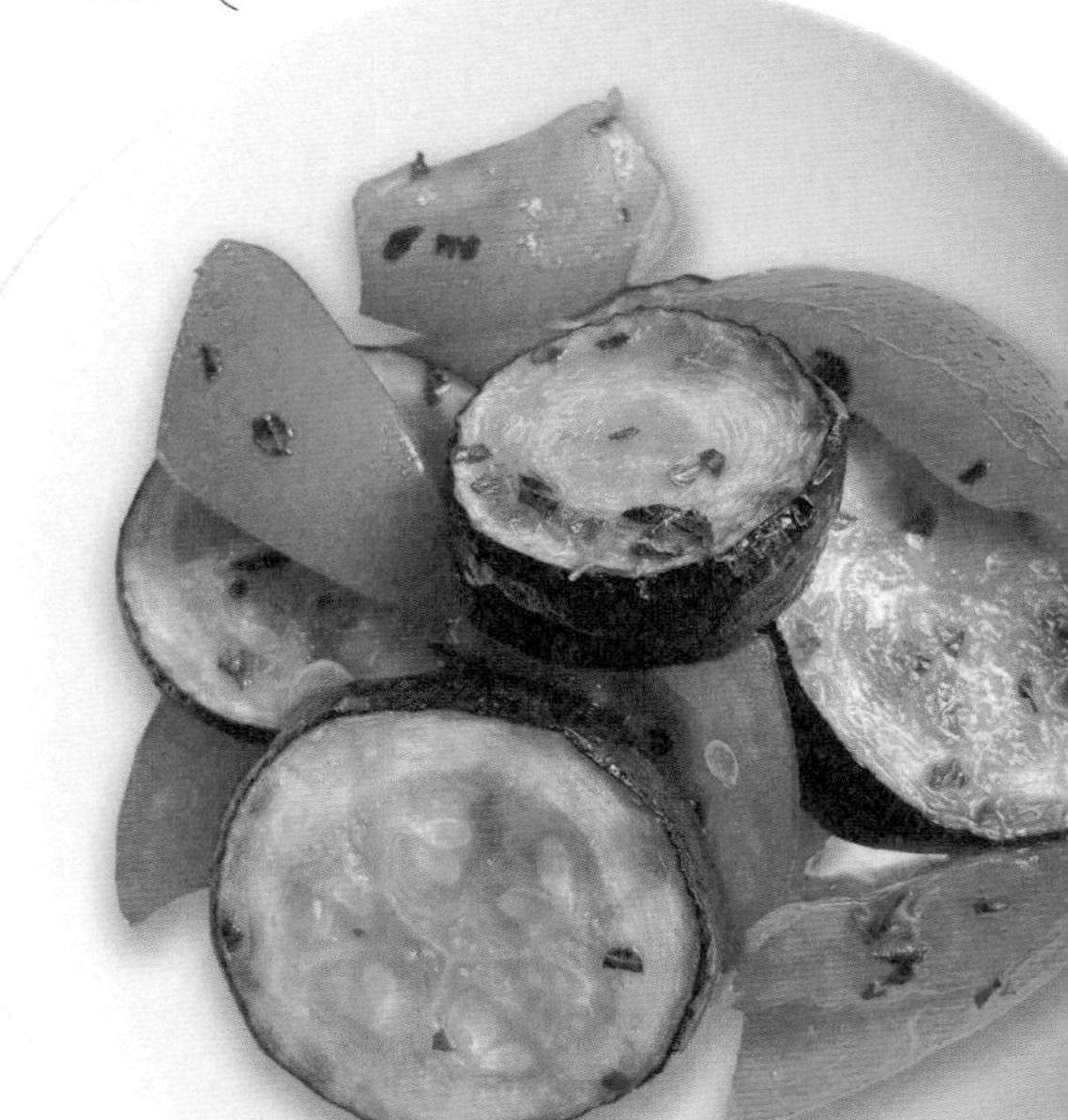

7/23

一年で最も暑さが厳しい大暑（たいしょ）

二十四節気の「大暑（たいしょ）」の時期。暦の上では一年で最も暑さが厳しくなる頃であり、「夏の土用」の時期でもあります。古くから土用には土いじりや土起こしをせず、なすがままに暮らすのがよいといわれています。ガーデニングや、畑仕事などはこの時期はできるだけお休みするといいですね。

また、土用は胃腸を労わるとよい時期。アイスや冷たいドリンクはほどほどに、涼性や寒性食材（p310）などを上手に取り入れて厳しい暑さを乗り切りましょう。

7/24

汗すっきり手作りバスソルト

夏のお風呂時間が楽しみになるバスソルトを手作りしてみませんか。1回分ずつお風呂に入れてかき混ぜてから入浴を。塩で発汗が促されますが、ペパーミントの効果で熱がほどよく冷まされ、汗をかき過ぎることなく入浴できます。ティートリーの抗菌効果で汗のニオイもスッキリ。

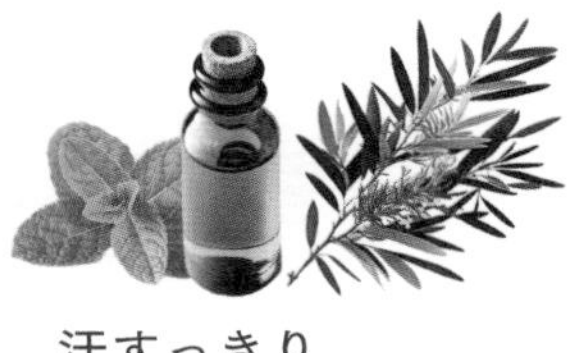

汗すっきりバスソルト

①保存容器に天然塩を入れる（1回分大さじ1）。
②ティートリーとペパーミントの精油を各1～5滴入れる。
③容器の蓋を閉めてよく振れば完成。
※肌が弱い人は精油をホホバオイルなどで希釈してから加えましょう。

7/25

夏におすすめの肉は豚肉

薬膳では、肉の種類で効能が違います（p190）。汗をかく夏におすすめなのは豚肉です。豚肉は、体を冷やしも温めもしない平性の食材ですが、体を潤して熱を取り除く力があります。暑い沖縄で豚肉がよく食べられているのは、理にかなっているのです。

おすすめレシピは、豚肉とともに旬の夏野菜がたっぷりとれる「豚肉と夏野菜のオイスターソース炒め」。オイスターソースには、消化器を元気にする効果や、血を補う補血効果、腎（生命エネルギー）を補う補腎効果があり、若々しく美しくいたい女性にうれしい調味料。ピーマンも種ごと食べると補腎効果があります。

豚肉と夏野菜のオイスターソース炒め

① にんにくのみじん切り（極少量）を油で炒める。
② 香りが立ったら、食べやすい大きさに切った豚肉を加え炒める。
③ 火が通ったら、縦半分に切って斜め切りしたなすを加え炒める。
④ なすに火が通ったら、1/8に切ったピーマン（種ごと）を加え、サッと炒める。オイスターソースで味を調える。

にんにくは温性なので
香りづけ程度に。

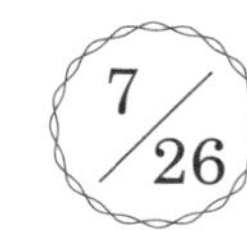

暑い日ほど穏やかな心で

中国には「心静自然涼」ということわざがあるそうです。これは、穏やかな心で過ごしていれば自然と涼しくなるという意味。

イライラすると気が滞って熱が生まれ、余計に暑くなってしまいます。「カーッとする」とか「イライラカッカする」というのは確かに熱を表す言葉ですよね。

のんびりゆったりを心がけることは、夏の大切な養生ですよ。

夏の食欲不振にはちくわときゅうり

夏の食欲不振からくるだるさに、「ちくわときゅうりのサッパリ和え」を。ちくわの原料の白身魚は胃腸に優しいうえ、元気を補う力が強いので、疲れを取ってバリア機能を高めてくれます。きゅうりは熱を冷まし、余分な湿を取り除いてくれるので重だるさもスッキリ。黒酢は、血を巡らせてコリによるだるさを改善してくれます。

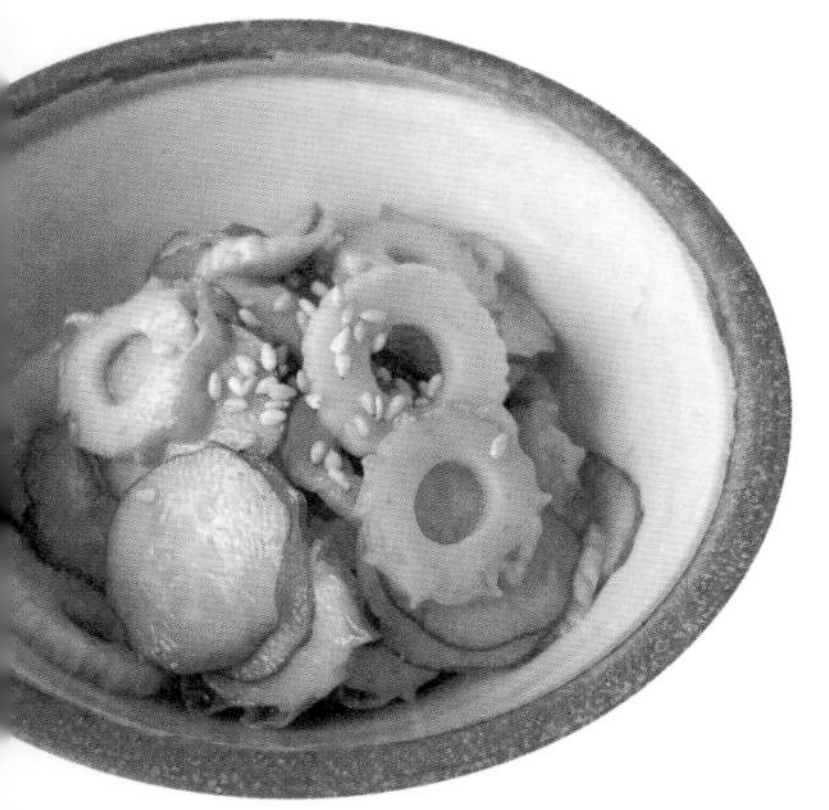

ちくわときゅうりのサッパリ和え

① ちくわときゅうりを輪切りにする。
② ①を黒酢（なければ米酢）、醤油、ごま油、黒糖（少々）で和える。

7/28

ぽちゃぽちゃ水太りに「とうもろこしのヒゲ茶」

色白で疲れやすく汗っかき。そんなに食べてないのになぜか体重は増えてしまう。それは胃腸が弱くて、余分な水を排出する力が弱いから。そんなぽちゃぽちゃ水太りちゃんは、「とうもろこしのヒゲ茶」で水分補給を。

とうもろこしのヒゲは立派な生薬。その名も「南蛮毛（なんばんげ）」。余分な水分の排出を促し、汗や尿の出過ぎを抑える効果があるので、水太りタイプにぴったりなのです。

胃腸を元気にすることも大事なので、甘いもの、脂っこいもの、味の濃いもの、アルコールは控えめに。

とうもろこしのヒゲ茶

① とうもろこしのヒゲを捨てずに取っておき、ザルで1～2日乾かしてから3cmの長さに切る。
② ①をフライパンで茶色くなるまで炒る。
③ ②をティーポットに入れてお湯を注げば、とうもろこしのヒゲ茶の完成。

ほんのり甘くて香ばしい！

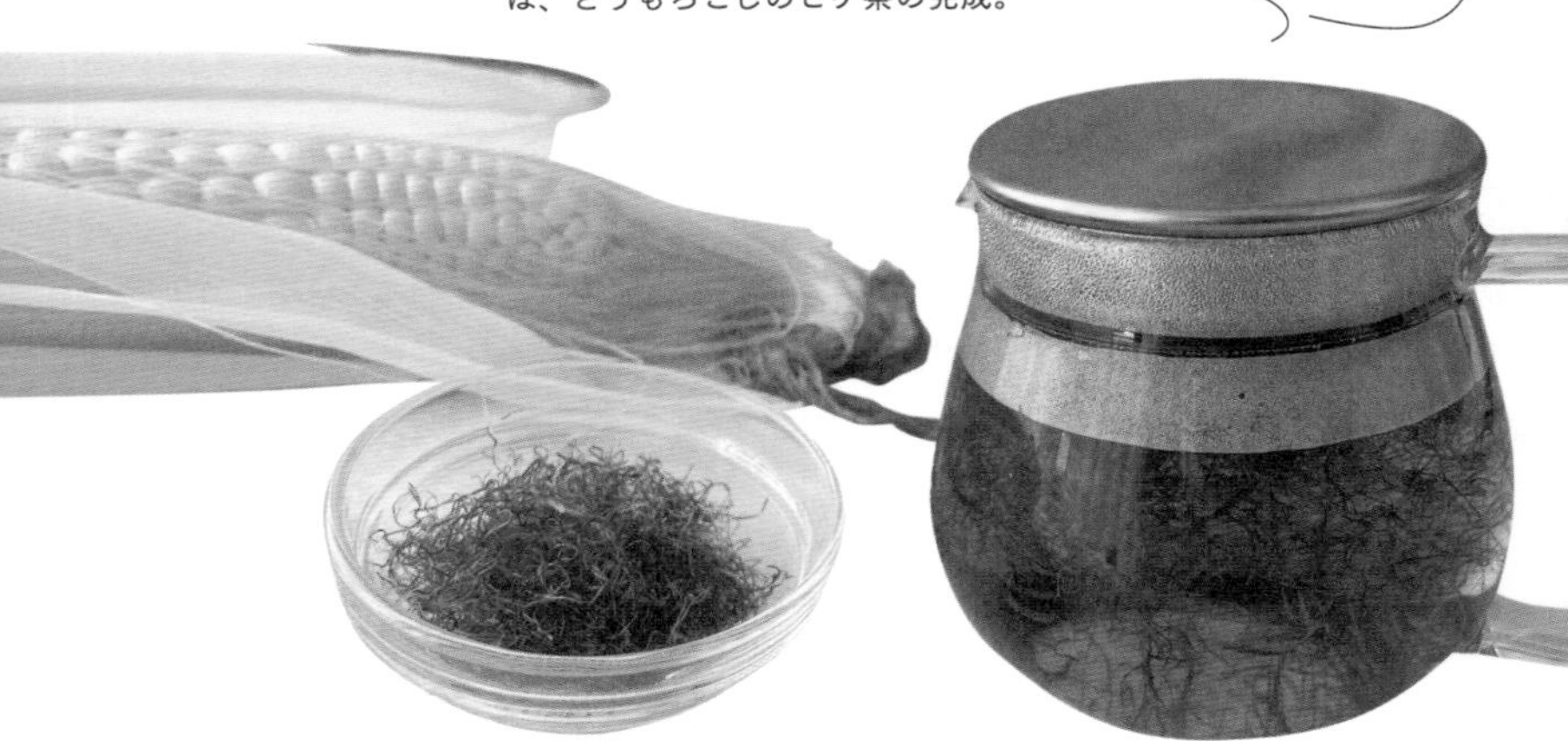

考えすぎて眠れないときは

夏は夜も暑いので、寝苦しくて睡眠の質が低下しがちですが、眠れないからと考えごとをし始めると、さらに寝付けなくなってしまいます。こんなときは、紙とペンを用意し、今考えていることを箇条書きにしてみましょう。そして、今考えても解決しないことは、「明日考えよう!」と自分に言い聞かせるのです。考えごとが頭の中にあると、同じことをぐるぐると繰り返し考えてしまいがちですが、書き出すと整理できてスッキリします。これだけで意外とスーッと寝付けたりしますよ。

炎症系の赤ニキビは体の内外からケア

暑いと肌がベタついて毛穴が詰まり、そこから炎症系の赤ニキビが増えやすくなります。こんなときは肌を清潔に保つこと。しっかり洗顔して、メイクが残らないよう気をつけて、保湿はほどほどに。やりすぎると逆にニキビができやすくなってしまいます。

内側からのケアも不可欠。赤ニキビができやすい人は、日頃から甘いものや脂っこいもののとりすぎが原因に。それらをできるだけ控えて、さっぱり系の飲食を心がけましょう。辛いものや香辛料も炎症を悪化させるので控えめに。湿を排出する海藻類や豆類、こんにゃくなどを積極的に取り入れるのもいいですね。

熱を持った赤くて痛いニキビの鎮静には、緑茶やゴーヤ、グレープフルーツなどの苦味食材をとりましょう。ストレス対策も忘れずに。

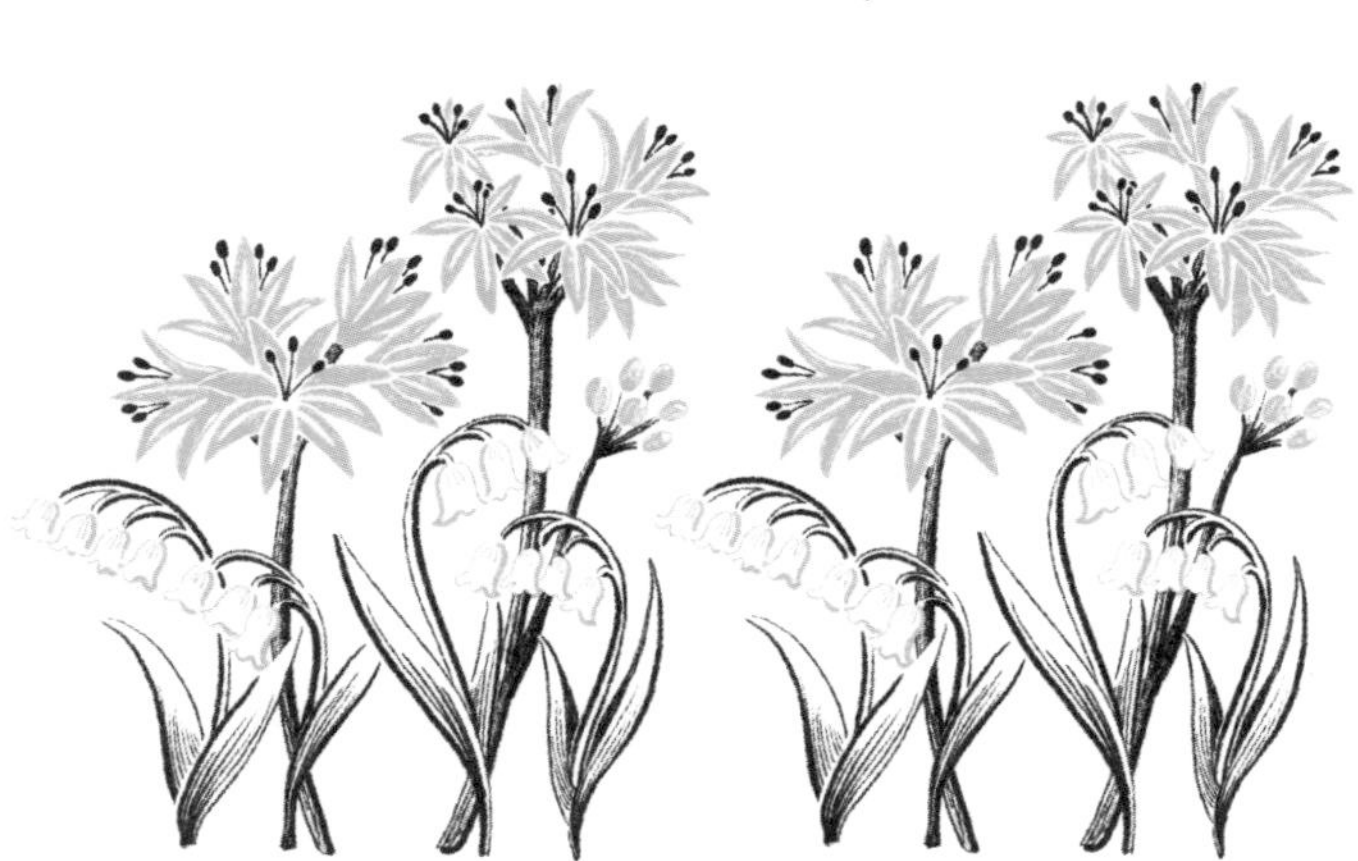

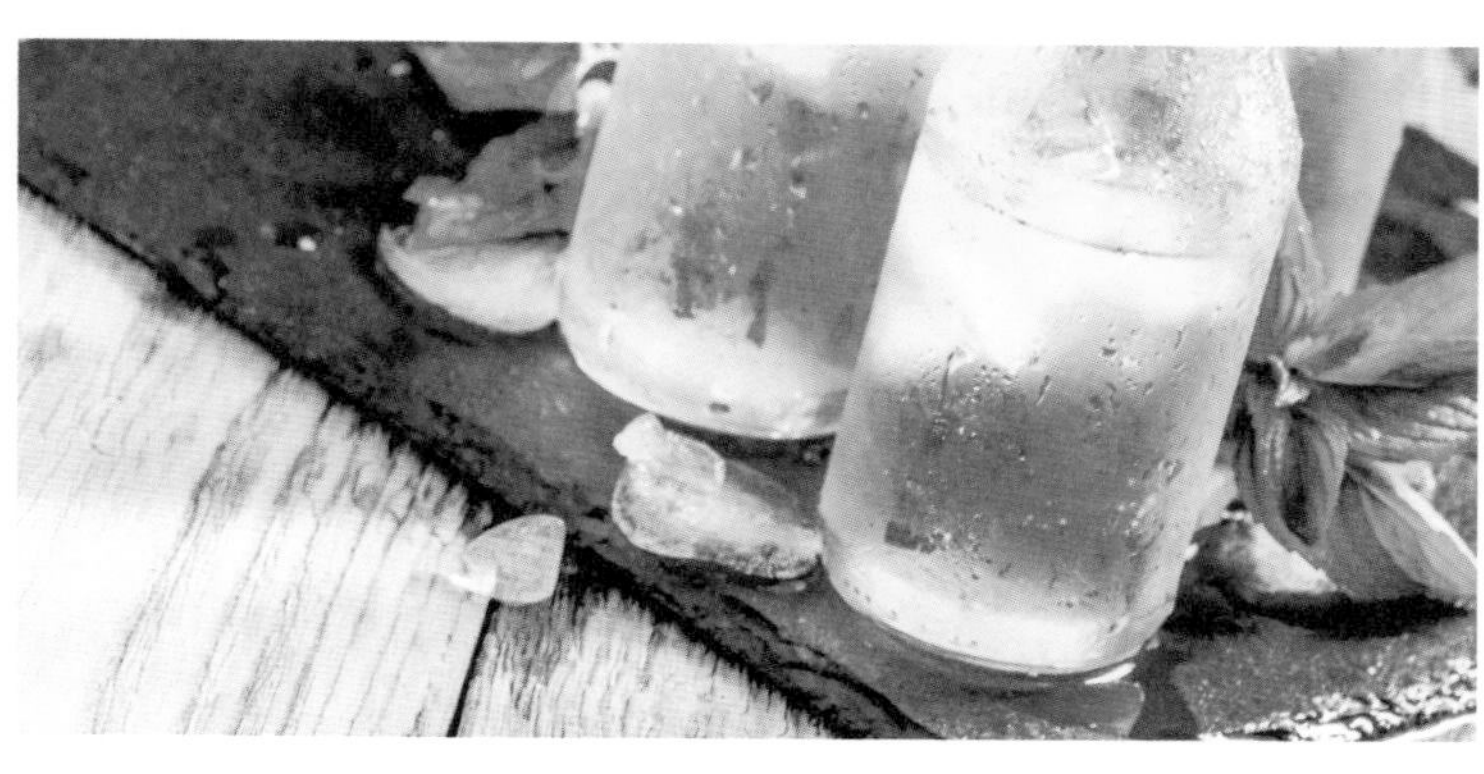

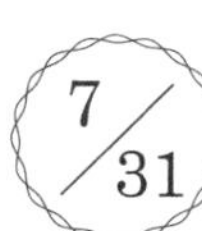

夏にちょうどいい水分補給は？

漢方相談の不調の根本的な原因でダントツに多いのが「水分のとりすぎ」。胃腸不調の原因となり、胃腸は体の土台なので体のあちこちに不調が出てしまうのです。

体の状態によって適切な量は違うので、一概に「これくらい」と言えませんが、「がぶがぶ飲まない」を意識するだけでもかなり変わってきます。

一気に水分が流れ込むと胃の負担になってしまいます。口を潤す程度の少しの水分をちょこちょこ摂取する飲み方がおすすめ。がぶがぶ飲みたくなる状態は、体の潤い不足。潤いを補う食べ物で整えることが大事。

飲みすぎた水は、むくみとなって体にたまりますが、乾燥部分もあるちぐはぐ状態になってしまっているのは、漢方相談あるある。

クーラーを上手に味方にする方法

クーラーってなんとなく体に悪いイメージをもたれがちです。

もちろんガンガンに冷やすと不調の原因になりますが、適度に使えばむしろ体の負担を減らして快適に過ごすことができます。

ここ数年は昔と違って熱帯夜で本当に危険に感じる日もあります。夜中にタイマーでオフすると、汗をたくさんかいて目が覚めてしまうので、直接風が当たらないようにして「うっすらかけっぱなし」で寝るのがおすすめ。上手に味方につけて快適な眠りを。

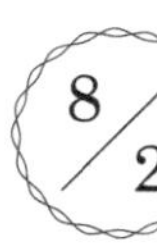

遅寝しても早起きしよう

昔から夏は「遅寝早起」がよいとされています。早起きはわかるものの、遅寝はちょっと意外な感じがしますよね。

これは太陽の動きに合わせた考え方です。日没が遅く、日の出が早いので、ちょっとくらい夜更かししても早く起きるほうが体にはいいとされるのです。夜更かしするのを推奨している訳ではないですよ。

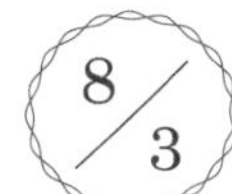

暑さ疲れにアスパラガス

アスパラガスは、気も潤いも補ってくれる食材。暑くて汗と一緒に気も潤いも消耗しやすい夏に、とても優しい食べ物なんです。おすすめレシピは「アスパラの焼き浸し」。アスパラって飲み物だっけ？と錯覚するくらいジューシーでおいしいですよ。

① アスパラガスの根元の皮をピーラーでむき、三等分に切る。
② フライパンに油を熱し、アスパラガスを焼く。鮮やかな緑色に変わったら、水200cc、白だし大さじ１を入れ、弱火で煮る。
③ アスパラガスが柔らかくなったら火を止め、味が染みるように冷ます。かつお節をかけてもりつける。

じゅわっとシャキシャキ

アスパラの焼き浸し

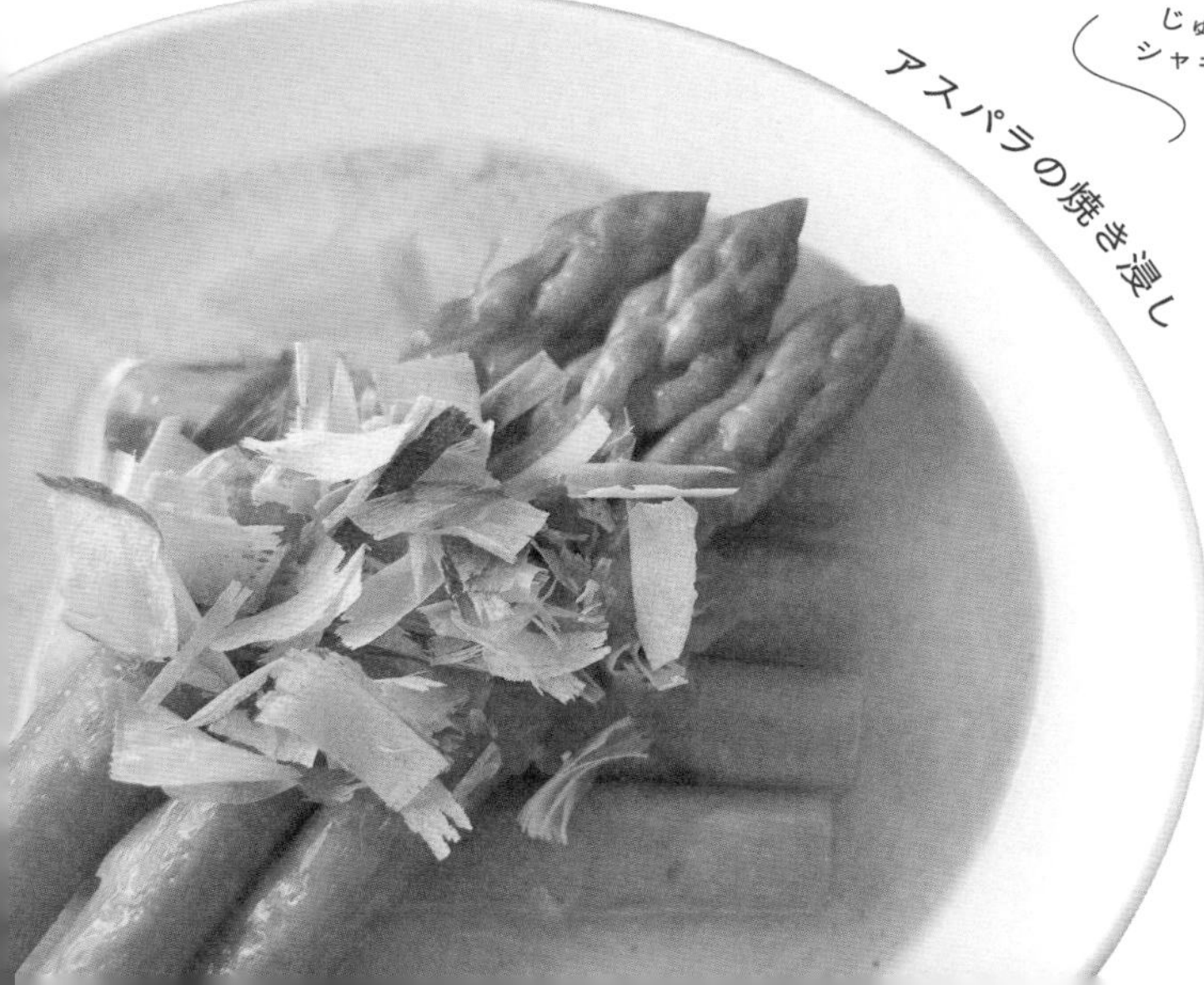

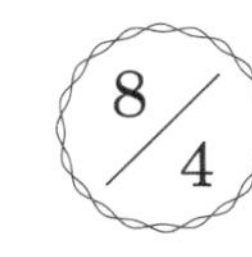

アイスやかき氷を食べた後は……

養生的には、夏でも冷たいものはなるべく控えたほうがいいのですが、そうは言っても、やっぱりアイスやかき氷を楽しみたいですよね。

そんなときのために覚えておくといい逃げ道があります。方法は簡単で、冷たいものを食べた後に、体を温める効果のあるホットの紅茶を飲めば、お腹の冷えっぱなしを避けられます。好きなものは、罪悪感なしに楽しみたいですよね。

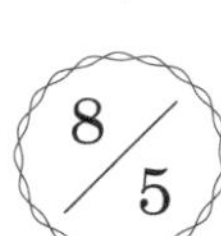

夏のコンビニ養生

夏のコンビニではついついアイスや冷たい飲食物を買ってしまいがち。体の状態に合わせて選べると、コンビニでもお手軽に養生できますよ。

- 暑さには緑茶
- 冷えには紅茶
- イライラに炭酸
- 胃腸不調に白がゆ
- 潤い不足には豆腐
- むくんでいたらひじき煮
- 疲れがしんどいときは干し芋
- 落ち込み不安感不眠にゆで卵
- 熱がこもっていたら寒天ゼリー
- 汗をかいて喉が乾くときはカットフルーツ

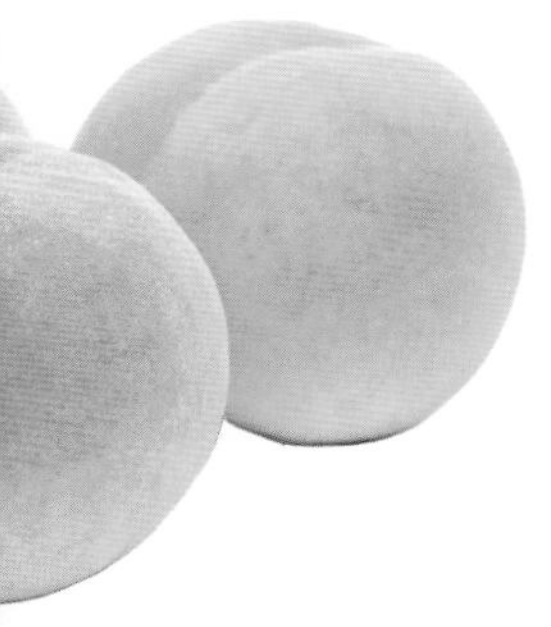

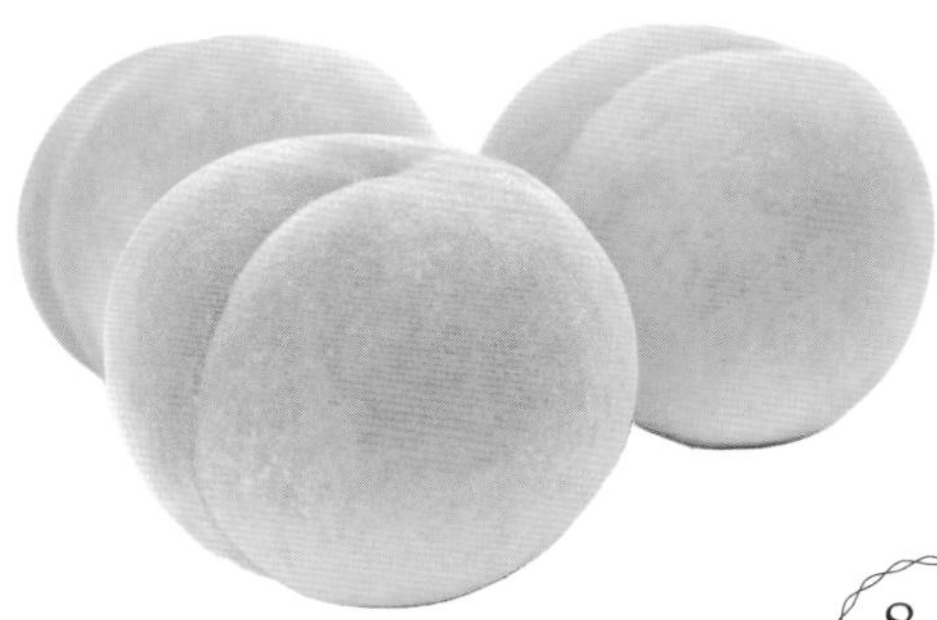

8/6

幸せの桃ドリンク

桃の香り成分「ピーチアルデヒド」には、気持ちの高ぶりを和らげて精神を落ち着かせ、リラックスさせて強迫観念を和らげる作用が。香りの力ってすごいですね。優しいピンク色にも癒されます。そんな桃のおいしさを堪能したいなら、「桃のシロップドリンク」を作ってみて。桃のエキスが溶け出しトロッとしていて、炭酸で割ると濃厚なジュースに。味も香りも色も最高で、幸せ気分に包まれます。

桃のコンポートの作り方

① 桃2個を半分に割り、スプーンで種をとる。
② 鍋に水400cc、砂糖70g、レモン汁大さじ1を入れ、火にかけ沸騰したら桃の皮を下にして入れ弱火で5〜6分煮る。
③ 粗熱をとり皮をつるんとむいたら完成。皮の色の濃い桃で作ると煮汁が可愛いピンク色になります。

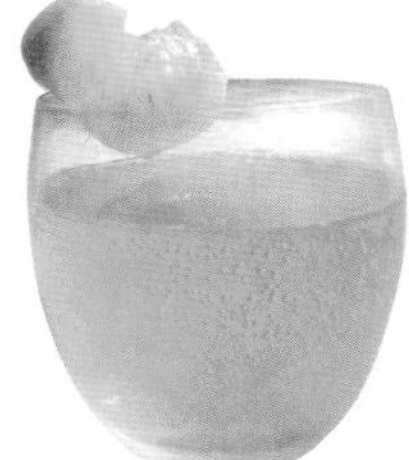

桃のシロップドリンク

①桃のコンポートを作り、シロップをコップに注ぐ。
②お好みでレモンを搾り、炭酸で割る。

私はコンポートを極力、甘さ控えめに作っています。糖分が多いので一気にたくさん飲まないように。ごほうびにちょっぴりが幸せの秘訣。

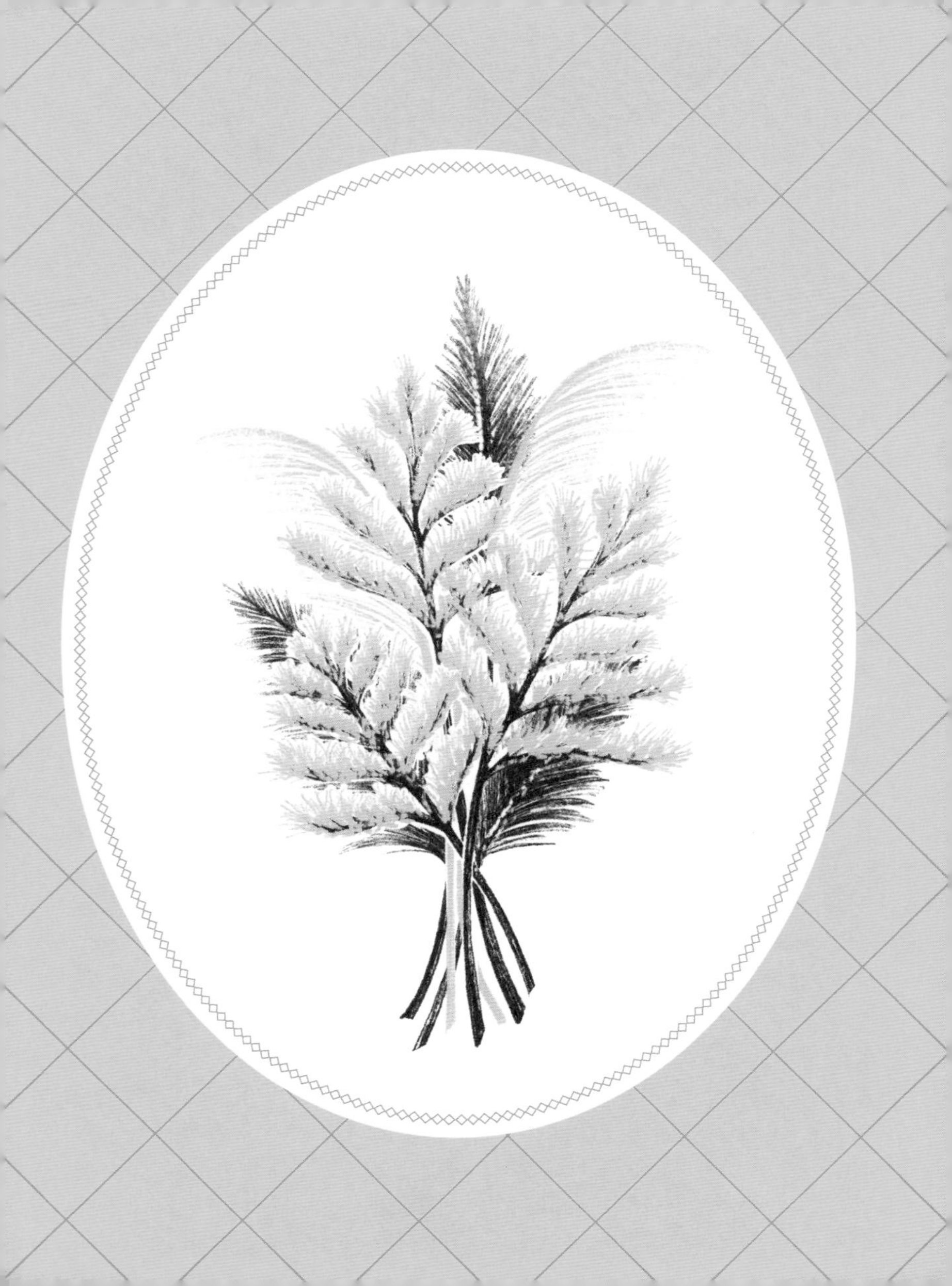

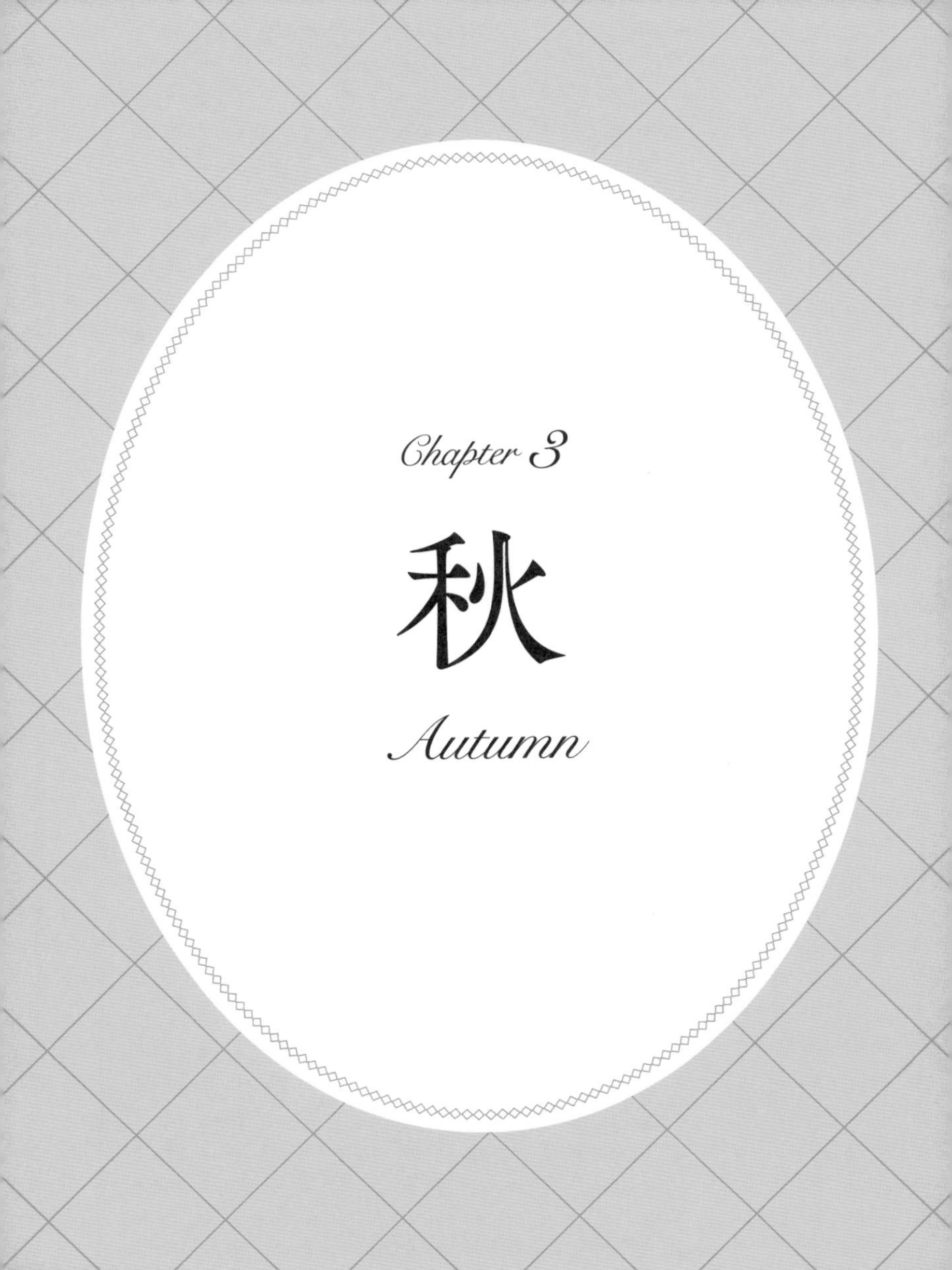

Chapter 3

秋

Autumn

秋の養生三か条

陽の気より陰の気が増え、昼が次第に短くなって夜が長くなっていく季節。空気が乾燥し始め、乾燥による不調が増え出します。また、寒くなってくることで、もの悲しくなったり、落ち込みやすくなったりとメンタルの不調も起きがちに。乾燥対策とメンタルケアを心がけて。

1

肺をいたわる

秋は五臓の「肺」と相関する季節。肺は呼吸器系や皮膚、大腸と関係があります。肺は乾燥に弱く、肺が弱ると、風邪をひいたり、空咳、喘息、肌の乾燥、便秘などの症状が出ます。また、肺は「悲」の感情と関係が深く、肺が弱るともの悲しさが強くなります。食材や加湿器などで潤い補給を。

おすすめの食べ物

- 辛味のあるもの…
  ねぎ、しょうが、たまねぎ、
  パクチー、スパイス類
- 潤いを補うもの…
  梨など果物全般、
  白きくらげ、山いも、
  白ごま、ゆり根
- 白い食べ物…
  梨、白きくらげ、山いも、
  白ごま、ゆり根、
  えのきなど、潤いを補う
  ものと重なるものが多い。
- 安神の食べ物…
  なつめ、ベリー類、牡蠣、
  いわし

2 辛味、安神、潤い食材を

秋は「辛味」と関わりが深い季節。辛味は肺を元気にするので適度に辛味があるものをとりましょう。乾燥しやすいので、潤いを補う食べ物も意識して。また、秋は白い食材も◎。白い食材は潤いを補う食材と重なるものが多いです。物悲しさや落ち込みを感じるなら、気持ちを落ち着ける「安神」食材をとりましょう。

3 燥邪に注意

秋は乾燥による邪気＝「燥邪」が体に入りやすくなります。すると肌のカサつき、髪のパサつき、口やのどの渇きなどの症状が出たり、便が水分不足で硬くなり便秘気味にも。一方、「秋の長雨」と言うように雨も多いので湿気による不調も起きがち。体調や気候に合わせて乾燥、湿気対策を。

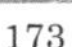

立秋からは秋に向けての養生を

二十四節気の「立秋」の頃。まだまだ暑い日が続きますが、暦の上では秋です。中医学の古典には、秋の養生として「鶏のように早寝早起きをするとよい」と書かれています。

また、秋は体が乾燥し、潤いが奪われる「燥」の季節。夜ふかしをしていると潤いを補えず、カサカサ乾燥肌になってしまいます。今のうちから少しずつ早寝を心がけ、乾燥対策をしておくことも、秋を快適に過ごすため、そしてエイジングケアのためにも大切です。

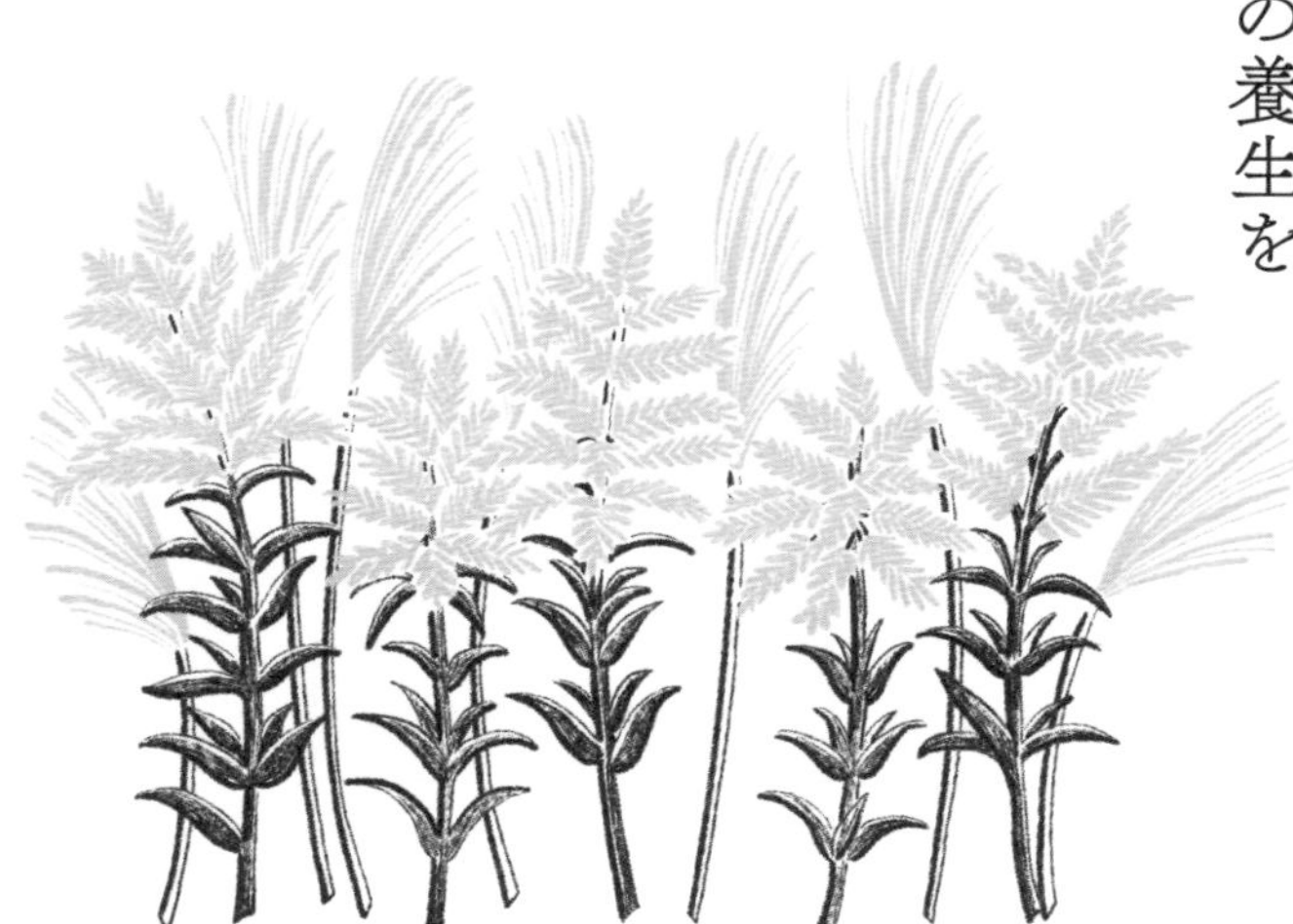

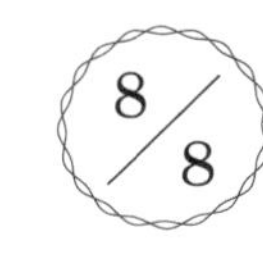

不安定なときは時間から整える

体調が不安定、心が不安定、お腹が不安定、自律神経が不安定……。こんなふうに、何かと「不安定」なときは、時間を整えましょう。

起きる時間、寝る時間、食べる時間が毎日バラバラだと、心身も不安定になりやすくなります。何かを変えるのが難しくても、時間を一定に保つことは取り入れやすくて効果的ですよ。

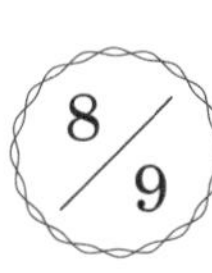

目も紫外線対策を

目から入った紫外線は、頬のシミを増やす原因になるので、しっかりガードすることが大切。濃い色のサングラスだと、かけていると瞳孔が開くので、隙間から入ってきた紫外線がむしろ目に入りやすくなってしまうそう。ですから透明のものや、薄い色のものがおすすめです。

せっかく日焼け止めや日傘でＵＶケアをしても、目がノーガードだともったいないですよ。

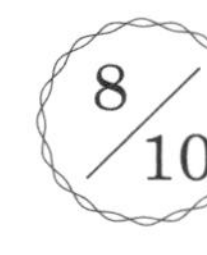

はとむぎで代謝アップ

はとむぎは生薬としては「薏苡仁（ヨクイニン）」と呼ばれ、利尿作用によるむくみ改善や、イボ取りによく使われます。

薬膳では胃腸を元気にする効能や、体の余分な熱と湿を排出する効能があるので、ジメジメとした暑い季節の重だるさの解消に効果的。肌代謝をよくし、美肌効果も期待できます。ごはんに混ぜて炊いたり、はとむぎ茶を飲んだり、焙じはとむぎをおやつにしたりと、少しずつ取り入れてみませんか。

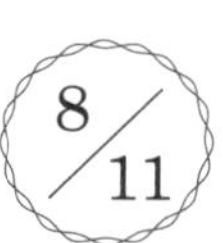

猫をまねする猫養生

猫は健康のお手本です。

・いつものびのびしなやかにストレッチ
・腹八分目で食べ過ぎない
・嫌な人づき合いでストレスをためない
・太陽を浴びてポカポカ日向ぼっこ
・居心地の悪い場所からはすぐ去る

猫先生を見習って健康になりましょう。

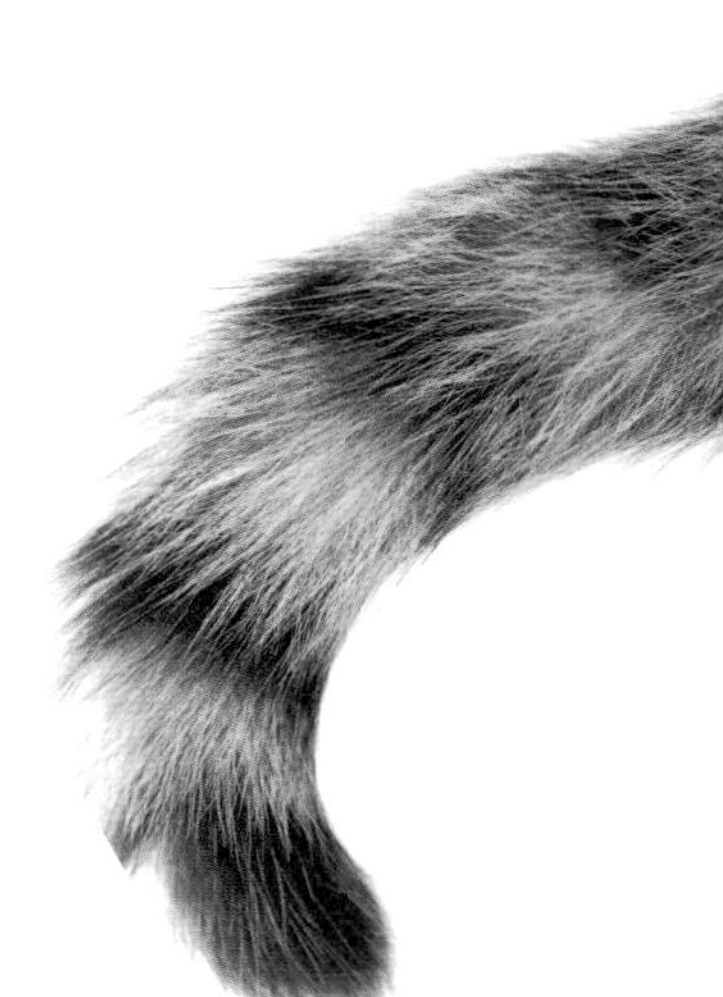

血流アップでシミを撃退

シミの原因は紫外線に限りません。冷房のきいた部屋で体を動かさずに過ごすうちに血が滞って肌代謝が悪くなることでも、シミが増えやすくなるのです。

こんなときは、食べ物でしっかりと血を巡らせましょう。おすすめレシピは「さばとたまねぎの血流アップ味噌汁」。さばとたまねぎは、最強の活血コンビ。食べているそばから、体の隅々まで血が巡る感じがします。さば缶で簡単にできる缶詰養生で、この味噌汁をよく食べると、本当に手肌の透明感が変わってくるんです。

夏は冷房による首肩まわりの冷えからくるこりの相談も増えるので、血の巡りを意識して過ごしましょう。

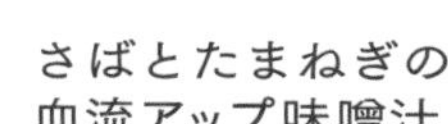

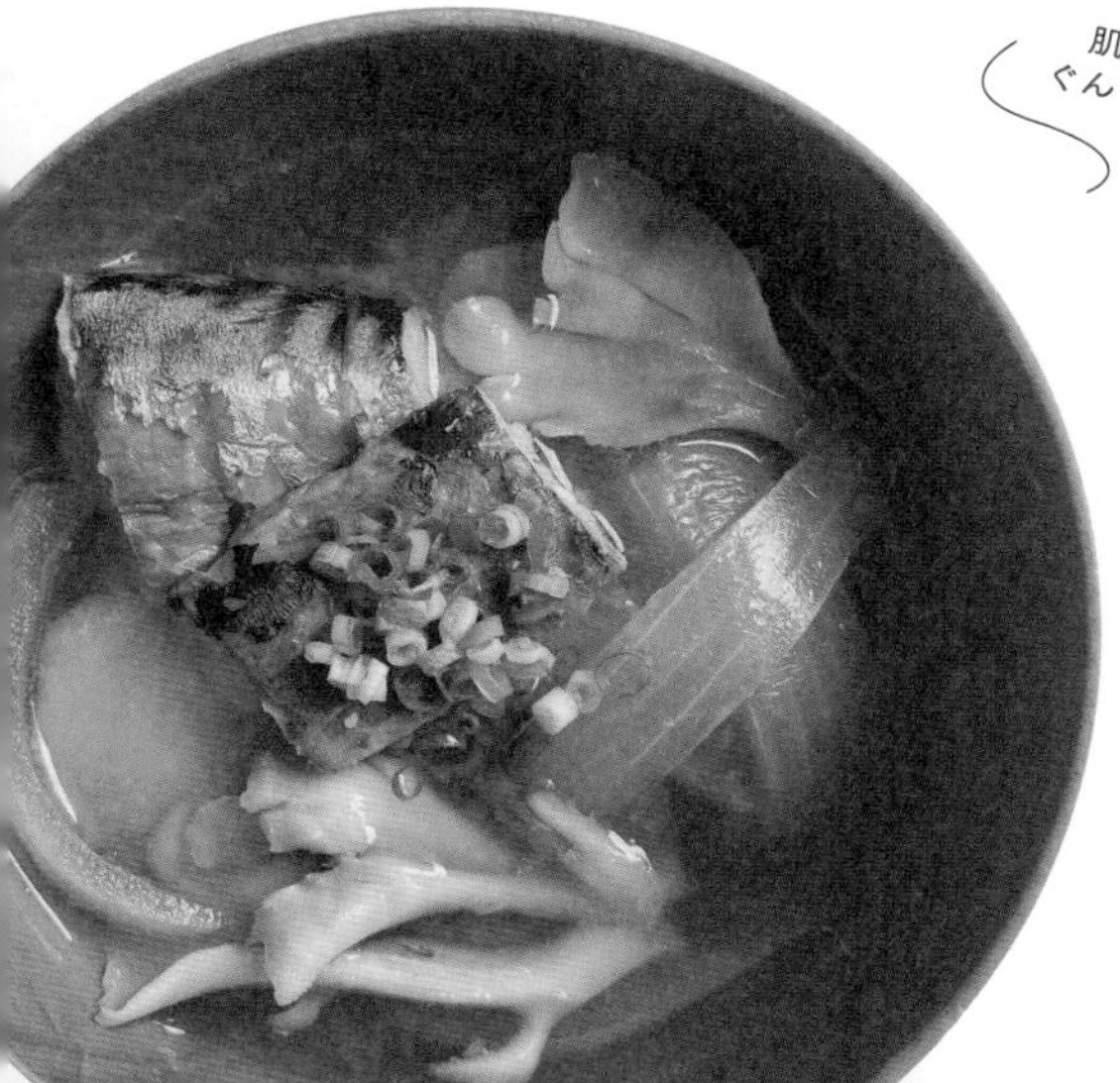

さばとたまねぎの血流アップ味噌汁

① くし切りにしたたまねぎと出汁を、鍋に入れる。
② たまねぎに火が通ったら、さば缶1缶を汁ごとと、ほぐしたまいたけを加える。
③ 味噌を加えて味を調える。

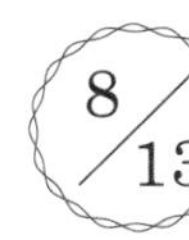

冬の病は夏に治す

中医学には「冬病夏治（とうびょうかち）」という言葉があります。冬の病は夏に治すという意味です。たとえば冷え性なら、自然界の陽（温）の力が高まる夏の間に予防・改善しておくと、冬も冷えにくくなるということ。中国では夏の間に温灸治療をして冷え性の改善をするのが一般的なのだそうです。

冬の乾燥肌がつらい人も、湿度が高い夏の間にしっかり潤しておくと、乾燥の季節も心地よく過ごすことができます。

冷えてから温める、乾燥してから潤すのではなく、自然界の力を借りて養生するとすんなりと効果が出るのです。

生理の経血量が増える時期

この季節は体に熱がこもると、生理も出血傾向に傾いてしまいます。ただでさえ暑くてフラフラなのに、出血が増えてさらにクラクラで参ってしまいます。

こんなときはまず、温熱性の食材を控えましょう（p310）。体にこもった熱は、夏野菜やすいか、メロンなどの寒涼食材でスーッと冷ませます。

冷蔵庫で冷えたまま食べると直接お腹を冷やすので、できるだけ常温で。

レモンや酢の物で酸味をとると、収れん作用で出血が穏やかになります。それでも改善しなければ、早めに検査に行きましょうね。

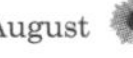

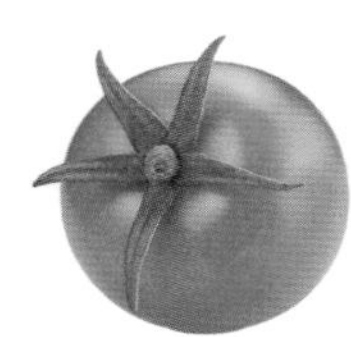
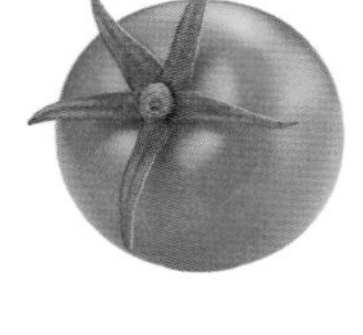
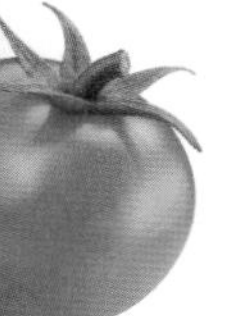
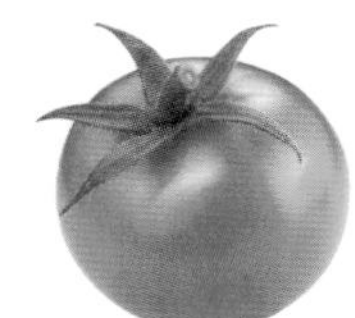

8/15

汗で失われた潤いをトマトで補おう

乾燥は秋冬のイメージが大きいですが、夏も汗で体液が失われるので実は乾燥しがち。手足がほてったり、寝汗をかくのは潤い不足のサインです。潤い食材を、潤す調理法でとってしっかり補いましょう。

おすすめレシピは、「はちみつレモン漬けトマト」。トマトは、潤いを補って乾きを癒す食材。はちみつの甘味と、レモンの酸味は、潤い効果増し増しの組み合わせです。ミニトマトのジューシーさとレモンのさっぱり感がマッチした、夏にぴったりの一品です。

うるうる効果たっぷり！

はちみつレモン漬けトマト

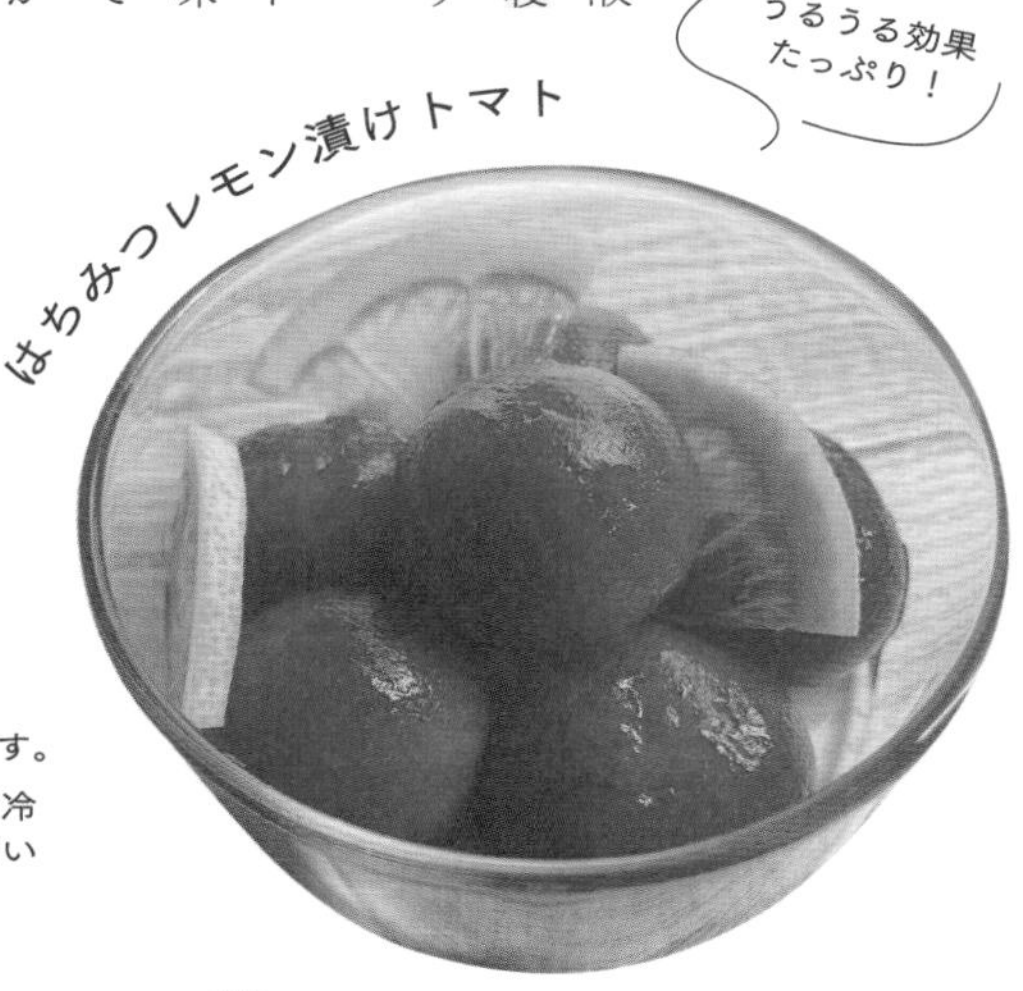

① ミニトマト1パックを湯むきする（爪楊枝でヘタの逆側をプチッと刺してから熱湯に入れ、氷水で冷ますとツルンとむけます）。
② ①をボウルに入れ、はちみつ大さじ1とレモン果汁大さじ1、スライスレモン適宜を加えて和える。冷蔵庫で少しおき、味をなじませる。

※ふつうのトマトでも作れます。
※お腹がゆるいときや、体が冷えているとき、むくみがひどいときは控えめに。

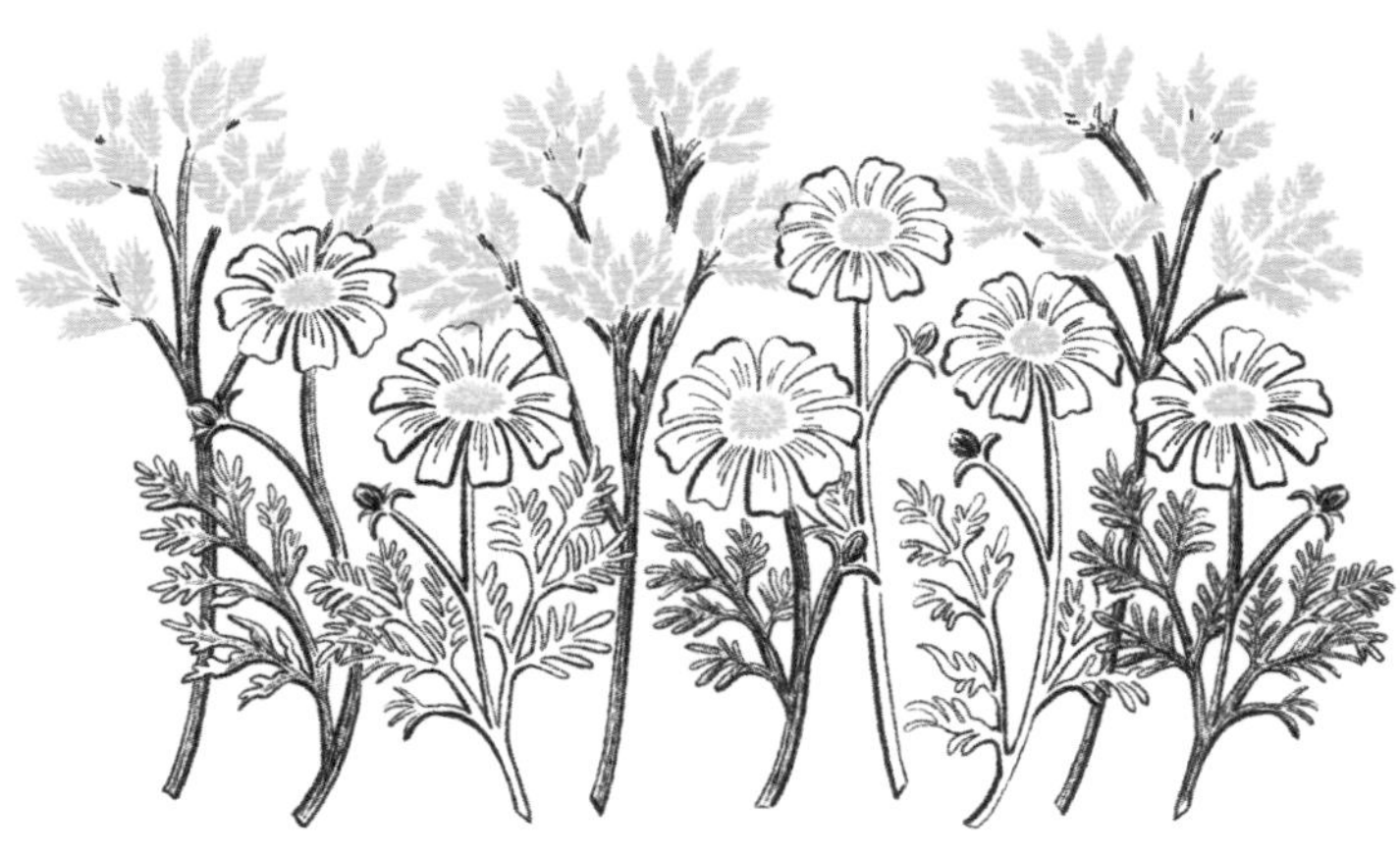

8/16

乾物薬膳

乾物でも簡単に養生ができます。

・むくんでいたら、昆布
・疲れていたら、かつお節
・冷えを感じたら、干しえび
・エイジングケアに、干ししいたけ
・髪をきれいにしたいなら、ひじき
・食べ過ぎや消化不良に、切り干し大根

乾物は、栄養価や甘味や旨味が凝縮されているうえ、体を冷やす作用が緩和され、保存性もいい優秀食品。不調や目的に合わせて乾物を活用してみてくださいね。

夏の冷えが秋の風邪に

職場や電車の冷房で冷えてしまったときの一番の養生はお風呂です。シャワーで済ませず、40℃以下のぬるめの温度でいいのでじんわり汗が出るまでお風呂に浸かると、体表にとどまっている冷えを追い出すことができます。

夏に体表の冷えを放っておくと、体内に熱がこもって秋に風邪をひきやすくなってしまいます。その日の冷えはその日のうちに解消しましょう。

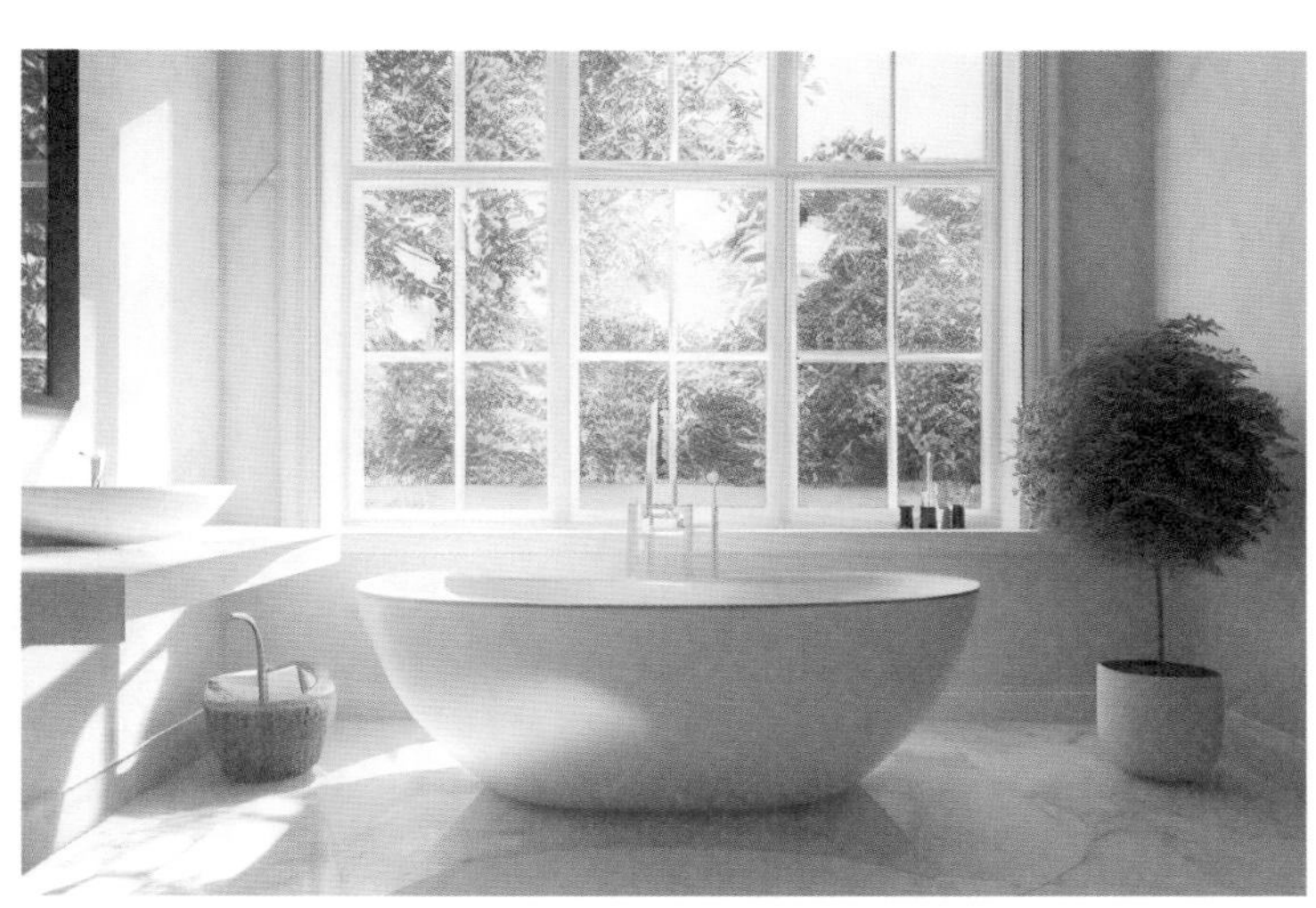

8/18

夏バテにモロヘイヤ

この時期の寒暖差疲れや夏バテには、栄養価が高く「野菜の王様」と呼ばれるモロヘイヤがおすすめです。モロヘイヤは、体の熱を取り、内側から潤してくれる、夏バテにぴったりの食材。

イチオシは「モロヘイヤスープ」。トロトロして飲みやすいので、食欲がないときにぜひ。

トロトロ潤う モロヘイヤスープ

① みじん切りのにんにくを油で炒めて水を加え、沸騰したら刻んだモロヘイヤを加えて弱火で軽く煮る。
② 塩と鶏がらスープの素を加えて味を調え、ごま油を回し入れる。

煮込みすぎず、シャキシャキしてるくらいがおいしいです。

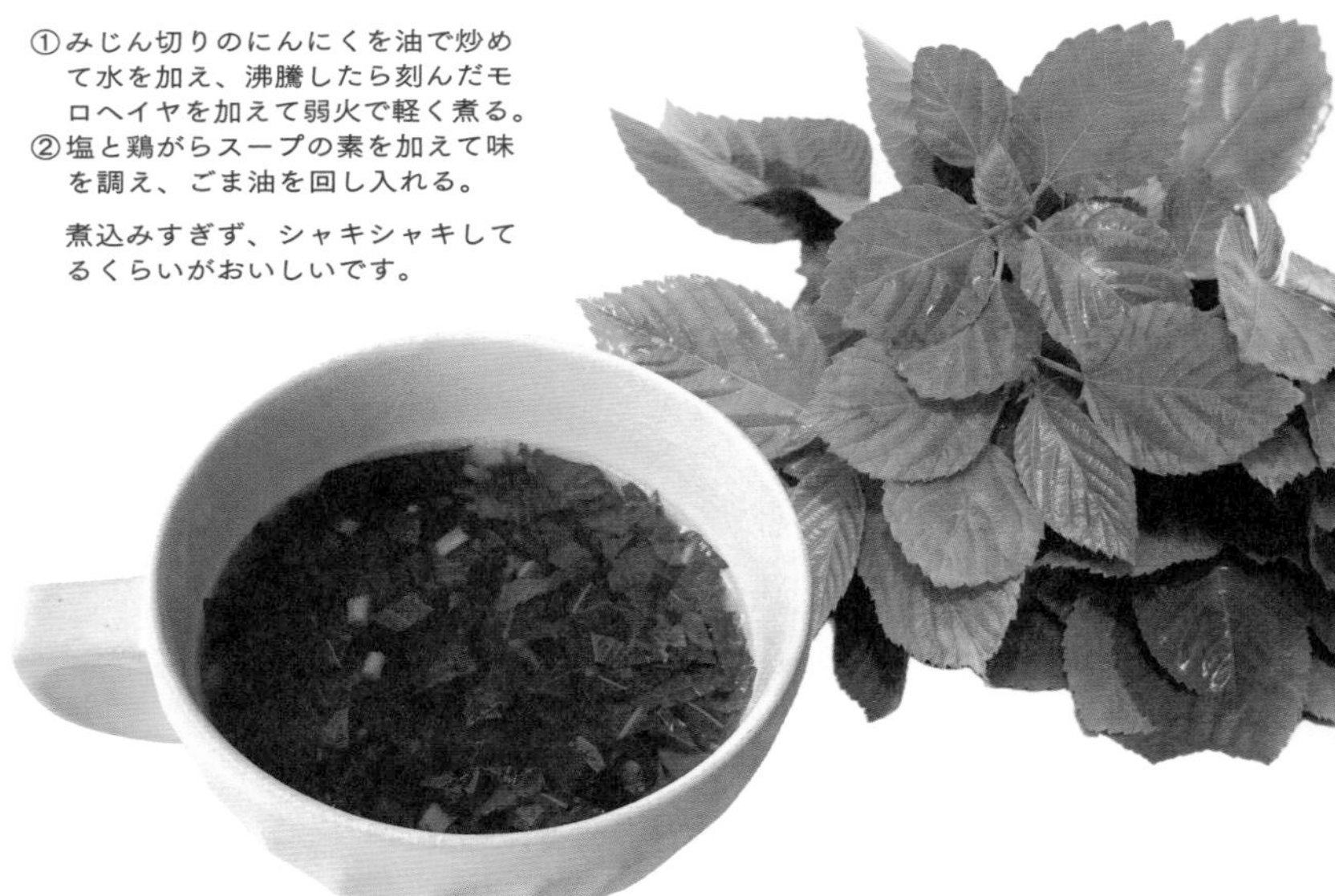

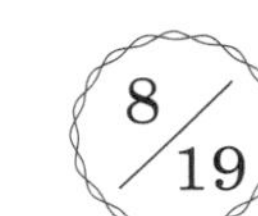

推し活養生

漢方相談では、「推し」がいる人は幸せ感が強いように感じます。日常生活で少しくらい嫌なことがあっても、推しを見れば忘れられる。大変な仕事も、推しのライブや舞台に行くために頑張れる、などなど。

推しが人でなくてもいいと思います。好きと思える何かを楽しみとして、馬の鼻先ににんじんをぶら下げておくようなイメージで、日々ワクワクして過ごせますよ。

よい調味料にこだわる

仕事柄薬膳レシピをたくさん発信していますが、実は私は料理を習ったことがありません。料理上手な母から、おいしい調味料だけはしっかり教えてもらいました。

良質な調味料は、少し割高ではありますが、手抜き料理でもぐっとおいしくなります。安くておいしい旬の食材と良質な調味料で手間をかけずに作る。これが何よりおいしく楽しく料理を続ける秘訣。無駄なエネルギーを使わずに済みますしね。調味料にこだわるのも、ひとつの養生です。

甘いものがガマンできないとき

自然な甘味は、胃腸の働きを補い、体を元気にしてくれます。疲れると本能的に甘いものを欲するのはそのためです。

とはいえ、油と乳製品たっぷりの洋菓子ばかりでは、体に余分な水がたまった痰湿（たんしつ）状態を招き、体は余計に重だるくなってしまいます。甘いものを食べすぎてしまいそうなときは、図のような逃げ道を作って、体の負担を減らしてみてください。我慢でストレスがたまるのもよくないですからね。逃げ道、大事。

甘いものが食べたい

↓

まずは
自然な甘味

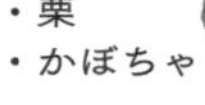

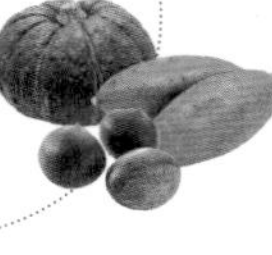

↓

我慢
できなかったら
和菓子

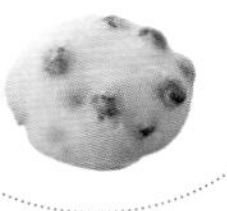

↓

それでも
我慢
できなかったら
洋菓子

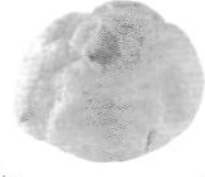

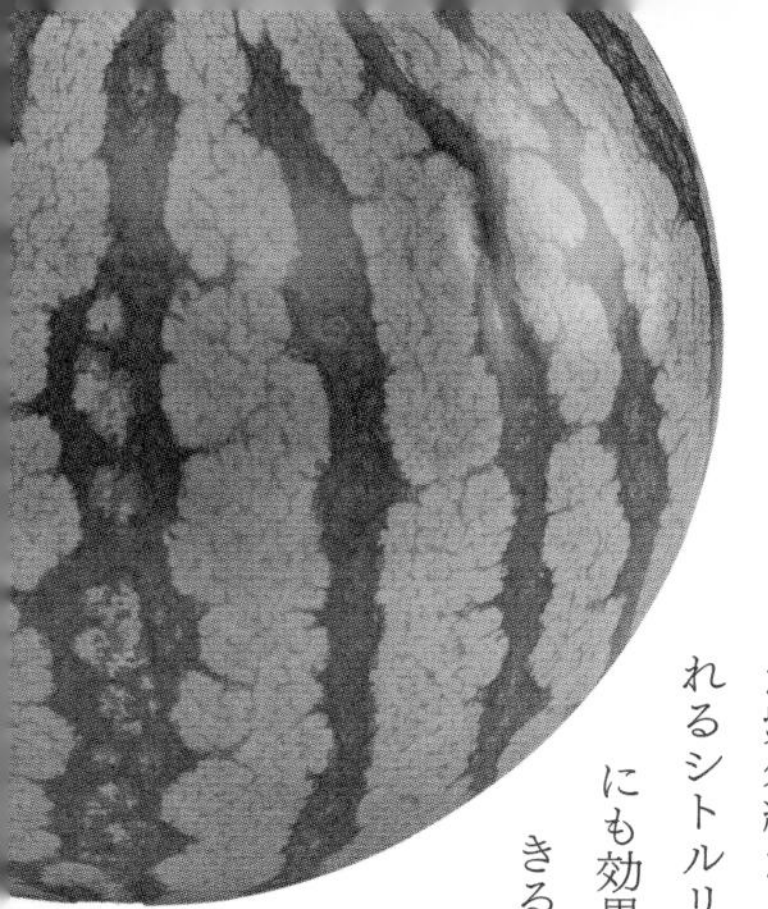

8/22

熱中症対策に すいかトマトジュース

熱中症になりそうな猛暑日のための、ドリンクレシピが「すいかトマトジュース」。すいかは体の熱を冷ます効果がとても強い寒性で、暑気あたりの改善効果や、渇きを止める効果、利尿作用もある食材。トマトも涼性で潤い食材。飲むとスーッと熱が抜けていき、のどの渇きも素早く癒されます。トマトのリコピンが紫外線から肌を守りつつ、すいかに含まれるシトルリンが血流を促すのでシミ対策にも効果的。夏の肌ダメージもケアできるうれしいドリンクです。

すいかトマトジュース

すいか100gの果肉を取り出し、種を除く。トマト100gを湯むきし、すいかと共にミキサーにかけるだけ。

※体が冷えているときや、お腹がゆるいときは控えて。

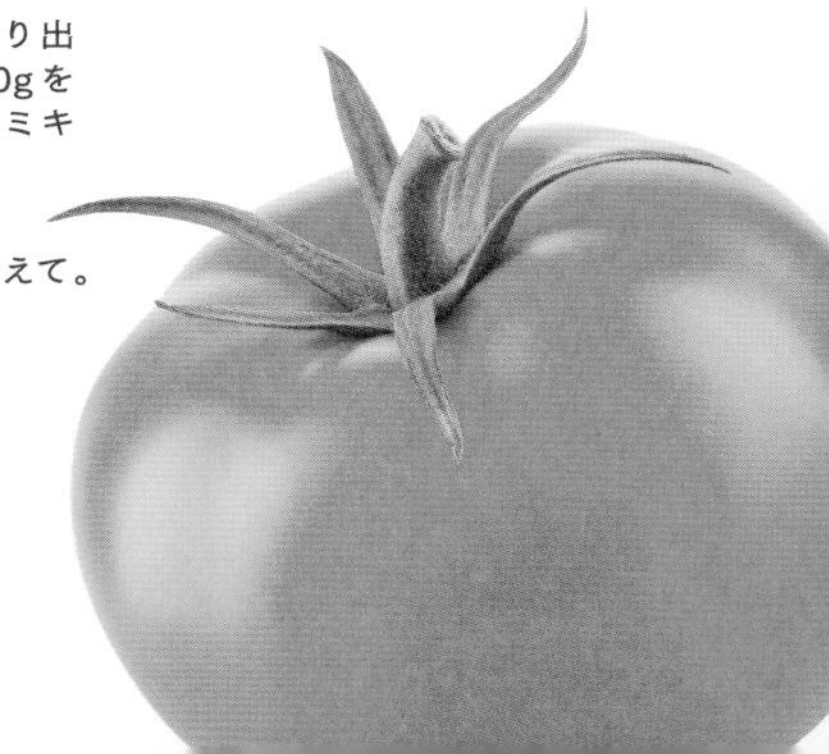

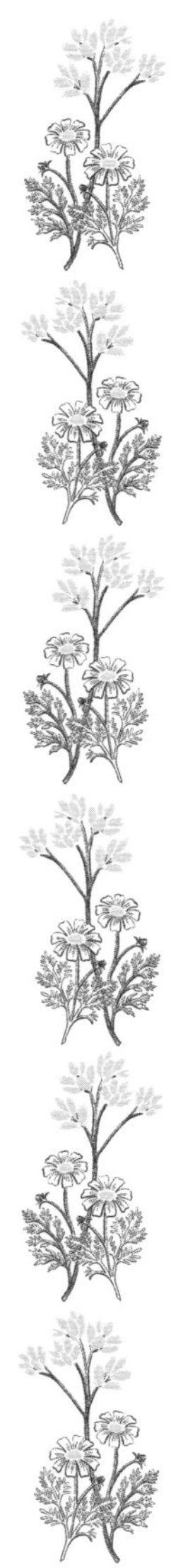

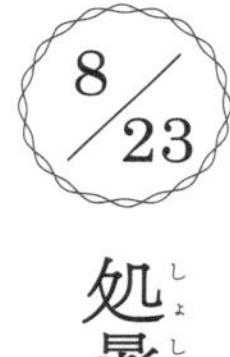

処暑（しょしょ）

二十四節気の「処暑（しょしょ）」の頃。暑さがようやくおさまってくる頃という意味で、朝晩は少しずつ涼しくなり、秋の訪れを感じる時期です。

秋の花粉や寒暖差によるアレルギー症状が出る方が増え始めます。改善のために、ぬか漬けや、味噌などの発酵食品をとり入れて腸内環境を整えましょう。深呼吸で肺（はい）や大腸、皮膚粘膜を丈夫にするのもおすすめの養生です。

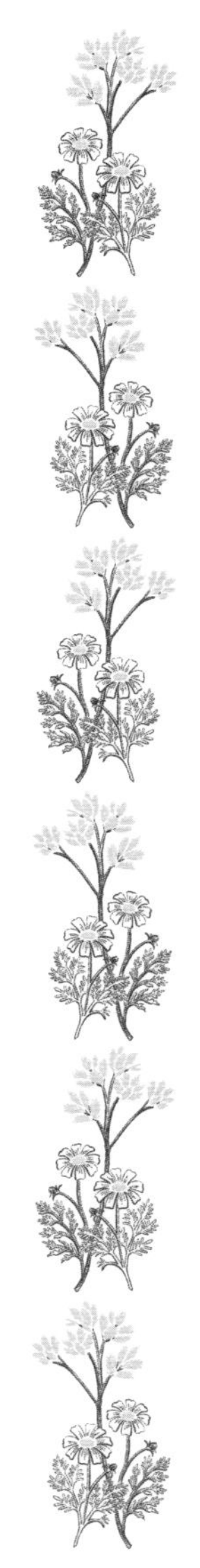

8/24

夏の疲れに枝豆

寝起きの状態でこの時期の疲れやだるさの原因がわかります。寝たら取れる疲れならエネルギー不足、寝ても取れない疲れは湿が原因です。

どちらの疲れにも枝豆が味方に。湿を取り除いて元気を補い、胃腸を健康にしてくれるスーパーヒーローです。疲れているときは、ゆでずに作れる「枝豆ペペロン」を。にんにくと赤唐辛子の効果でお腹が温まり、食欲も増進。枝豆は、ビールなどアルコールの余分な湿を排出してくれるので、おつまみとしても最強。

枝豆ペペロン

アルコールの
負担軽減にもぴったり

① 枝豆を洗い、両端をキッチンバサミで切る。
② フライパンにオリーブオイルを熱し、みじん切りのにんにくと赤唐辛子を炒める。
③ ②に枝豆を加えて塩を振り、混ぜ合わせて蓋をして弱火〜中火で3分加熱。
④ もう一度混ぜ合わせて、蓋をして5分加熱（好みの硬さになるまで）。

※ 皮膚の炎症やかゆみがあるときはにんにくや赤唐辛子は控えめに。

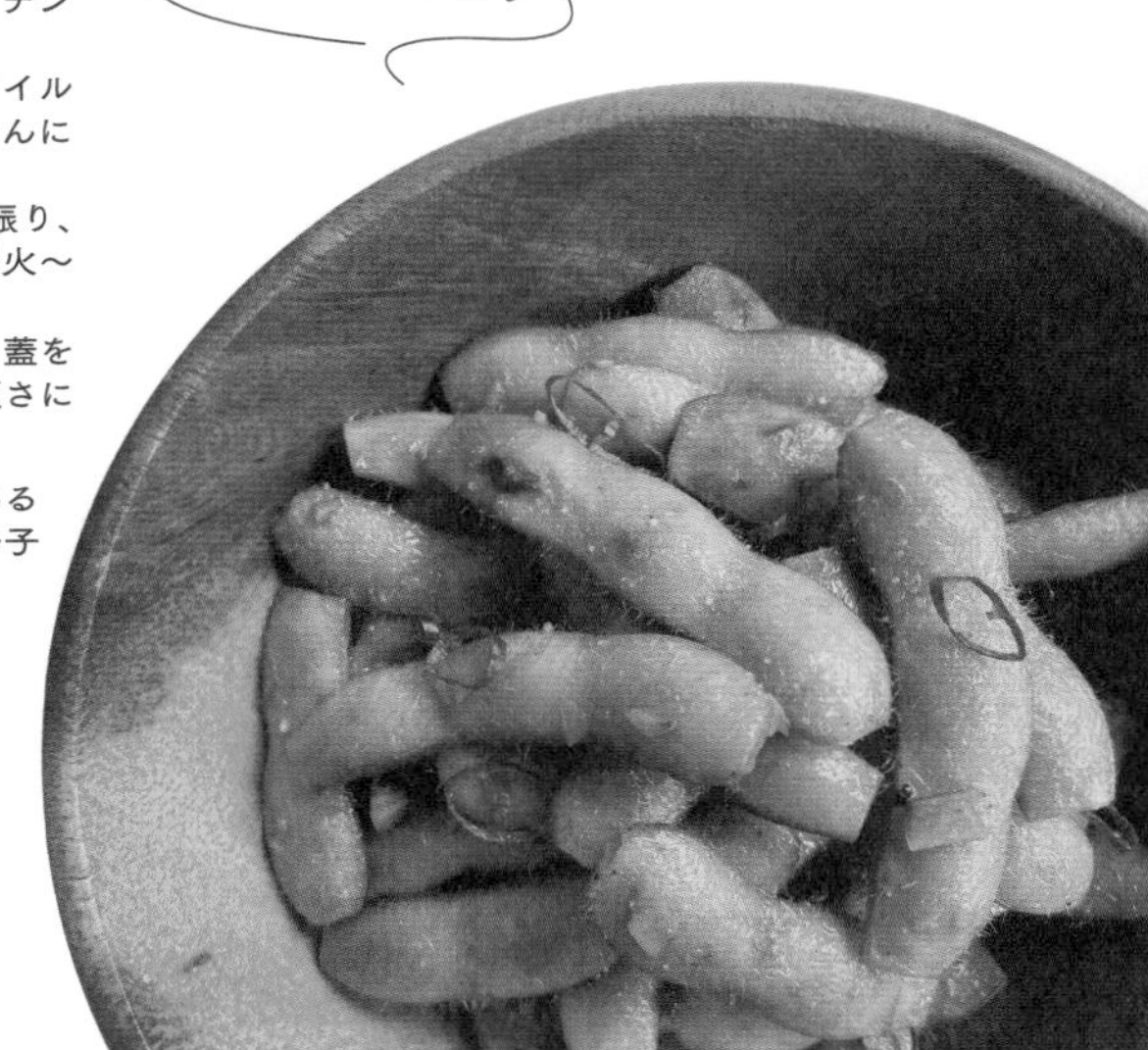

ジメジメと暑い日に生メロンソーダ

雨の後のジメジメと蒸す日の重ダルに「生メロンソーダ」を。メロンの皮をむいてカットしてミキサーにかけ、炭酸で割るだけ。メロンは、体の余分な熱を冷まして体液を生み出し、利尿作用も。炭酸にはイライラ解消や胃腸を元気にする効果もあるので、食欲がないときにもいいですよ。

ダイエットには胃腸を整える

夏場は冷たい飲食が増えるので胃腸が弱って痰湿（たんしつ）を排出する力が不足し、水太りしやすくなります。中医学には、「肥人多痰（ひじんたたん）」という言葉があり、太っている人は痰湿が多いということです。

こんな水太りさんは、胃腸を整えて排出する力をつけることが大事。中医学には胃腸が元気になると適正な体重に近づくという考え方があります。冷たい飲食や脂っこいもの、甘すぎるものを控えて痰湿を取り除きましょう。痰湿をため込まないことはダイエットには不可欠です。

にんじんのカリカリじゃこ炒め

髪も目も肌も
キレイになる！

①にんじんを千切りにする。
②フライパンにごま油を熱し、ちりめんじゃこをカリカリになるまで炒め、いったん取り出す。
③②のフライパンににんじんを入れてサッと炒め、じゃこを加えて混ぜ合わせ、鍋肌から醤油を回し入れる。

サッと火が通る程度でOK。千切りにするときに繊維に沿って縦方向に切るとより食感がよくなります。

8/27

髪のパサつきににんじん

夏の後半や秋口は、紫外線のダメージや汗で血虚（けっきょ）になり、髪がパサつきやすくなります。髪は血余（けつよ）＝血の余りと考え、血が余るほどないと、髪がきれいにならないと考えられているのです。血虚さんは胃腸が弱く、血の材料となる栄養を上手に消化吸収できないタイプに多いです。

そんな人には、肉や魚は重いので、胃腸を優しく元気にしつつ血を補えるにんじんがおすすめ。「にんじんのカリカリじゃこ炒め」ならたっぷりとることができます。にんじんの甘味とじゃこの塩気が合わさり、シャキシャキ、カリカリの食感も楽しくて箸が止まりません。日々にんじんを食べて補血すると、髪だけでなく肌も目も潤ってきれいになります。

湿熱タイプは虫に刺されやすい

一緒にいて、虫に刺されやすい人と刺されにくい人がいますよね。刺されやすい人には、湿熱傾向があるとされます。

湿熱とは体に余分な水や熱がたまってベタベタしている状態。汗がベタベタ、髪や頭皮もベタベタしやすい。ニキビや吹き出物が出やすい。シャツの襟元や脇が黄ばみやすい。枕が臭う。舌苔が黄色くべったりついている。こんなタイプです。

脂っこいもの、味の濃いもの、甘いもの、アルコールなど、湿熱の原因になるものを控えめにして、海藻類やそば、葉物野菜などさっぱりしたものを増やしていくと、虫刺されの改善が期待できますよ。

8/29

薬膳的肉の選び方

薬膳では、肉は種類によって効能がさまざまです。体調に合わせて選んでくださいね。

牛肉 胃腸を補う、気血を増す、筋骨を丈夫にする。

豚肉 潤いを補う、気と腎を補う。

鶏肉 体を温め、精を補う。

馬肉 体の熱を冷ます、筋骨を丈夫にする、血の巡りをよくする。

羊肉 お腹、腰、ひざを温め、気を補う。

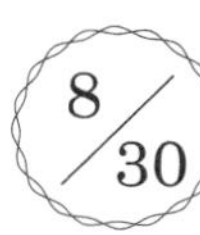

台風に備えよう

台風の低気圧で不調が出やすい方、とても多いですね。人間も自然の一部。影響を受けてしまうのは仕方がないかもしれませんが、前もって対策ができます。

・胃腸に優しいさっぱりした食事を心がける。
・水分摂取を少なめにする。
・寝不足をさける。

これらで天気の影響を軽減することができます。あとは無理せずのんびり過ごすのも大切。だって台風だもん。

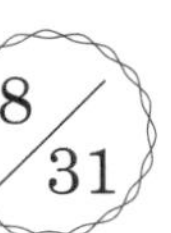

食欲がない日は卵豆腐

暑さも終盤戦。長引く暑さにやられて胃腸の調子が悪く、食欲がないし、ごはんを作る元気もない。そんな日は「卵豆腐」を。食欲がなくてもチュルンと食べやすく、原料の卵が優しく気血を補い、体を元気にしてくれます。常温に戻してから食べるとさらにお腹に優しく、負担が少なくなります。

寝冷えにピーチティー

急に涼しくなった朝方。ちょっと寝冷えしちゃったかもと思ったときは、ピーチティーを飲んでみて。桃も紅茶も体を温める食材。果肉はそのまま食べて、種の周りだけ紅茶に入れれば、幸せな香りのピーチティーに。冷房で冷えてしまったときなどにもいいですね。

桃の香りは、情緒が安定しないときに優しく落ち着けてくれます。

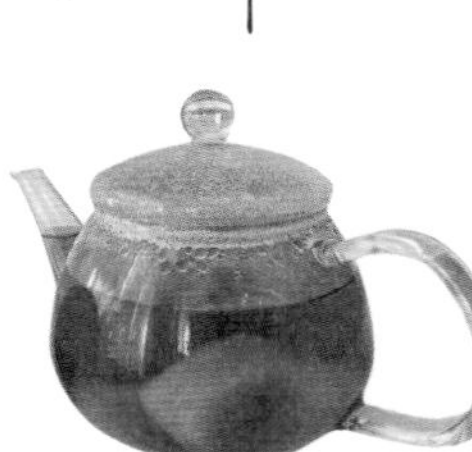

9/2

乗り物酔いを防ぐツボ「内関（ないかん）」

祝日も多く、行楽にぴったりの9月。乗り物酔いしやすい人は「内関（ないかん）」というツボを覚えておきましょう。胃の不快感や吐き気の改善に効果的です。乗り物酔いしそうなときに押してみて。ここに米粒を貼っておくのもおすすめです。

内関

手を握ったときに腕に浮き出る２本の腱の間にあり、手首を内側に曲げたときにできるシワから指幅３本分ひじ寄りの部分（両手にあり）。

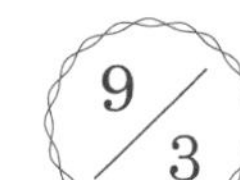

寒暖差疲れに れんこんときのこ

猛暑が去って、気温が一日ごとに大きく変化するこの時期は、体温を維持しようと体が頑張ってバテバテになりがち。

こんなときは消耗した分、「れんこんと鶏肉ときのこの甘酢炒め」でしっかり補気（ほき）！　補気！　どれも気を補う補気食材。れんこんはなるべく大きいものを選ぶと、火を通したときにホクホクしてより多くの補気パワーを得られます。ホクホクは「補気、補気」と覚えてくださいね。甘酢炒めなら疲れていても食が進みます。

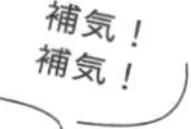

れんこんと鶏肉ときのこの甘酢炒め

① 鶏肉に塩こしょうで下味を付けて軽く片栗粉をまぶし、フライパンで皮目から焼く。こんがり焼けたら一度取り出す。
② ①のフライパンにれんこんときのこを入れて炒める。火が通ったら鶏肉を戻す。
③ 黒酢（なければ酢）、醤油、みりんで味を調え、仕上げにごま油を回しかける。

黒酢、醤油、みりんを２：２：１くらいの比率で入れるとおいしくできます。

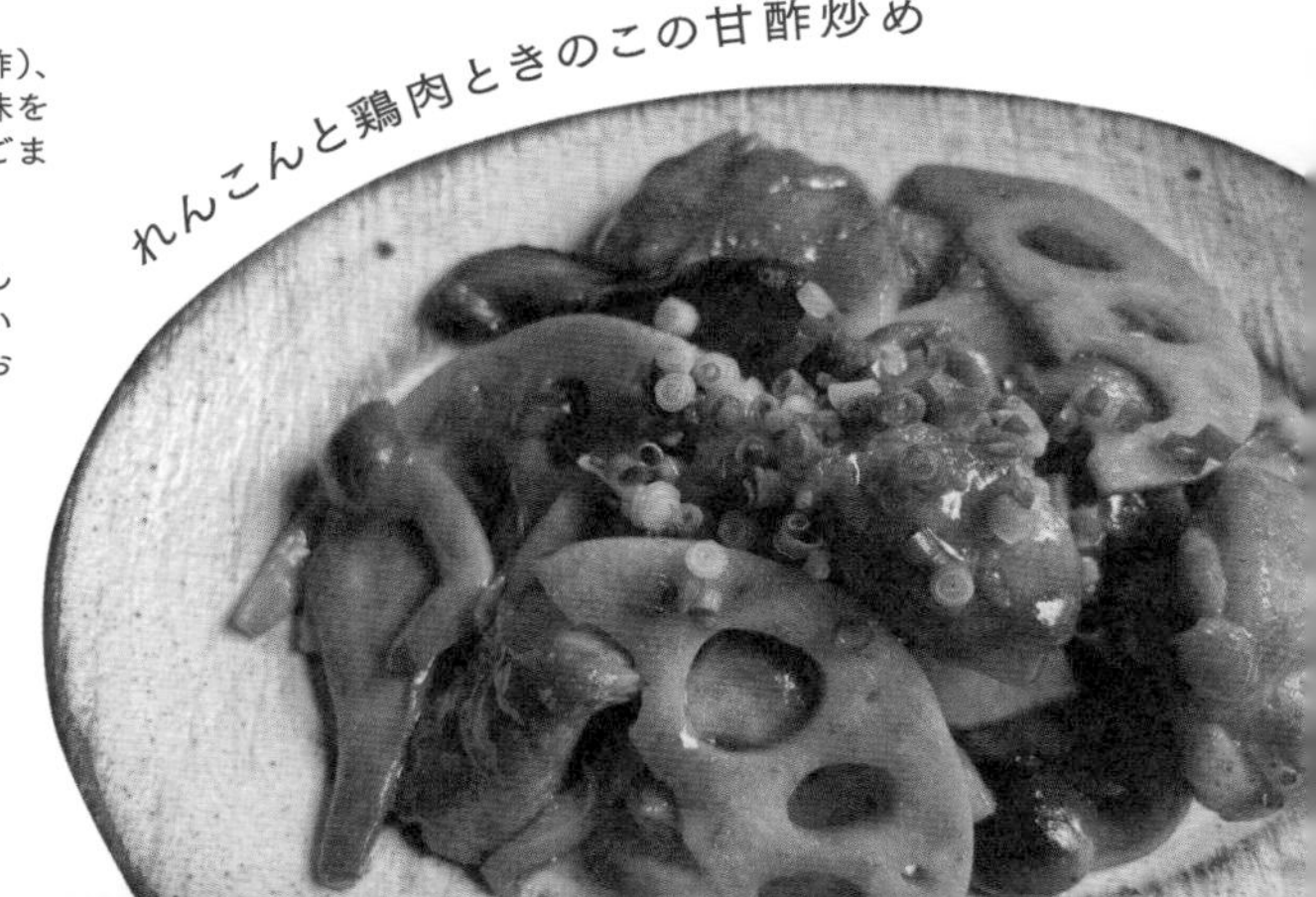

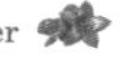

9/4

汗と一緒に気がもれ出ている？

運動をしたわけじゃないのに、汗が止まらないのは代謝がいいのではなく、もれ出ているだけかも。汗をキュッと体の中に留めておくのは気の力。汗と一緒に気がもれ出ていくので、気虚が悪化して、さらに汗がもれ出やすくなるという負のスパイラルに。

そんなときのお助け補気レシピが「じゃがいもとさやいんげんのハーブ焼き」。いも類も豆類も補気食材で、しっかり元気を補ってくれます。

余分な湿がたまっていてもタラタラ汗が生じますが、さやいんげんは湿を排出する力もあるのでダブルで汗対策になります。残暑の心優しいヒーローですね。

じゃがいもと さやいんげんのハーブ焼き

① フライパンにオリーブオイルを熱し、食べやすい大きさに切ったじゃがいもを焼く。
② きつね色にこんがり焼けたら、食べやすい大きさに切ったさやいんげんを加えてサッと炒める。
③ ハーブソルトとバジルで味を調える。

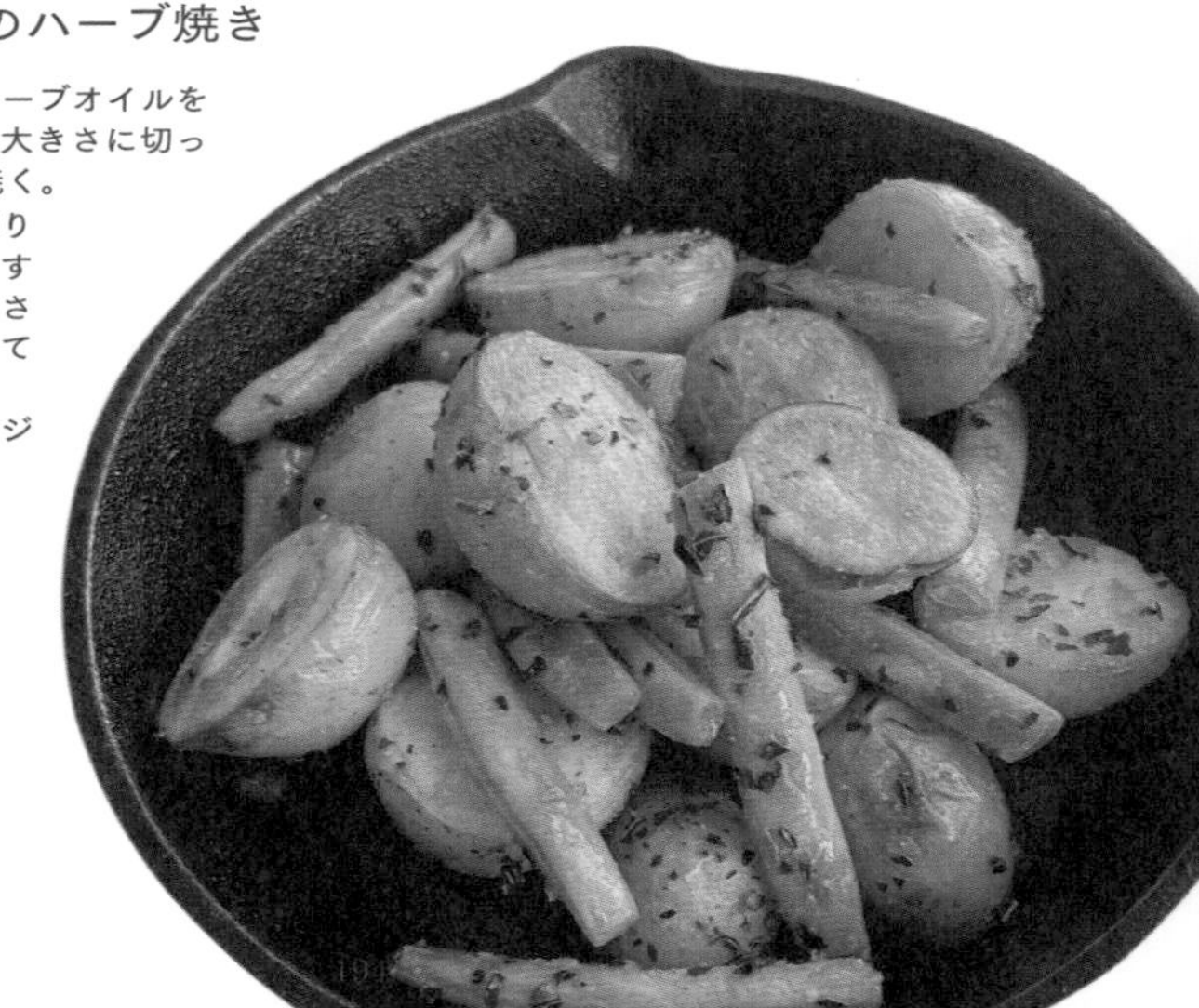

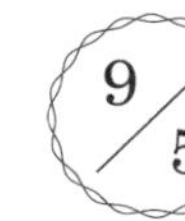

9/5

呼吸を深める眠り方

秋は五臓のうち、呼吸を担う肺と関わりが深い季節。寝るときも呼吸を深くすることを意識すると、ぐっすり眠れます。コツは仰向けに寝て、手のひらを上（天井の方向）に向けること。体の構造上、このポーズをとると自然に胸が開き、呼吸が深くなるので、寝つきやすくなるのです。ヨガの究極のリラクゼーションポーズと言われる「シャバーサナ」も、仰向けで手のひらを上に向けますよね。巻き肩や肩こりの改善にも効果的です。

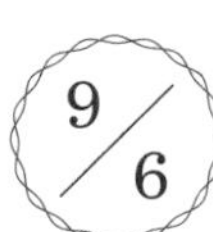

9/6

よい変化に目を向けよう

つらいことや、つらい症状があると、ついそこにばかり気持ちが行きがちです。「養生していても、全然よくならない」という人に詳しくお話を伺ってみると、「そういえば最近イライラしなくなってる」「そういえば最近肩こりがなくなってる」「そういえば最近お腹の調子がよくなってる」などと言う人が多いです。

つらい症状にばかり目を向けているので、いい変化があるのに気づけていないのです。いい変化に気づくと、急にうれしくなって、養生も楽しくなってきますよ。

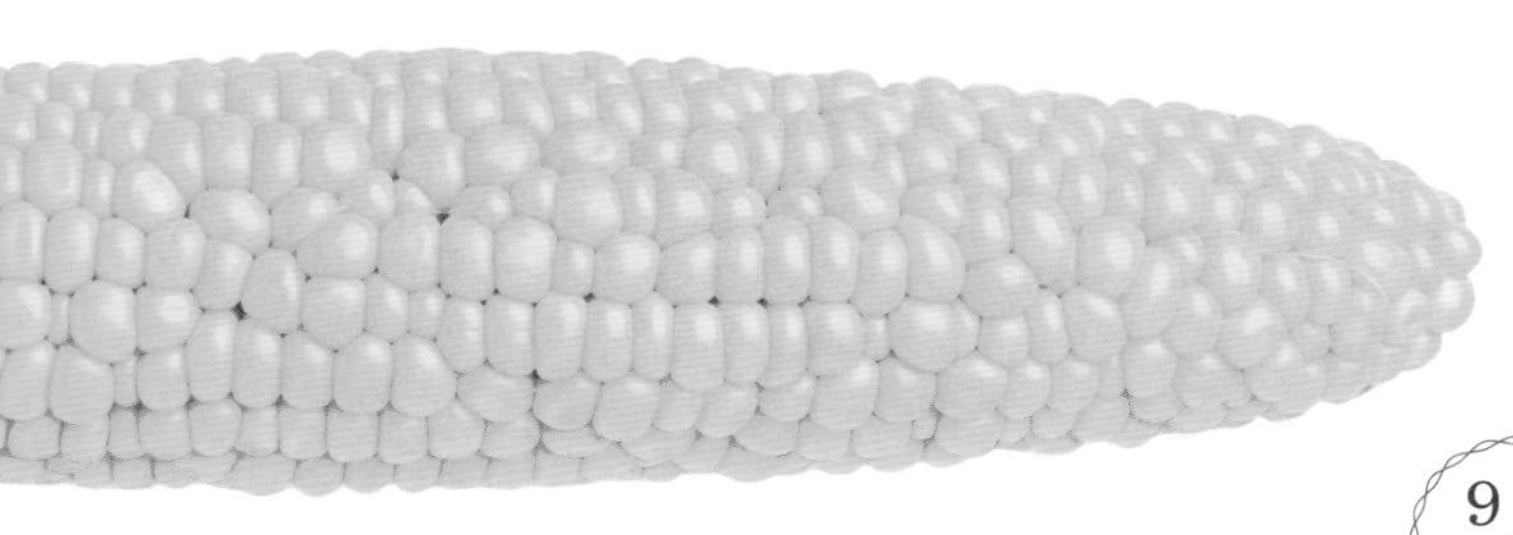

9/7

気候の変わり目のグッタリに黄色い食材

ムシムシ、ジメジメな日が続いたと思ったら、翌日は気温が下がってひんやり。不安定な気候で、体がグッタリ疲れやすくなりますよね。こんな時期は黄色い食材で乗り切りましょう。おすすめは、「とうもろこしとじゃがいもの醤油バター炒め」。

寒暖差に弱いのは、胃腸が弱く、バリア機能が衰えて外気の変化に敏感に反応してしまうから。とうもろこしとじゃがいものような黄色い食材は、胃腸を元気にして、しっかりと気を補い、変化に動じない体を作ってくれます。ほかに、さつまいも、かぼちゃ、大豆などもありますよ。

とうもろこしとじゃがいもの醤油バター炒め

①じゃがいもを洗って、皮付きのままくし切りにする。とうもろこしはゆでて芯ごと食べやすい大きさに切る。ゆでるのが面倒なら5分レンチンやコーン缶でもOK。
②フライパンに油を熱し、じゃがいもをきつね色になるまで焼く。
③とうもろこしを加え、バターと醤油を加えて香ばしく仕上げる。

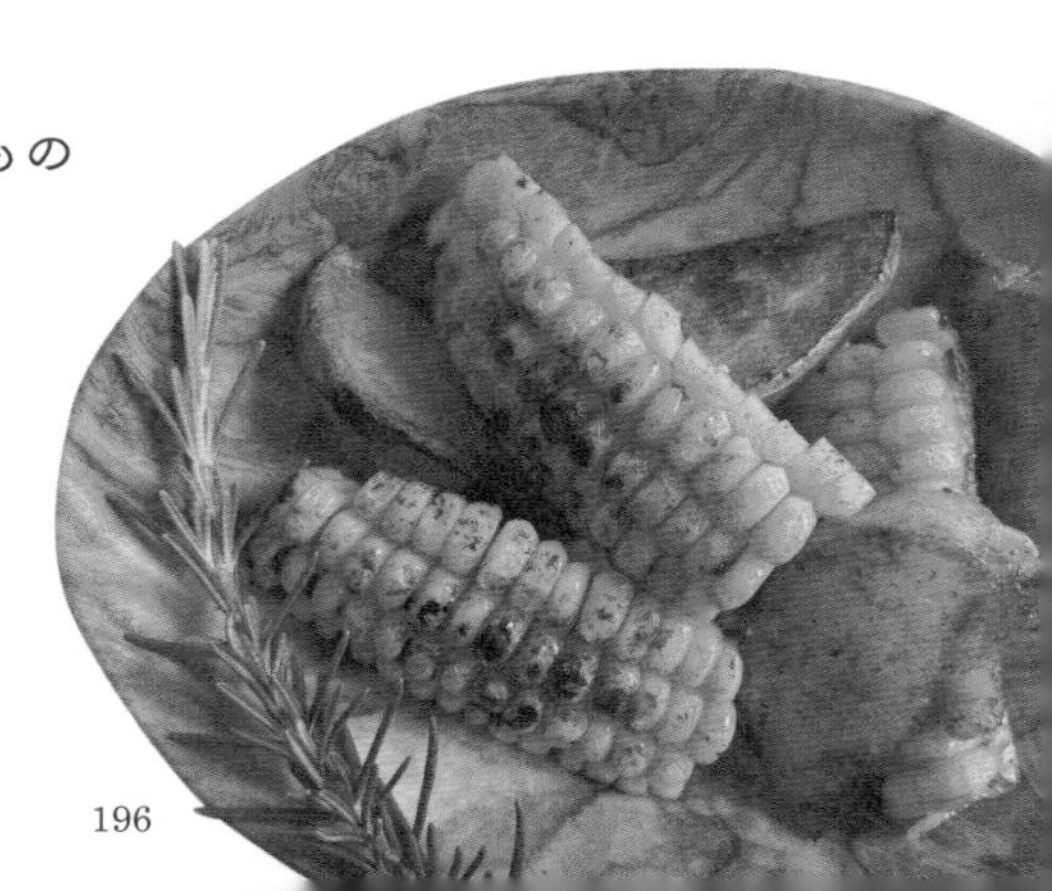

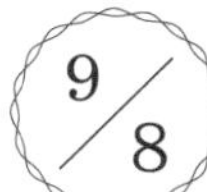

9/8

白露(はくろ)。白いものを食べよう

二十四節気の「白露(はくろ)」の頃。秋が深まり、朝晩の寒暖差で、草花に朝露がつき始める頃という意味です。

体感的にはまだ暑い日が多いですが、乾いて涼しい風が吹き始めるので、三首（首・手首・足首）を冷やさないように、はおりものやストールで調整するのも、この時期の大事な養生。

また、この頃から乾燥しやすくなるので、潤い食材である白いものを食べて、体を内側から潤しておきましょう。

潤い食材

- 白ごま
- れんこん
- 白菜
- 大根
- 梨
- 松の実
- 白きくらげ
- ヨーグルト
- 豆腐　など

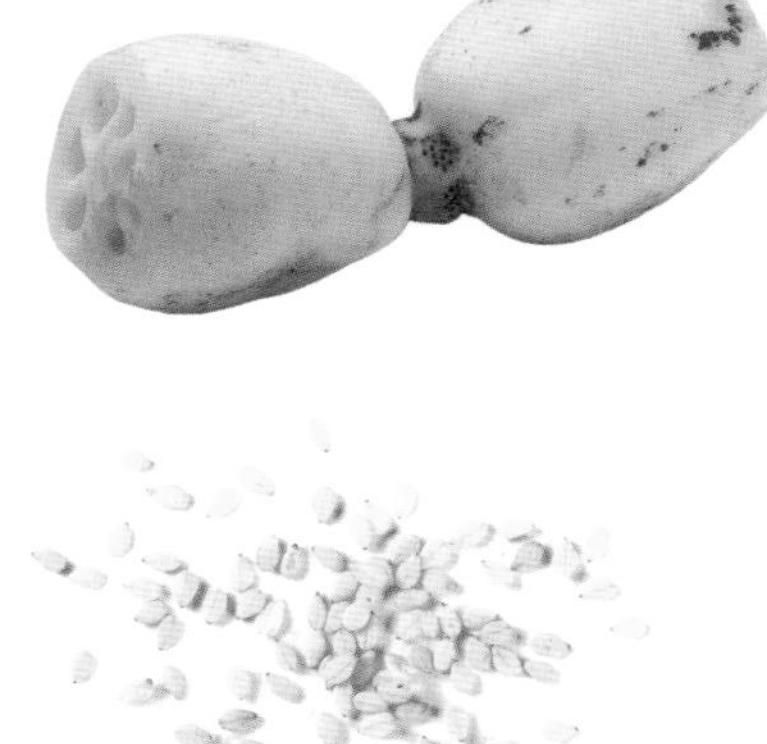

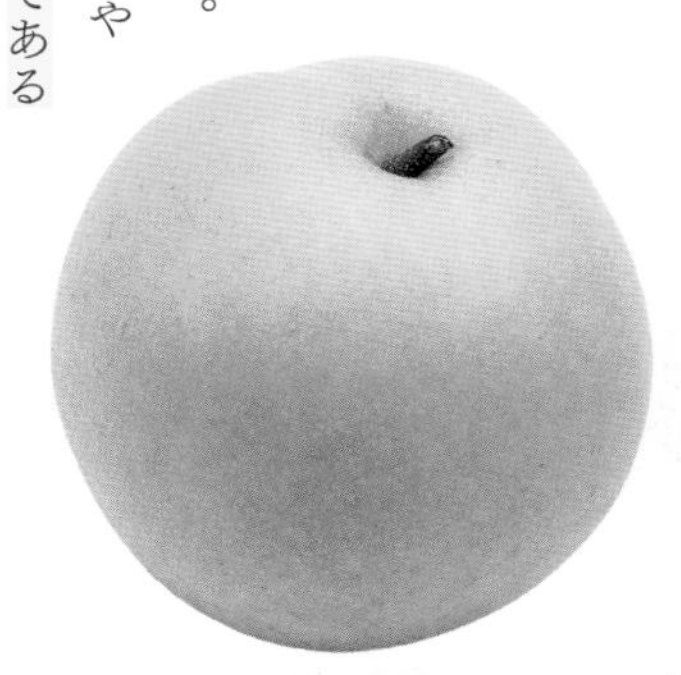

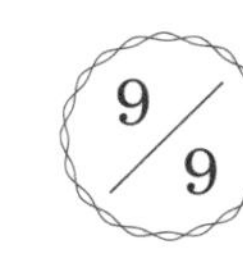

生理周期に合わせて予定を立てる

生理中には大事な予定を入れないようにしている方々、低温期や高温期も気にしていますか？　基礎体温を測ると、生理開始から排卵日までの約2週間の低温期と、排卵日から生理開始前までの約2週間の高温期に分かれます（周期が順調な場合）。

低温期
情緒が安定しやすく、肌の調子もよくなる時期。

高温期
情緒が不安定になりやすく、肌の調子も崩れがち。

楽しみたい予定は、低温期に入れておくと体調不良の心配が減って安心。高温期は、あまり予定はつめこまずにゆったりと過ごして体も心も休ませてあげましょう。

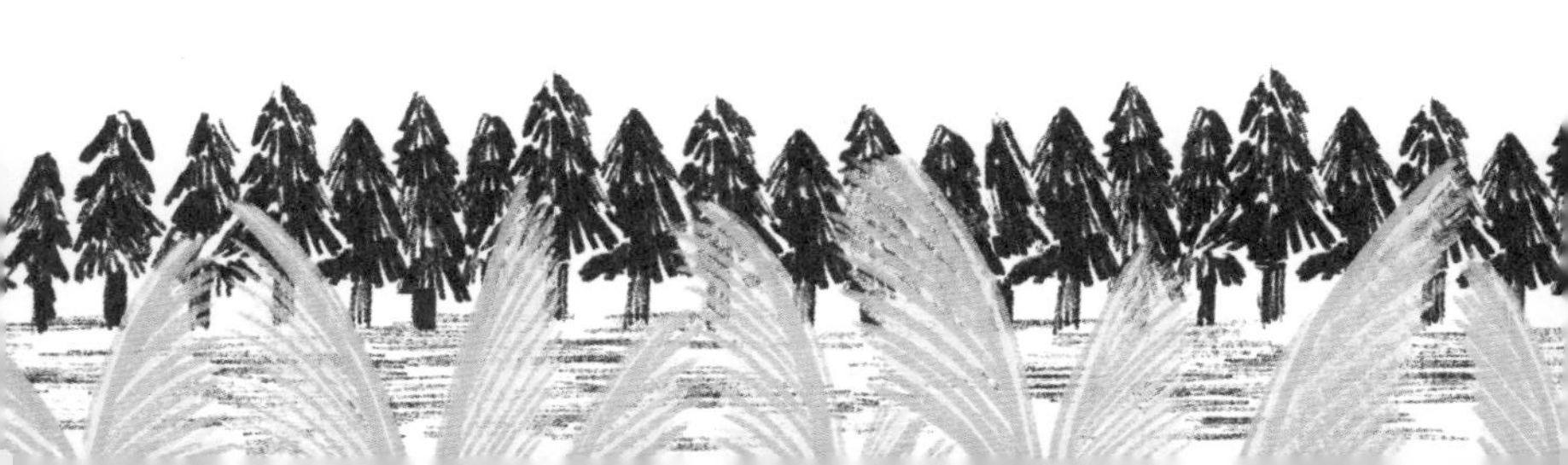

中秋の名月

中秋の名月がやってくる頃ですね。満月の日は食べたものの体への吸収力が高まると言われています。ダイエットしたい人は、満月の日の食べ過ぎに注意。

一方、気血が足りない人にとっては満月の日はチャンス。気血を補うもの（ホクホク系、赤い食べ物、黒い食べ物 p87）をしっかりよく噛んで食べると、満月のパワーで吸収力が高まり、元気をしっかりチャージできます。

中医学の古典には、満月のときは筋肉が丈夫になると書かれているので、筋トレをするのもいいですね。月の変化は体調に影響するので、チェックしておくと心地よく過ごすヒントに。

※年によって中秋の名月の日は変わります。

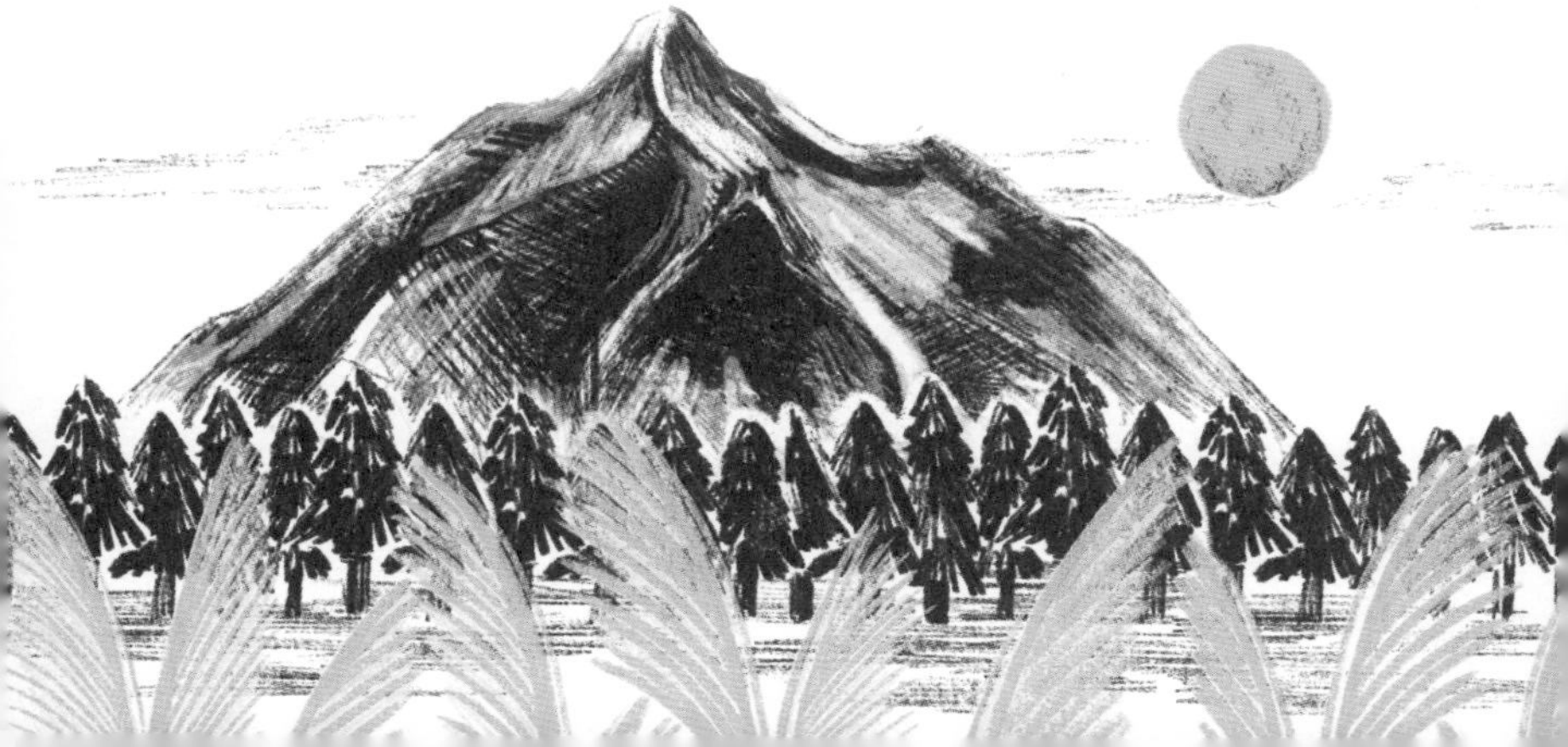

9/11

初秋の乾燥に梨とれんこん

薬膳的には秋は、前半を夏の暑さが残ることから「温燥(おんそう)」、後半を冬の寒気が訪れることから「涼燥(りょうそう)」と呼び、養生法を分けて考えます。ただ、9月上旬は本来は温燥の時期とはいえ、台風や秋雨前線で「湿」の影響もあるので、体感的には「温湿」という感じ。ベタベタしないもので、さらりと潤いを補いたいときにいいのが「梨とれんこんのハニーレモンマリネ」。梨もれんこんも体の余分な熱を取り除きつつ体を潤します。サッパリ味で、食べているそばから潤う感覚がわかるほどみずみずしくて美味。小ぶりのれんこんならシャキシャキ食感が楽しめます。肌のカサカサや、コロコロ便の便秘などにも効果的。

梨とれんこんのハニーレモンマリネ

① 梨とれんこんを食べやすい大きさに切ってボウルに入れる。
② ①にはちみつ、スライスレモン、オリーブオイルを加え和える。
③ 器に盛り、あればディルをのせる。好みでディルはたくさんのせてもOK。

さっぱりなのに潤う!

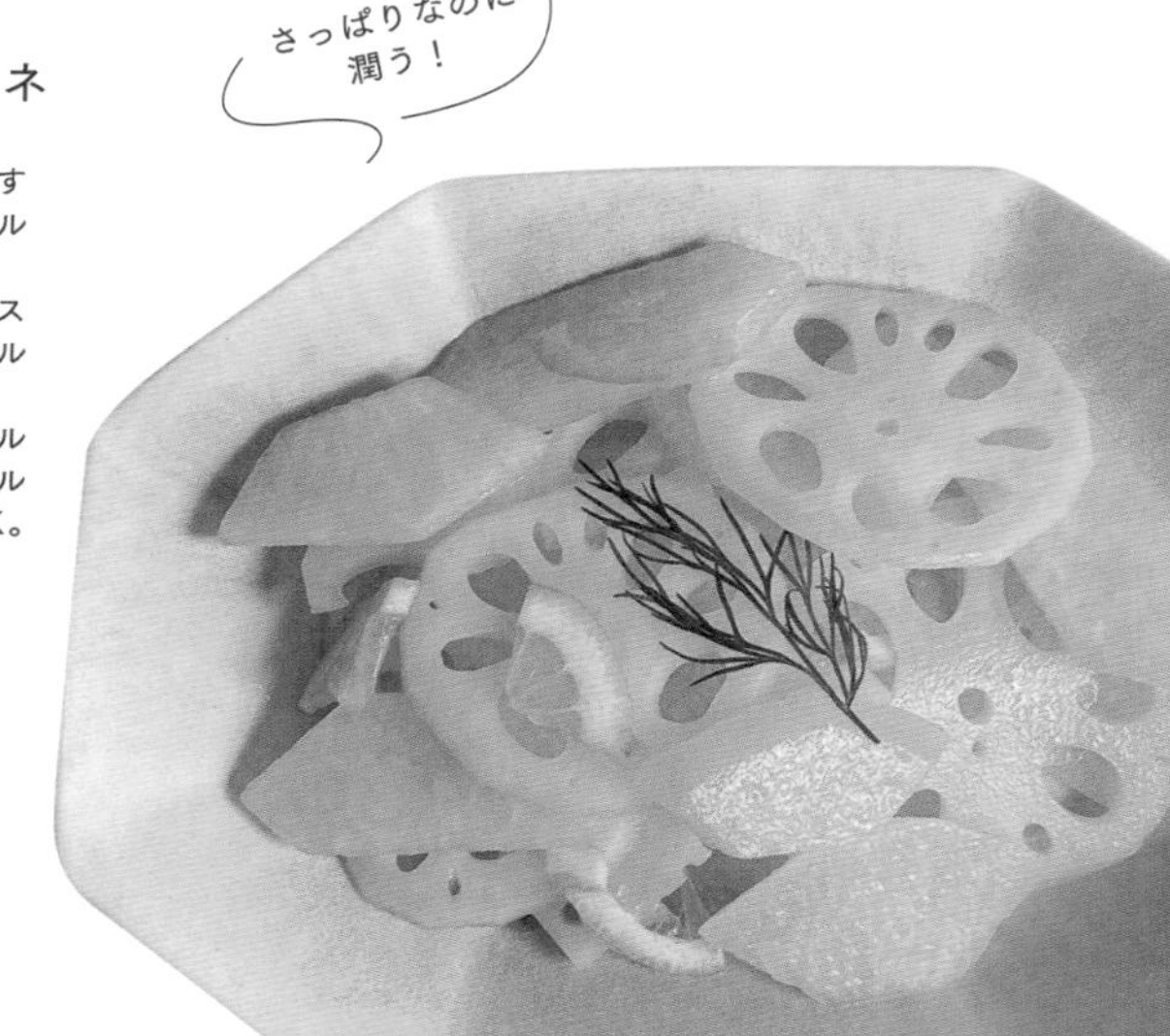

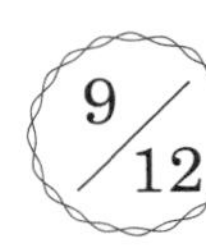

咳におすすめのツボ「天突（てんとつ）」

空気の乾燥が進む秋は、ケホケホと空咳が出やすくなります。そんなときには「天突（てんとつ）」を押してみて。左右の鎖骨のちょうど中間のくぼみにあります。乗り物やエレベーターの中など、咳が出たら困る場面では、このツボに人差し指の腹を当て、自分の腰の方向に向かって優しく押すと、咳がスッと治ります。

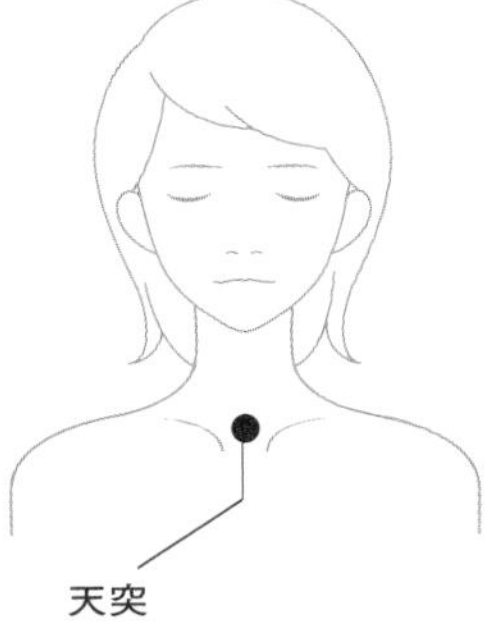

※デリケートな所なので
優しく押しましょう

栗の効能

秋の味覚、栗。薬膳では補腎（ほじん）食材として重宝されます。補腎はエイジングケアにいいので、おやつに甘栗を選んでみてください。

胃腸や筋骨を丈夫にする効果もあるので、体を元気に若々しく保ってくれます。

9/14

残暑対策になす

残暑がしんどい人は、寒涼食材で対策を。私がよく作るのが「なすの塩昆布和え」。なすも昆布も寒涼性で、組み合わせると相乗効果が得られます。

暑さ対策のためなら火を通さず、さっぱりとした和え物や浅漬けでとるのがポイント。冷えが気になるけれどなすが食べたい場合は、油で炒めたり、焼いてしょうがと合わせたりして冷えの作用を緩和するのがおすすめ。

体に合わせて調理法も変えるといつでも楽しめます。

「秋なすは嫁に食わすな」という言葉があり、おいしいから嫁に意地悪をして言う言葉という説がありますが、薬膳的には「なすは体を冷やすからお嫁さんが冷えないよう守ってあげよう」という優しい意味になります。

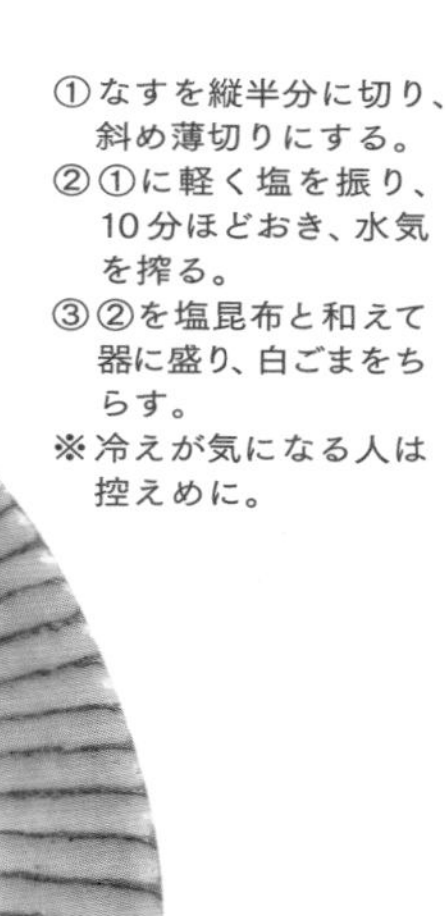

なすの塩昆布和え

① なすを縦半分に切り、斜め薄切りにする。
② ①に軽く塩を振り、10分ほどおき、水気を搾る。
③ ②を塩昆布と和えて器に盛り、白ごまをちらす。
※冷えが気になる人は控えめに。

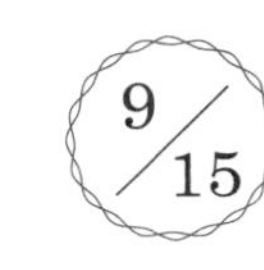

ダイエットに辛みはNG

食べすぎて体重が増えてしまったから、辛いもので汗をかいて脂肪を燃やそう。こんな考えはNG。

薬膳で「辛味」は胃を刺激して食欲を増す味。カレーのスパイスで、どんどん食欲が増してしまって逆効果、なんてことに心当たりはありませんか。

食欲が止まらないのは胃に熱がこもっている状態。胃熱を生み出す揚げ物なども、さらに食欲を加速させます。緑茶やゴーヤなどの苦味のある食材と、胃熱を潤して冷ます夏野菜や豆腐などがおすすめ。胃熱による食欲暴走を抑えてくれますよ。

息を吐くことを意識しよう

私たちは普段、自律神経のコントロールによって無意識に呼吸をしています。このとき、脳からは「吸う」指令しか出ておらず、「吐く」ほうは疎かになりがち。通常、肺(はい)の中の空気は約20%しか入れ替わっていないそう。

呼吸の「呼」は吐くという意味。新鮮な空気で体を満たすために、体内のよどんだ空気を出し切るイメージで、しっかり吐き切ることを意識しましょう。

9/17

秋の過剰な食欲にグレープフルーツ

秋の食欲暴走にはグレープフルーツも有効です。

食欲を無理に我慢するとストレスが熱を生み出し、さらに食欲が増す原因になってしまいます。柑橘類などの香りを上手に取り入れてコントロールしましょう。

グレープフルーツの精油もおすすめです。タオルやハンカチに垂らしておいて、食欲が出過ぎそうになったらクンクン※。フレッシュで少し苦味のある香りが、胃熱を鎮めて気を巡らせ、ストレスによる食欲暴走も抑えられ、脂肪燃焼を促す効果も期待できます。ダイエット中は常備しておくといいですよ。

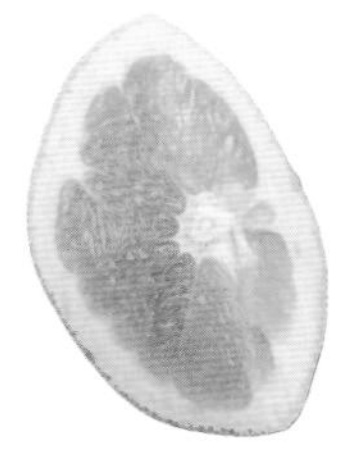

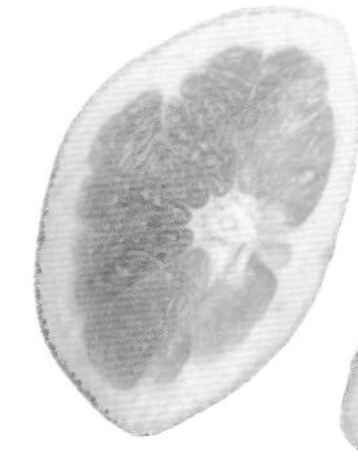

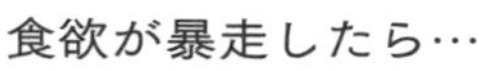

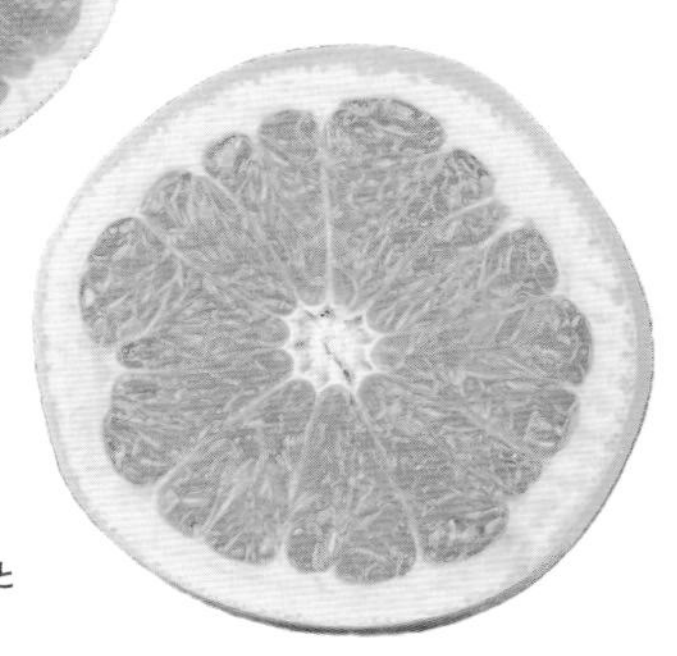

食欲が暴走したら…

- グレープフルーツ
- 濃くいれた緑茶
- ゴーヤ
- 白菜

※光毒性があり、肌に付いた状態で日光に当たるとシミや炎症の原因になるので注意。

自然な甘味で
満たされる

小豆(あずき)かぼちゃ

① 小豆100gを洗って水4カップとともに鍋に入れ、1時間ほど煮る。
② かぼちゃを大きめのひと口大に切る。
③ ①に②を加え、水2カップ、黒糖大さじ1、塩小さじ1を加え、弱火で15分ほど、煮汁が少なくなるまで煮る。

※ イライラ、お腹の張り（気滞(きたい)）のときはかぼちゃは控えめに。

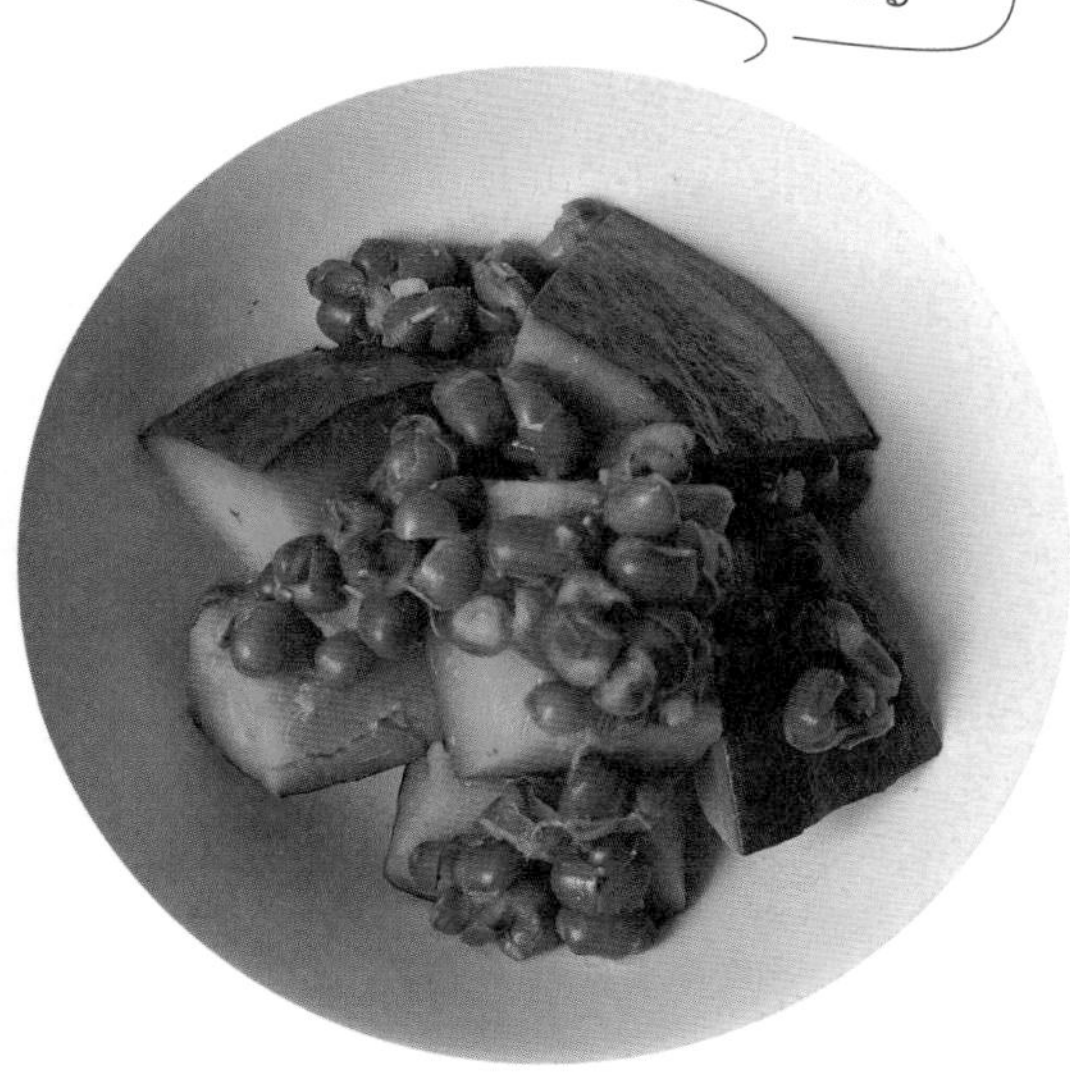

9/18

小豆(あずき)かぼちゃで元気を補給

夏バテが残って体がだる重、胃腸も元気がないときは「小豆かぼちゃ」を。小豆は体のむくみを取り、重だるさを解消します。かぼちゃはお腹から元気にしてくれるので、この2つはゴールデンコンビ。

自然な優しい甘味があり、口に入れた瞬間に幸せがいっぱい広がります。小豆の煮汁の灰汁(あく)は大事なポリフェノールで、抗酸化効果が高いので、捨てずに使ってくださいね。

食後の眠気の原因

食後の眠気で午後の仕事がつらい……。これ、実は当たり前のことではありません。

食後の眠気、寝ている間に目が開く、よだれが多い、雨の日は胃腸が重だるい、乗り物酔いしやすい、あざができやすい。これらは胃腸が弱いサインです。胃腸に優しいものをよく噛んで食べると改善されていきますよ。

ただし、こういった症状が何もないのに食後に眠くなるなら……ただの食べ過ぎかもしれません（笑）。

PMSにいいアロマ

生理前の不調時は、症状別にアロマに頼ってみましょう。

イライラ

ベルガモット、カモミールローマン、クラリセージなど

落ち込み、不安感

マージョラム、ローズウッド、ラベンダー、マンダリン、サンダルウッドなど

頭痛、肩こり

レモン、フランキンセンス、ローズマリー

むくみ

パチュリ、マージョラム、ジンジャー

9/21

残暑の毛穴たるみに山いもと梅

夏の暑さで開いた毛穴が開きっぱなしで、スキンケアでも治らない。そんなときは「山いもソテーの梅和え」を。山いもは、生では潤いを補う補陰効果がありますが、加熱すると気を補う補気効果に変わります。調理方法で効果が変わるのが薬膳の面白いところ。

毛穴の開きや、疲労、倦怠感、汗っかきなどの症状は気が不足した状態なので、山いもをゆでたり、蒸したりしてホクホクさせて食べましょう。梅の酸味も毛穴を引き締めてくれます。

乾燥が気になるときは生の山いもで作ってくださいね。

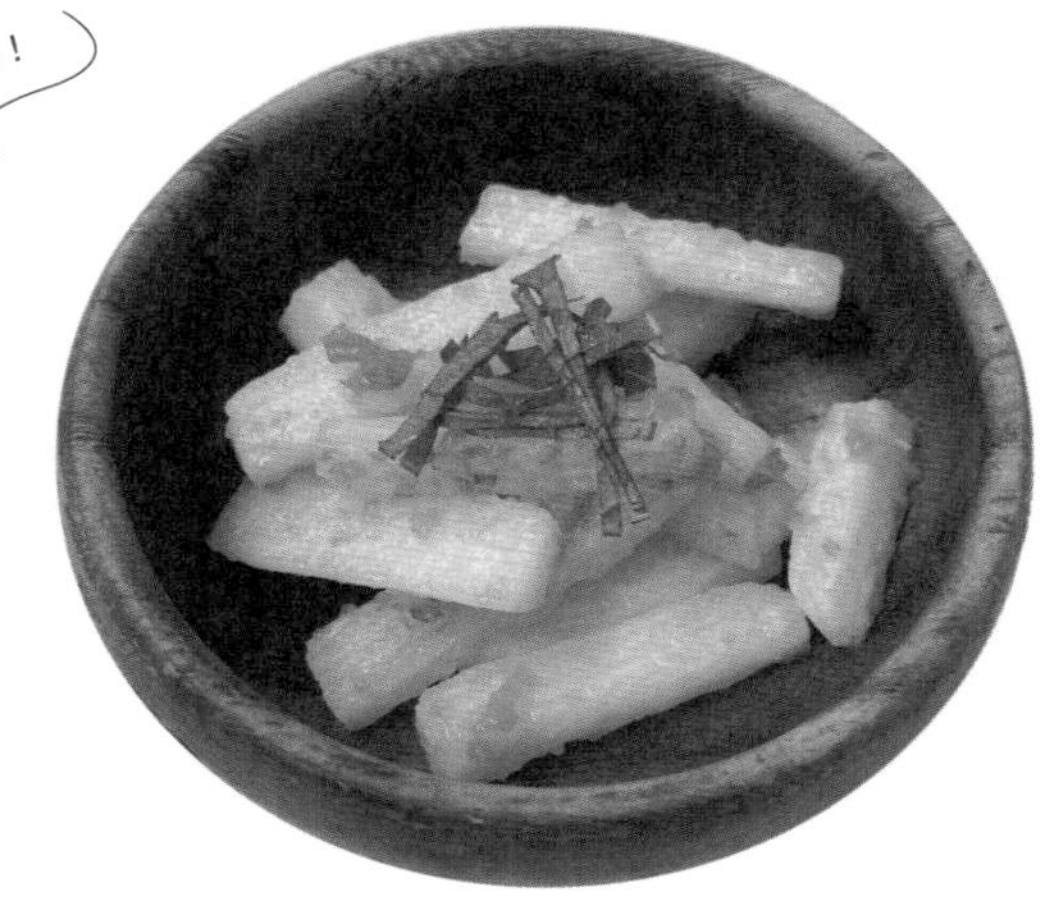

山いもソテーの梅和え

① 1cm角のスティック状に切った山いもをフライパンで炒める。
② ホクホク食感に変わったら、火を止めて梅肉と和える。あれば刻んだ大葉をのせる。

9/22

呼吸が楽になる手作りスースーバーム

秋の呼吸器トラブルによいのが、自分で簡単に作れる呼吸スースーバーム。

胸や首元に塗ると、スースーして呼吸が楽になり、肺が元気になります。精油をオレンジなどの柑橘類と少量のミントにするとリップクリームになります。唇の乾燥対策にもいいですよ。

呼吸スースーバーム

① 耐熱容器にキャリアオイル（ホホバオイルなど）とミツロウ（ワセリンでもOK）を４～５：１の割合で入れる。暑い時期は柔らかくなりやすいのでミツロウの割合を多めに。
② 湯煎または電子レンジで３分ほど加熱。
③ ミツロウが溶け、粗熱がとれたら精油を垂らして混ぜる。精油はティートリーやユーカリなどのスースー系がおすすめ。
④ よく混ぜて冷やしたら完成。

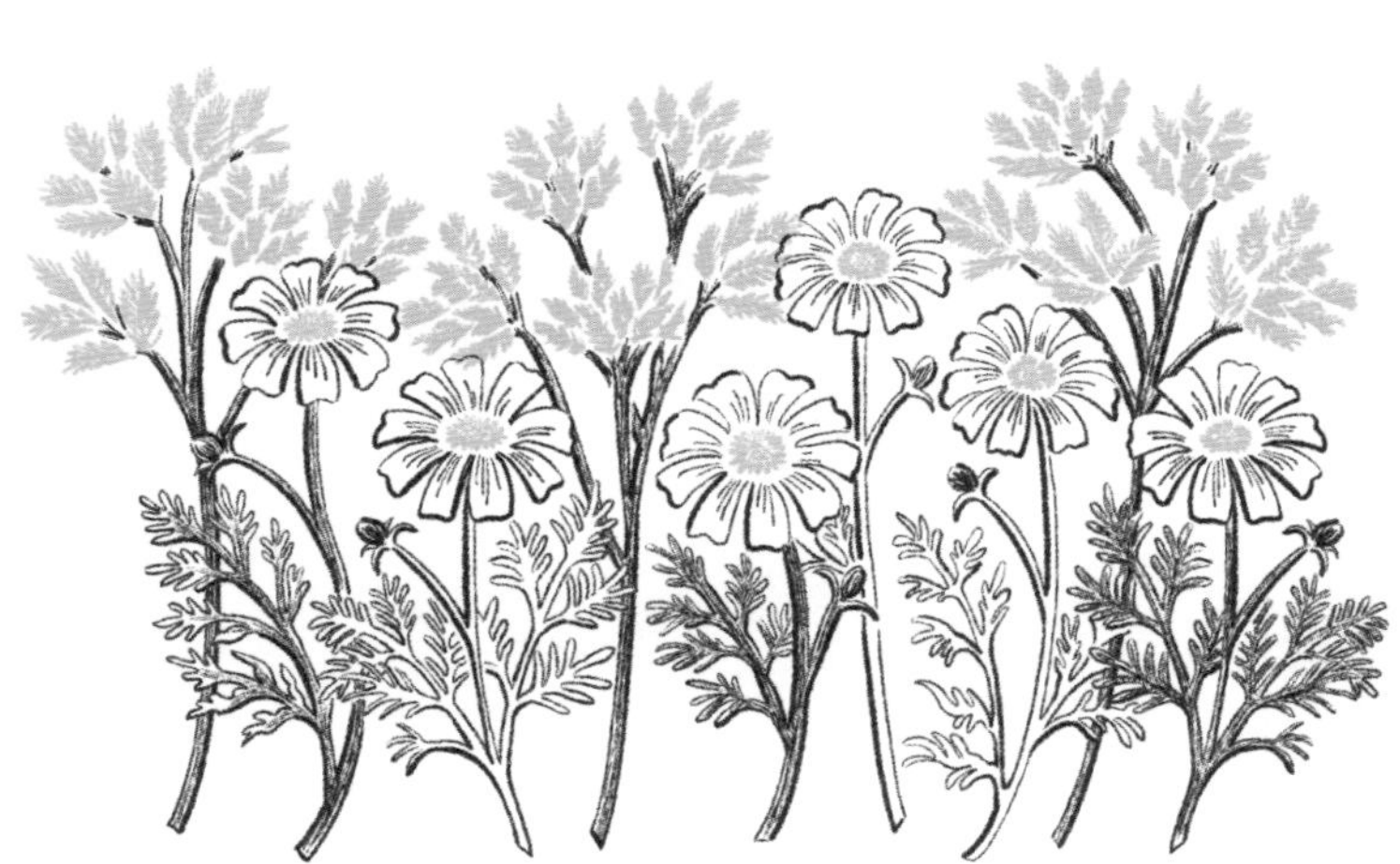

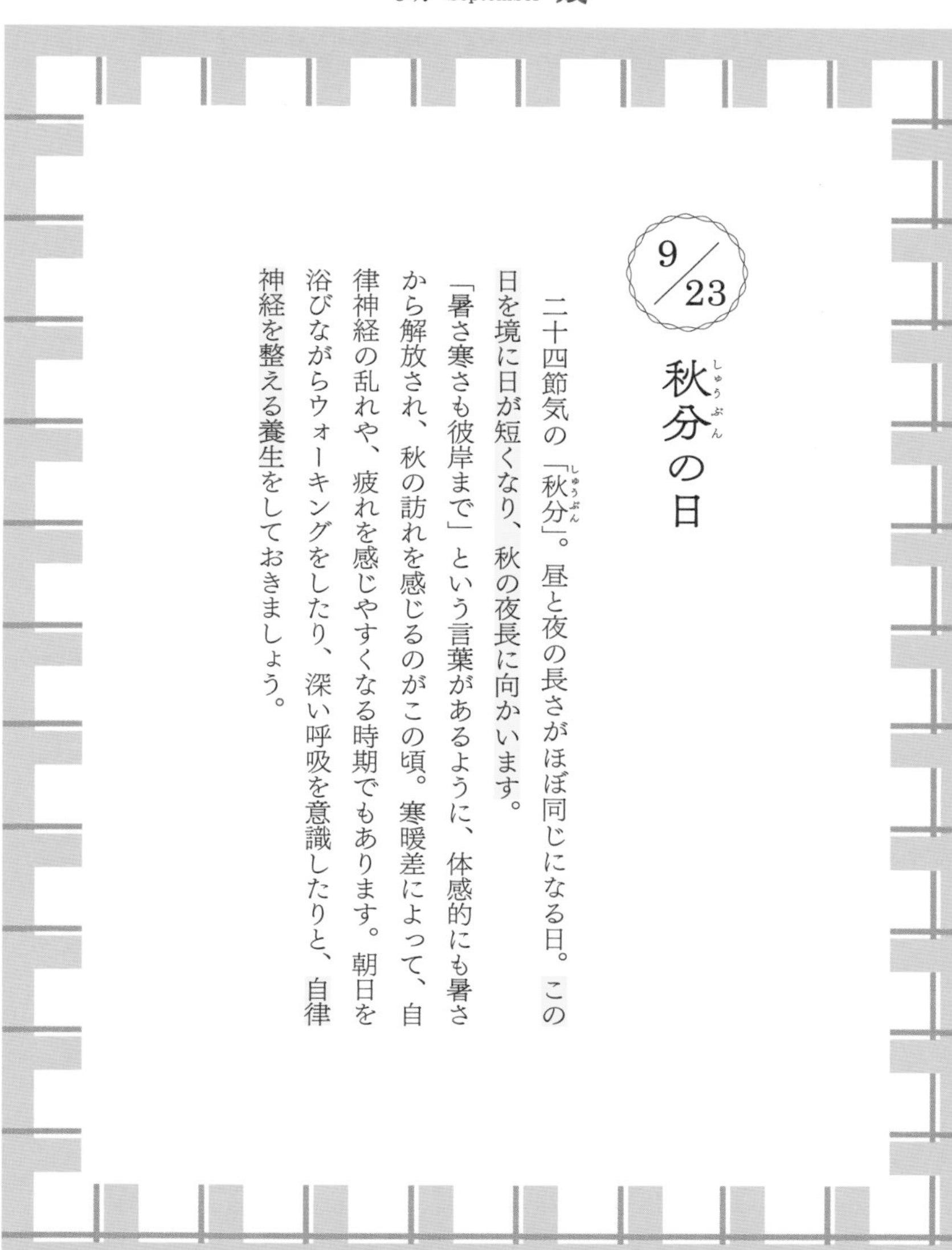

9/23

秋分の日

二十四節気の「秋分」。昼と夜の長さがほぼ同じになる日。この日を境に日が短くなり、秋の夜長に向かいます。

「暑さ寒さも彼岸まで」という言葉があるように、体感的にも暑さから解放され、秋の訪れを感じるのがこの頃。寒暖差によって、自律神経の乱れや、疲れを感じやすくなる時期でもあります。朝日を浴びながらウォーキングをしたり、深い呼吸を意識したりと、自律神経を整える養生をしておきましょう。

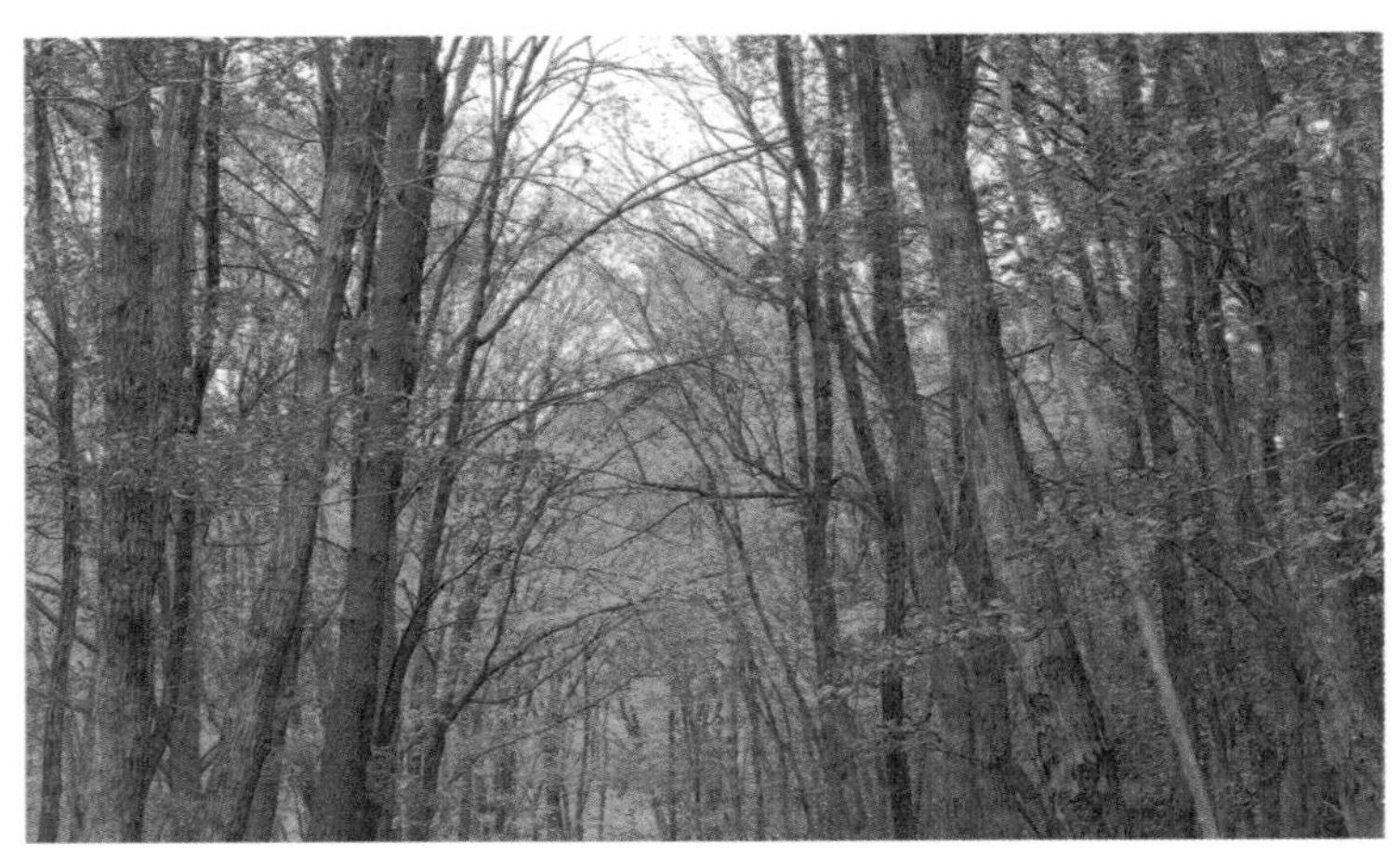

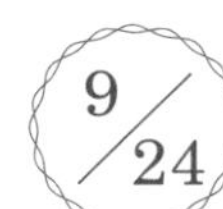

訳もなく悲しいのは秋のせい

急に肌寒くなって、日が落ちるのが早くなり、落ち葉がハラハラと落ちて、秋はなんだかセンチメンタルになりますよね。中医学でも秋は「悲」という感情と関わりが深いとされ、突然、訳もなく悲しくて涙がポロポロ出たり、理由もなく不安を感じやすくなります。秋に悲しくなるのは、ある意味、仕方がないのです。

つらくなる前に、精神を安定させる「安神（あんじん）」の食材をとりましょう。部屋を温かくして過ごすと、気持ちもほっこり。大丈夫。悲しいのは季節がそうさせているだけですよ。

安神食材

- 玄米
- 小麦
- アーモンド
- ちんげん菜
- いわし
- ゆり根
- 牡蠣
- 紅茶
- ワイン など

9/25

空咳に梨ラッシー

この時期に楽しみたい梨のレシピを2つ紹介します。

エアコンや秋の乾燥でのどがイガイガしたり、空咳がでるなら「梨ラッシー」で潤いチャージ。肺（はい）を潤したいときは、白い食材をとりましょう。ヨーグルトも梨も白い潤い食材。梨の水分でさらりと飲めて、時々シャリシャリ。

体を冷やしたくなかったら「梨アールグレイ」に。よい香りで気が巡り、紅茶の安神（あんじん）効果は秋にぴったり。

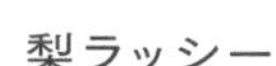

潤いチャージに…

梨ラッシー

梨半分とヨーグルト100g、お好みではちみつとレモン果汁を入れてミキサーにかける。

梨アールグレイ

切った梨をはちみつとレモン果汁で和え、アールグレイの茶葉をまぶす。

体を冷やしたくなかったら…

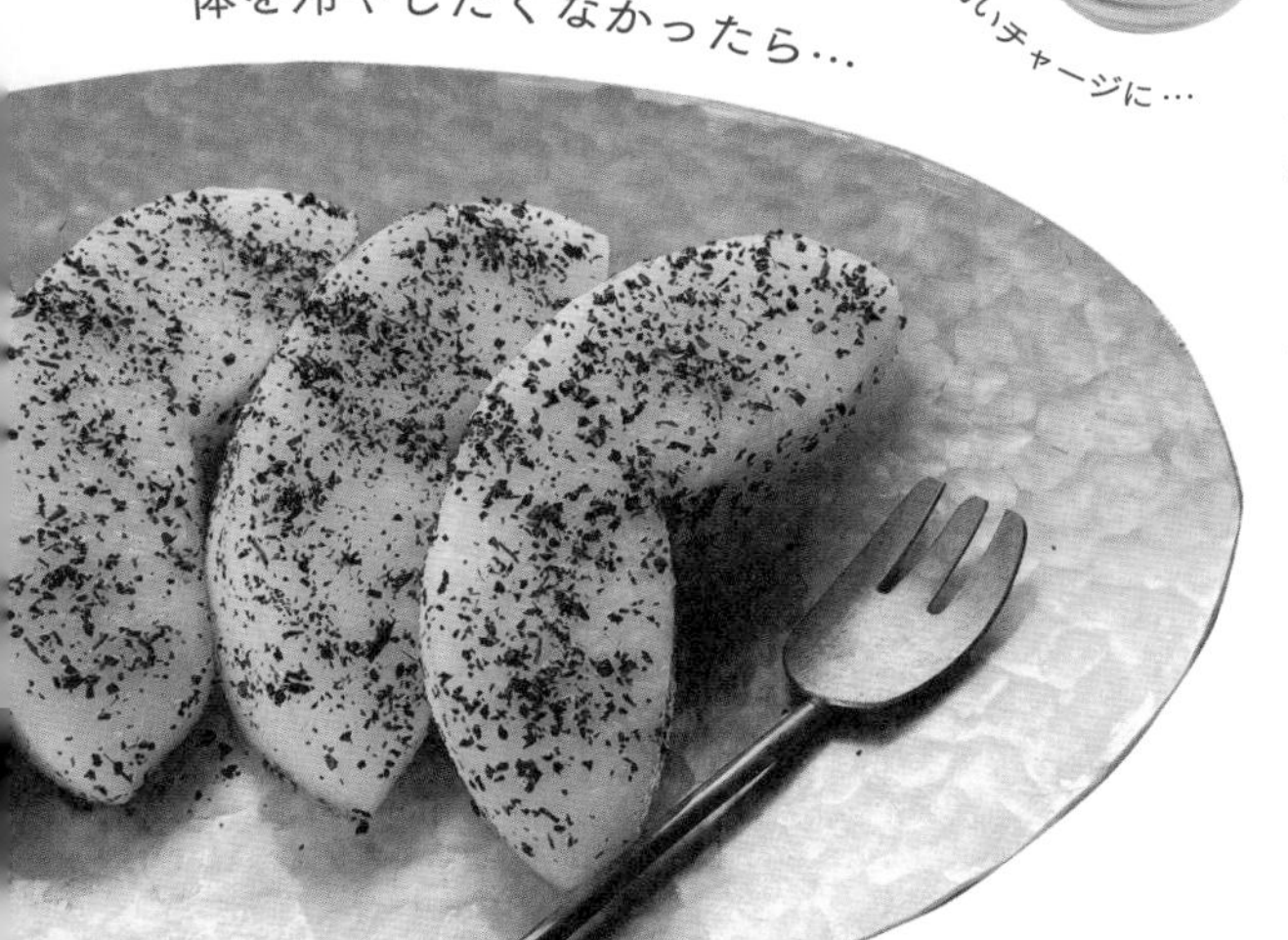

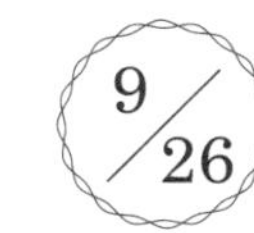

秋は加湿器で家電養生

湿度が体に与える影響は思った以上に大きいもの。秋は徐々に乾燥が進むので、空咳、便秘、肌のカサつきなどの症状が出やすくなります。そこで利用したいのが加湿器。おすすめはスチーム式。温かい蒸気で部屋の空気がほっこりと柔らかくなる感じ。お気に入りの加湿器を見つけて、乾燥対策をしてくださいね。

9/27

便秘に人差し指スリスリ

肌の乾燥とともに、腸も乾燥し、便がコロコロと固くなって便秘に悩む時期。体を潤す食材もとりつつ、人差し指スリスリマッサージをしましょう。人差し指の親指側を優しくスリスリとこするだけ。ここには大腸の経絡（けいらく）が通っていて、刺激すると腸の働きが高まり、便が出やすくなります。いつでもどこでも手軽にできますよ。

9/28

旬のきのこで回復

秋の味覚のきのこは補気食材。好きなきのこをたっぷり使って「きのこの元気もりもりマリネ」を作ってみて。補った気は、巡らせることで体が元気になりますが、このマリネは柑橘の果汁を加えるので、きのこで補った気を巡らせることができます。

秋はきのこの他にお米やいも類や栗など補気食材がおいしい季節。夏バテの頃に、補気のものが旬を迎える。

自然って本当に優しいですよね。

きのこの元気もりもりマリネ

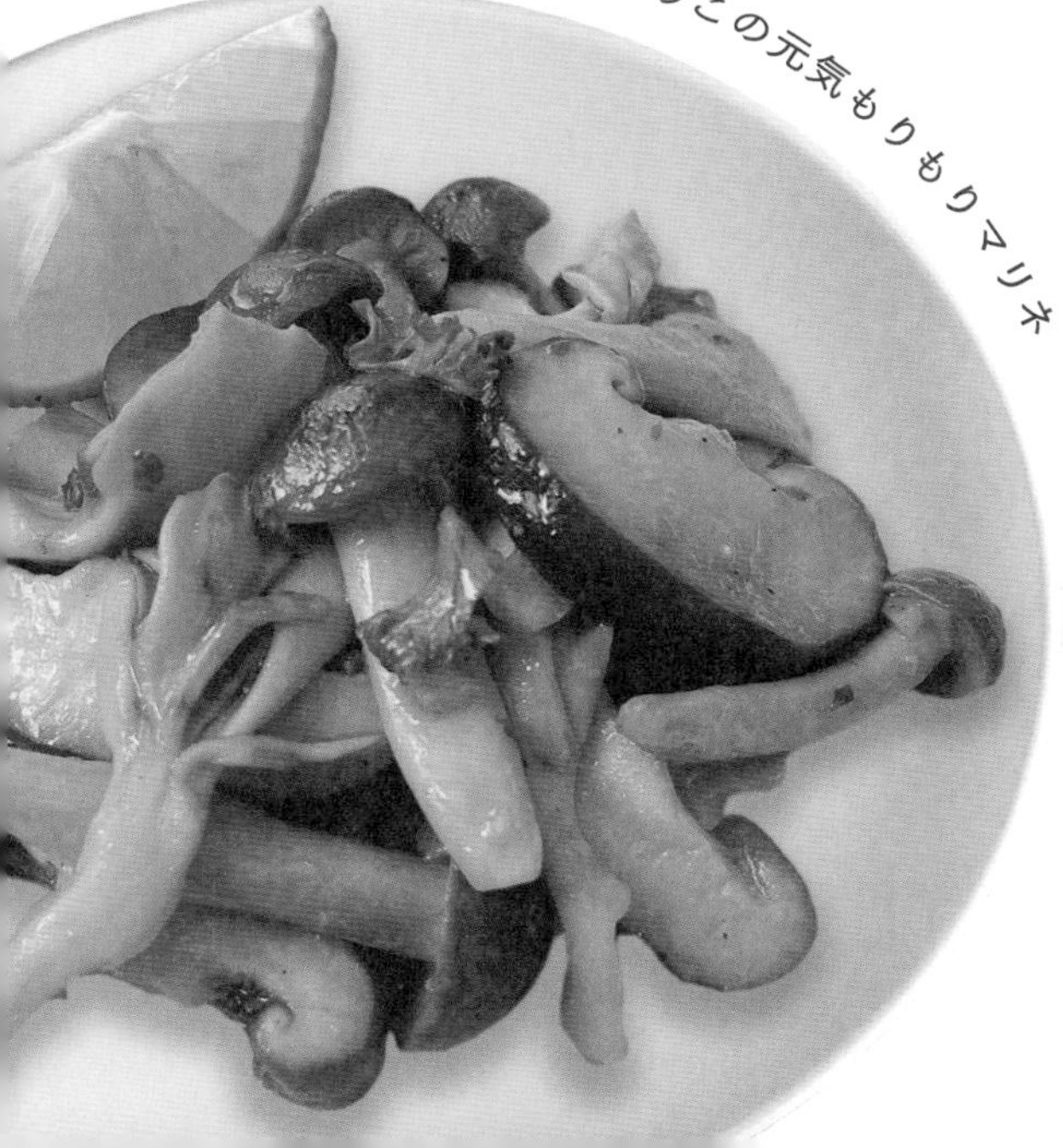

①粗みじん切りのにんにくをオリーブオイルで炒めて、お好みのきのこをたっぷり加える。時々軽く混ぜ、焼き色がつくまで中火で炒める。

②しんなりしたら塩コショウで味を調え、柑橘の果汁大さじ1と1/2、オリーブオイル大さじ1、パセリを和えて仕上げる。

薬膳的きのこの選び方

きのこは基本的には補気食材で、種類別に効能が変わります。いろんなきのこを切って冷凍しておくと便利ですよ。

・しいたけ…補気の力が特に強い
・まいたけ…利尿、健脳
・マッシュルーム…イライラ解消
・白きくらげ、えのき…潤い補給
・黒きくらげ、しめじ…補血

疲れたらきのこを食べましょう。

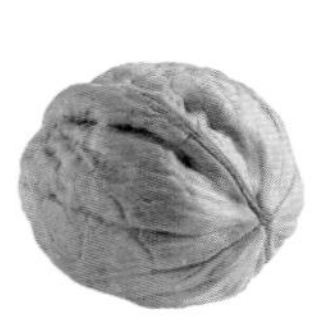

9/30

くるみで健脳

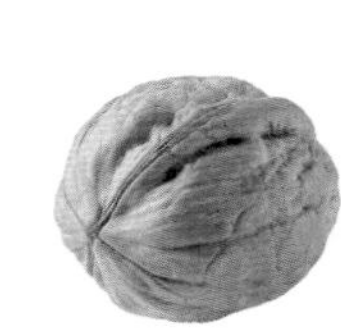

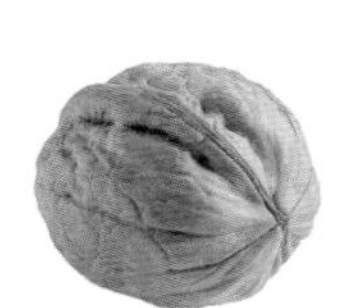

薬膳的に、くるみには脳を健康にする「健脳」効果があります。昔の人は、くるみの形が脳に似ているからという理由で健脳に用いていたそうですが、現代の栄養学でも良質の油であるオメガ3脂肪酸を多く含むことから、脳の機能を高める「ブレインフード」とされています。何千年も前からそれがわかっていたなんて、中医学ってすごいですよね。受験生のおやつにもおすすめです。

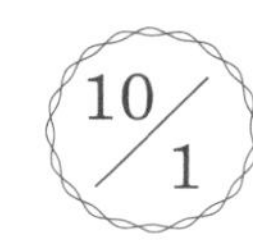

コーヒーは体を温める

コーヒーは体を冷やすと思われがちですが、薬膳的には温性で、体を温める飲み物です。とはいえ水分なので、飲み過ぎると体に余分な水がたまって、冷えの原因になります。

薬膳的な効能としては、脳の健康によく、強心作用、利尿作用もあり、物忘れやむくみ、倦怠感の改善におすすめです。リラックス効果も高いので、ストレスを感じたら香りを楽しみながらホッと一息つきましょう。お酒の解毒作用もあるので、二日酔いの解消にも。ただし、不眠や胃腸の不調がある人は控えめに。

カフェラテ中毒さん

ブラックコーヒーは苦手だけど、カフェラテは毎日、なんて話をよく聞きます。ミルクなどの乳製品やたっぷりの砂糖は、湿をため込み、むくみや重だるの原因に。時にはミルクを甘酒や豆乳に代えてみて。少し体の負担を減らせます。

10/2 疲れにくい歩き方

気功の先生から「疲れにくい歩き方」を教えてもらったことがあります。単に「胸から足が生えてると思って歩く」だけ。これを意識するだけで、階段や坂道もラクに上れるのでビックリ。

体が重いときや、歩くのがだるく感じるときなどに、騙されたと思ってやってみてください。

これで秋晴れの日に歩くと気持ちいいですよ。

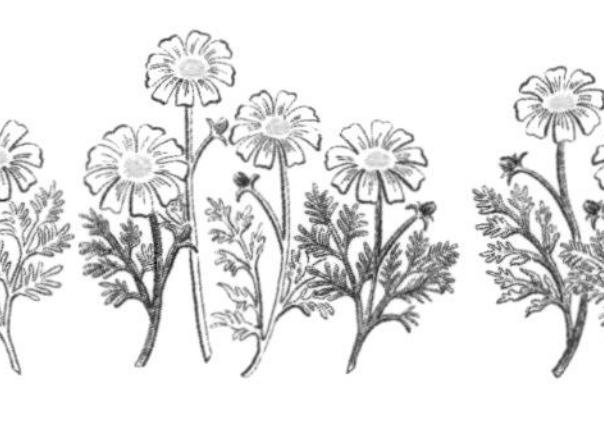

10/3 はちみつ養生

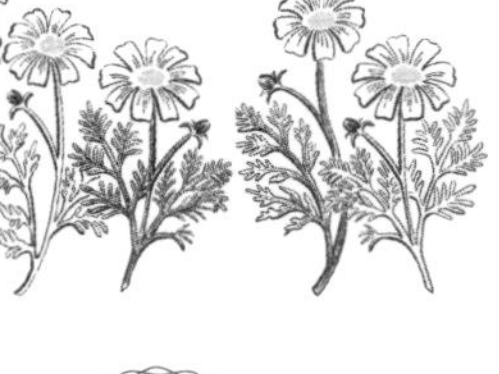

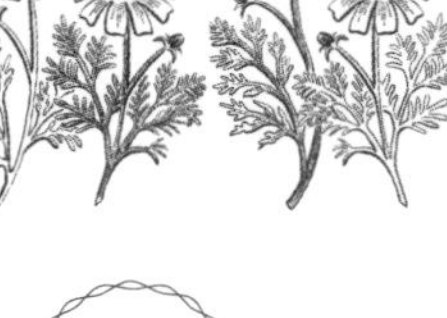

薬膳ではちみつは、肺(はい)を潤す、咳を止める、腸を潤して便秘を改善する、皮膚を潤す、解毒、疲労回復と、さまざまな効能があるとされています。優しい甘味によって、気持ちを落ち着かせる効能もあるので、ほっとリラックスしたいときにとりたいですね。

空咳や、乾燥による不調が気になる人は、コロコロ便タイプの便秘など、甘味を砂糖でなくはちみつに代えるといいですよ。ただし、舌苔べったりで体が重だるい人は控えましょう。

① 皮むきしたたまねぎ2個のお尻に十字の切込みを入れ、丸ごと鍋に並べる。
② 水1L、鶏がらスープ大さじ2、きざんだ黒きくらげを加え、蓋をして40～50分煮込む。
③ 竹串がスッと刺さるくらい火が通ったら、黒酢大さじ5、ごま油少々で味を調える。刻んだパクチーをトッピングで完成。

時短の際は
たまねぎを刻んで！

まん丸たまねぎの黒酢 酢辣湯風スープ

10/4

たまねぎと黒酢でシミくすみ改善

夏にできてしまったシミや、気温が下がって血の巡りが悪くなった事によるくすみが気になる。そんな悩みには、「まん丸たまねぎの黒酢 酢辣湯風スープ」。

たまねぎと黒酢は、どちらも気や血を巡らせ、体を温める食材。血を補って巡りをよくし、ザラザラ肌やシミの改善にいい黒きくらげも入れましょう。ラー油を少し垂らしてもおいしく、ポカポカ巡らせる力がアップします。

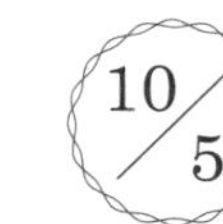

秋の乾燥には水分よりも潤い食材を

燥邪(そうじゃ)の季節である秋には、乾燥が急に進みます。口やのどの乾燥、空咳が気になって、ついつい水分を多くとってしまいがち。

この手の乾燥は水分をとっても改善されません。一瞬潤っても、すぐに乾いてまた水を飲む。すると、とりすぎた水分が体内に停滞してむくみ、重だるさの原因になってしまいます。

こんなときは、豆腐、フルーツ、瑞々しい野菜などの潤い食材で体を内側から潤すと、口やのどの渇きが改善されていきます。はちみつレモンや三杯酢などの甘酸っぱい味も「酸甘化陰(さんかんかいん)」といって、薬膳では潤いを生み出す組み合わせ。

体は食べたものでできている

食べ物は、体を動かす燃料に過ぎないと思うかもしれません。でも、今食べたものが1ヶ月半後に、自分の肌になっている。そう考えると、脂っこくてギトギトしたものや、添加物まみれのお菓子を毎日食べるのはどうなのでしょう。

食べるもので体は確実に変わってきますよ。

10/7

漢方相談で不調の原因を知ろう

なんとなく不調を感じているけれど、自分に合う養生法がよくわからない。そんな不安があったら、まずは一度、漢方薬局に相談してみるのもおすすめです。

漢方薬はドラッグストアでも手軽に手に入りますが、合わないものを使うと効果を感じなかったり症状が悪化する恐れがあります。

同じ症状でも、原因や体質の違いで処方される漢方薬は変わります。

特に漢方相談では、何が不調の原因になっているかを見極めていくのが大きな特徴です。不調の原因を自分でも知ることで、生活習慣を見直すなど根本から改善していけます。実はこれが一番大切で、漢方相談のゴールは、漢方薬を飲むことではないのです。

こんな小さな不調で相談してもいいのかな？ なんて思わずに、気軽に相談してみてくださいね。

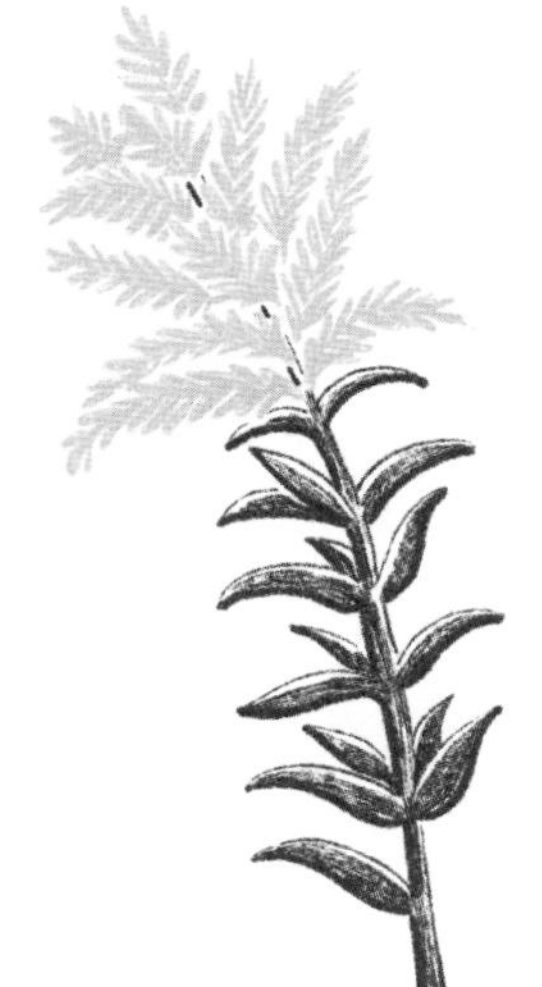

寒露（かんろ）から秋晴れの日が増える

二十四節気の「寒露（かんろ）」の頃。草木に冷たい露が降りる頃という意味です。この時期は、空気が澄んで秋晴れの日が多くなるとともに、次第に空気の乾燥が進み、体にも乾燥による不調が増えます。

本来、秋は胃腸が元気になり体調も整いやすい季節ですが、「悲しい」という感情と関わりが深い季節でもあります。訳もなく落ち込んでしまったり、突然涙が出ることも。日向ぼっこで情緒を安定させてくださいね。

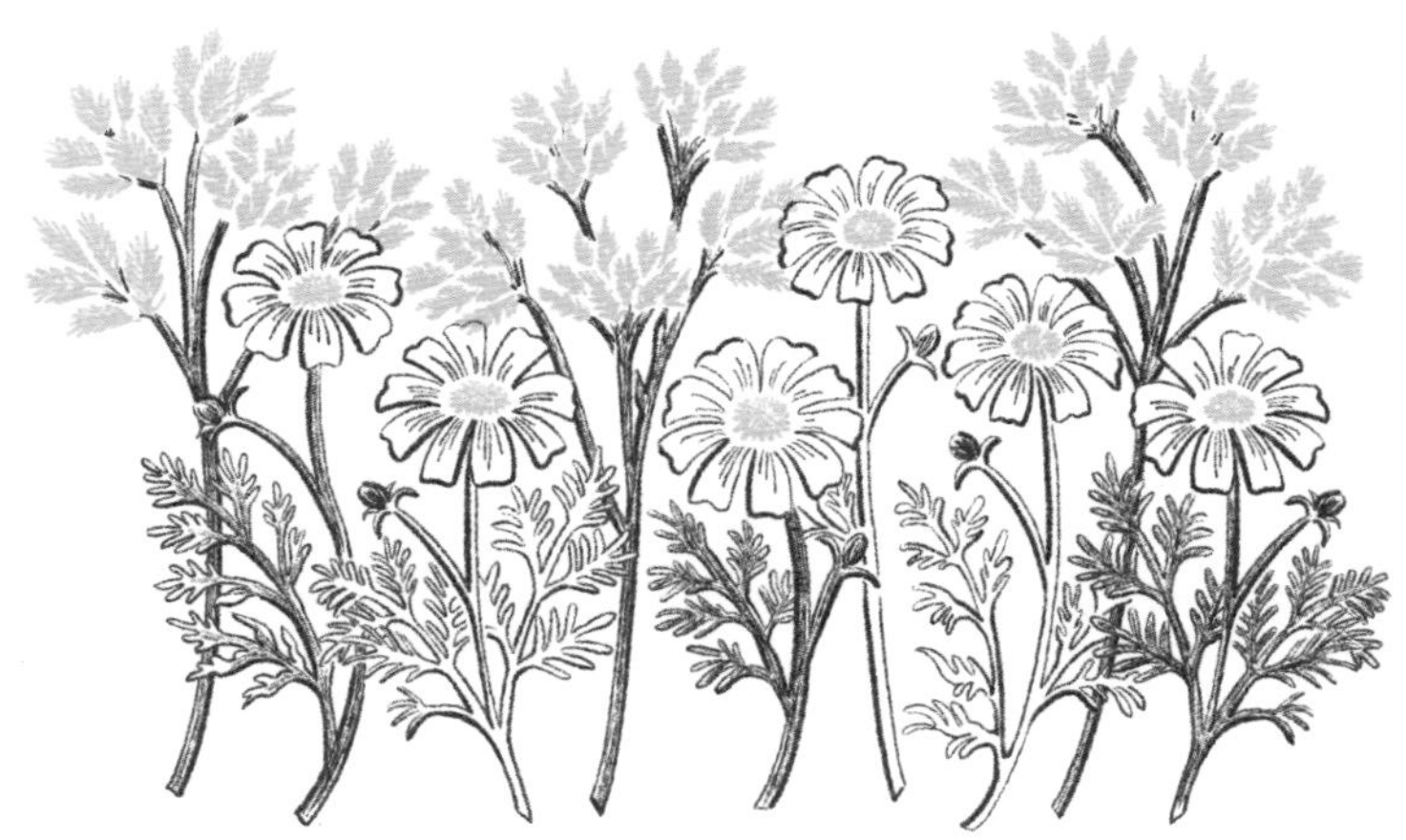

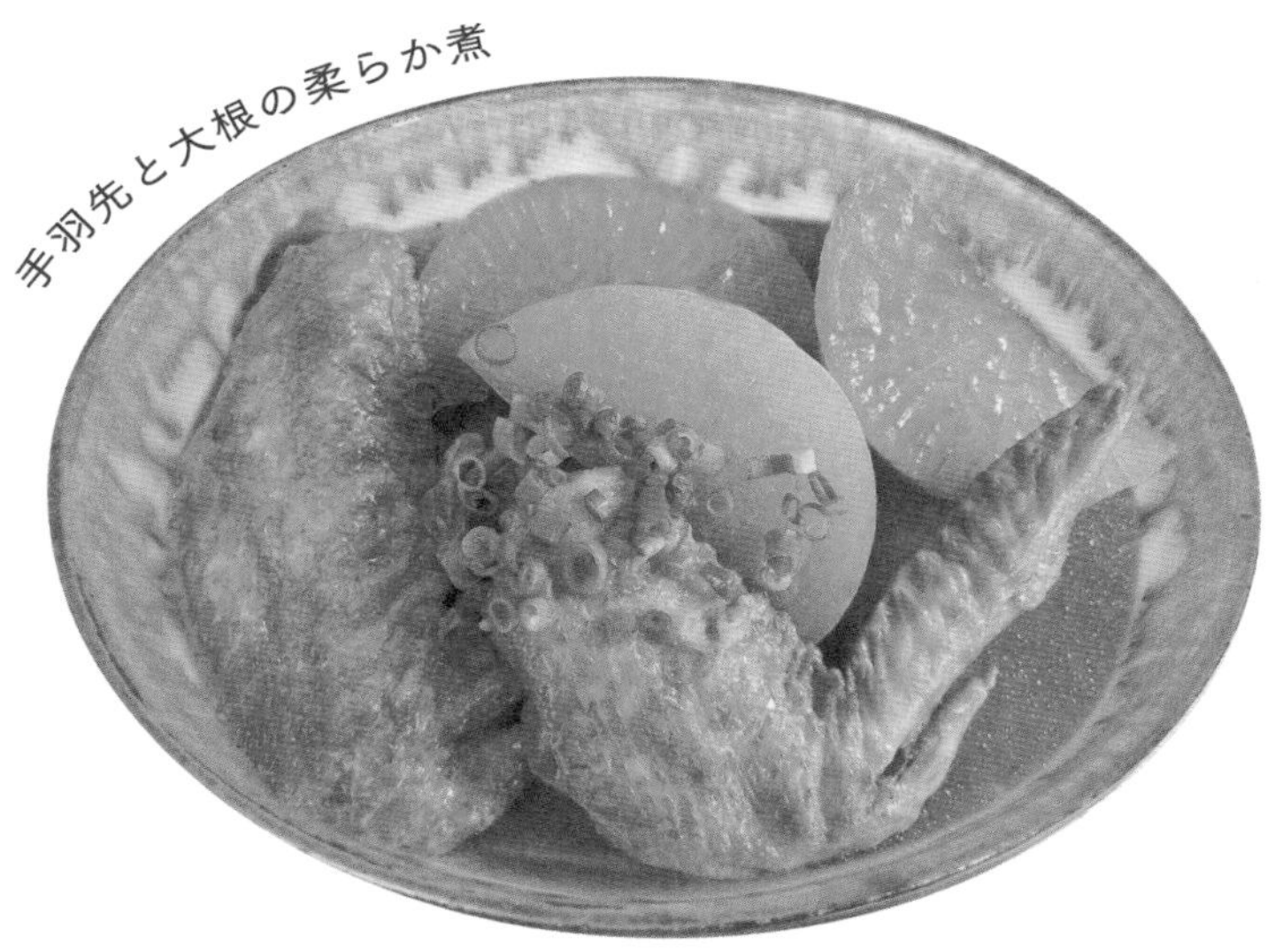

① 大根を半月切りにする。
② 鍋に大根と手羽先を並べ、水をひたひたまで入れる。醤油、酒、みりん、酢を各50ml加え30分程煮込む。酸味が苦手な人ははちみつを少しだけ加えるとマイルドになります。

10/9

手羽先でプルプル肌

薬膳では、自分の体と同じ部位のものを食べると、その部位の働きを補えるという「似臓補臓（いぞうほぞう）」という考え方があります。肝（かん）の機能を高めるならレバー、心（しん）ならハツを食べるとよいということです。

皮膚の乾燥にはコラーゲンたっぷりの皮つきの手羽先で「手羽先と大根の柔らか煮」を作りましょう。酢は血行不良によるシミやくすみの改善にも効果が。柔らかくてプルプルの手羽先と、その出汁を吸った大根が最高においしい一品です。

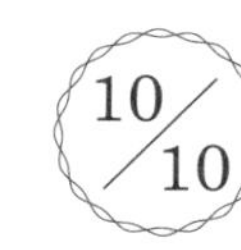

ぷるぷる美肌に白きくらげ

薬膳を学ぶと、「潤い食材」で必ず出てくる白きくらげ。プルプル食感で白きくらげそのものには味がないので料理にもデザートにも使いやすいのがうれしいですね。

たっぷりの水で戻して、圧力鍋で10分程トロトロになるまで煮ると、潤い効果がアップします。普通の鍋なら弱火でコトコト1時間。たくさん煮て小分け冷凍すると、スープやデザートにすぐ使えて便利ですよ。

白きくらげの潤い効果は、国産よりも中国産のほうが高いとされます。食材や生薬は産地も重要なのです。

10/11

空咳にカモミールとりんご

電車やエレベーターの中でケホケホ空咳が止まらなくなるとつらいですよね。そんなときは「カモミールアップルティー」を飲んでみて。ひと口大に切ったりんごにカモミールティーを注いで蒸らし、りんごの香りが立ったらできあがり。お好みではちみつを。りんごはのどを潤してくれる果物。カモミールには消炎、鎮静効果のほか、体を温める効果、安眠効果もあるので、風邪を早く治したいとき、咳で眠れないときにもぴったり。飲んだら早めに寝てくださいね。

便秘に黒きくらげ

黒きくらげは、身近な食材の中でも不溶性食物繊維（p98）が断トツに多いうえ、水溶性食物繊維も含まれ、腸内環境を整えてくれる食材。

薬膳的にも肺を潤す効果があるとされていますが、肺と大腸は表裏関係なので、腸も潤い、便秘改善に高い効果があります。肺や大腸は肌とも関わりが深いので、お肌も潤い、補気、活血効果もあります。

そんな万能食材をたっぷり食べられるのが、「黒きくらげともやしのナムル」。もやしには、解毒作用や利尿作用があるので、むくみが気になる人にもおすすめ。胃腸の元気がなくても、モリモリ食べられます。

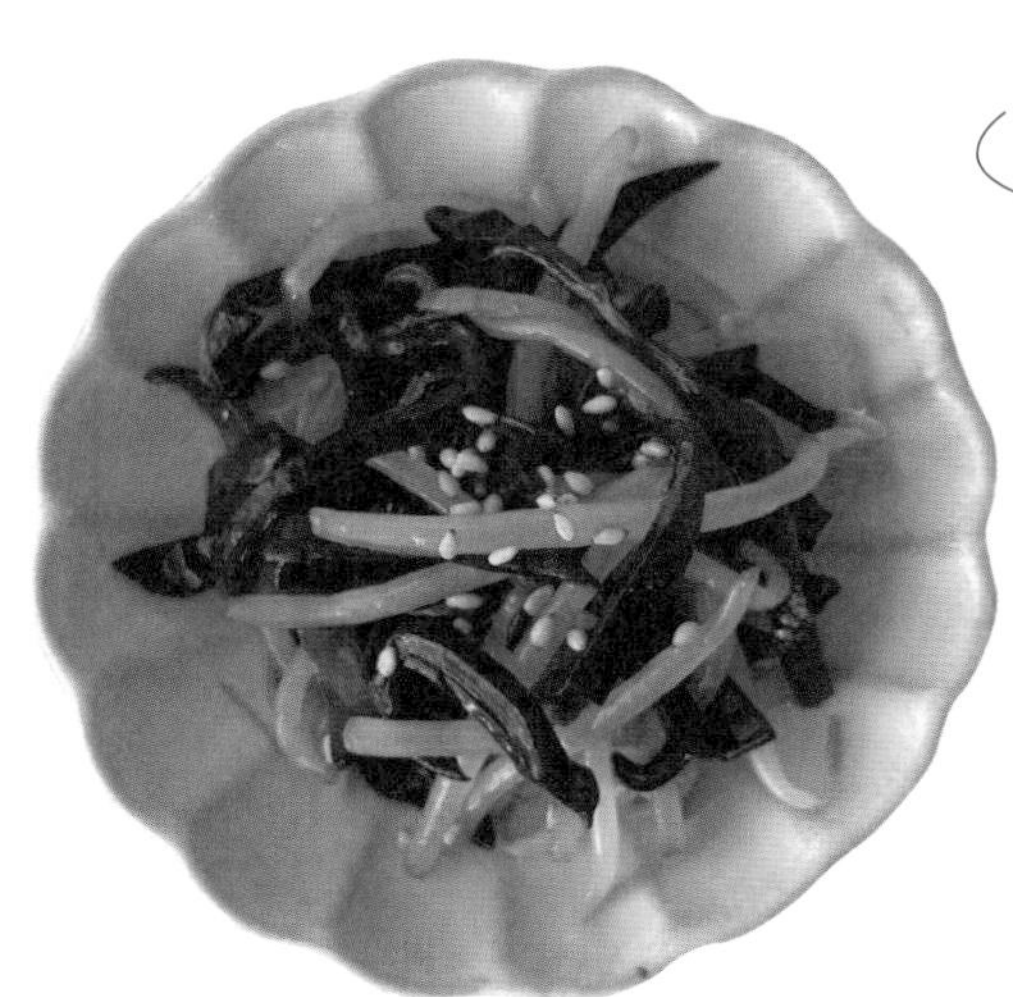

こりこり
しゃきしゃき

黒きくらげともやしのナムル

① 黒きくらげを水で戻し、サッと湯通しして千切りにする。もやしを洗ってサッと湯通しし、冷水で冷やす。
② ボウルに①を入れ、酢、醤油、ごま油、鶏がらスープ、すりおろしにんにく（少々）で和える。お好みで白ごまをかける。

秋の花粉症にティートリーの香り

肺の防御機能が落ちやすい秋は、花粉などの外的刺激に敏感になりやすい季節。こんなときは「ティートリー」の精油がおすすめ。

中医アロマでは、ティートリーは肺系の精油なので、取り入れて肺が元気になると肌のバリア機能も高まって、花粉症による肌荒れ防止や改善につながります。

コップ1杯の水にティートリーの精油を1滴垂らしてうがいをするのもいいですし、マスクの端っこに精油をちょこっと付けると、鼻やのどがスッキリします。また、精油を垂らしたティッシュをちぎり、掃除機に吸わせると排気から精油の爽やかな香りがして部屋の空気もスッキリ。

10/14

寒くなると増える頻尿、夜間尿

この時期に起きやすい頻尿。原因は、飲食や外気による体内の冷えや、過労による尿をためる力の不足など、人によってさまざま。

夜間尿の相談も増える時期です。こちらは、寒さで膀胱と関わりの深い腎が弱っていたり、眠りが浅くて尿意を感じやすくなっている、などの原因が考えられます。

どちらも、まずは水分の摂取量や飲食の内容を見直し、体を温める食材を取り入れましょう。お好きなアロマで眠りを深めるのも効果的です。

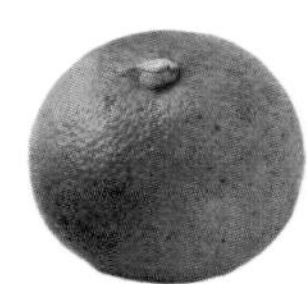

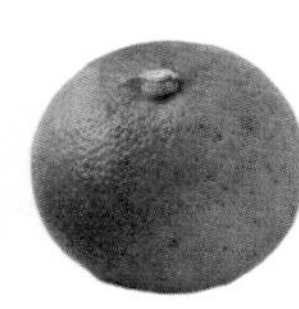

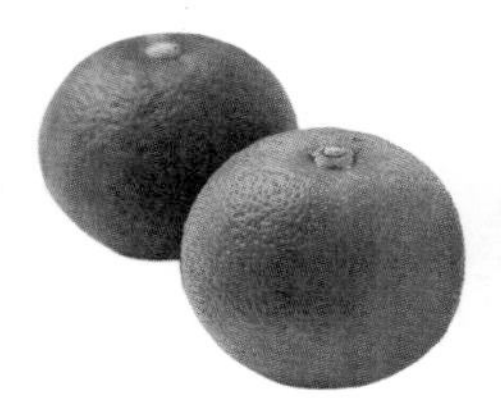

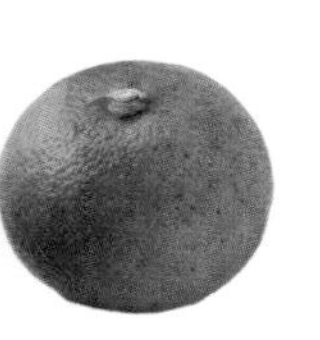

10/15

柿に香りをまとわせる

柿は、のどを潤し、利尿作用もある果物。そのまま食べても十分おいしいですが、さらにおいしい食べ方が「すだち柿」。カットした柿に、すだちをフワッとまとわせるだけ。口に入れた瞬間、すだちがスンと香り、爽やかな酸味の後に柿の甘さがジュワー。ただ甘いだけじゃない、香りのヴェールをまとった華やかな柿です。

香りは気を巡らせるのでストレスを受けてもスルンと受け流せるようになります。香りを味方につけてごきげんな毎日を。

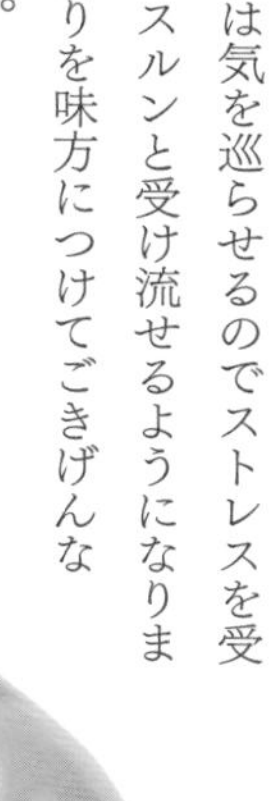

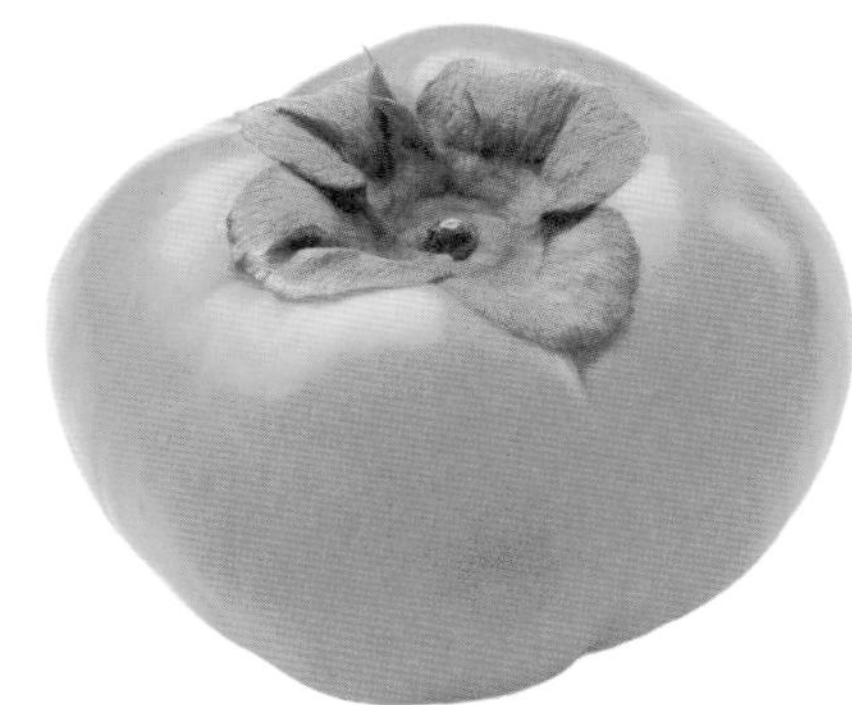

疲れた日は米を食べよう

お米は薬膳で胃腸を健康にし、元気を補う食材の代表です。旧字体の「氣」という字の中は米。米は元気の源なのです。

胃腸が弱い人は、もちもち系のコシヒカリより、さっぱり系のササニシキやあきたこまちのほうが胃腸への負担は少なめなのでおすすめ。消化にやさしく食後眠くなりにくいですよ。

糖質オフがブームになってから疲れの漢方相談が増えたのは、お米を食べない人が増えたからかもしれません。疲れた顔では、いくら痩せても美しく見えませんよね。昔からお米の産地には美人が多いとも言われています。お米、食べてくださいね。

10/17

まずはスープから食べよう

中国には「ごはんを食べるときはまずスープを飲む。これは神様の処方より勝る」ということわざがあります。胃腸を温め、元気にして、消化液の分泌を促進して、満腹感を早く感じられ、食べ過ぎを防ぐ効果が期待できるからです。

ランチがお弁当やおにぎりだけなら、インスタントでもいいので、スープやお味噌汁をプラスしてみてください。これだけで胃腸不調が改善した、なんて方もいますよ。

10/18

寒さ疲れにじゃがいもと豆

気づかぬうちに寒さで疲れている時期には「じゃがいもと豆の補気補気スープ」で元気を補いましょう。じゃがいもも豆も補気食材。市販の蒸し豆を使えばラクチンです。温かいスープがおいしくて幸せを感じられるのは、この季節だからこそ。寒い季節もいいですよね。

① 鍋に油を熱し、みじん切りのにんにくを炒める。香りが立ったら、ベーコンを加えて炒める。
② 水を加え、たまねぎとじゃがいもを加え、煮込む。
③ 蒸し豆を加え、コンソメで味を調える。
※ お腹が冷えているときは、ブラックペッパーを足して。

食べごたえあり！

じゃがいもと豆の補気補気スープ

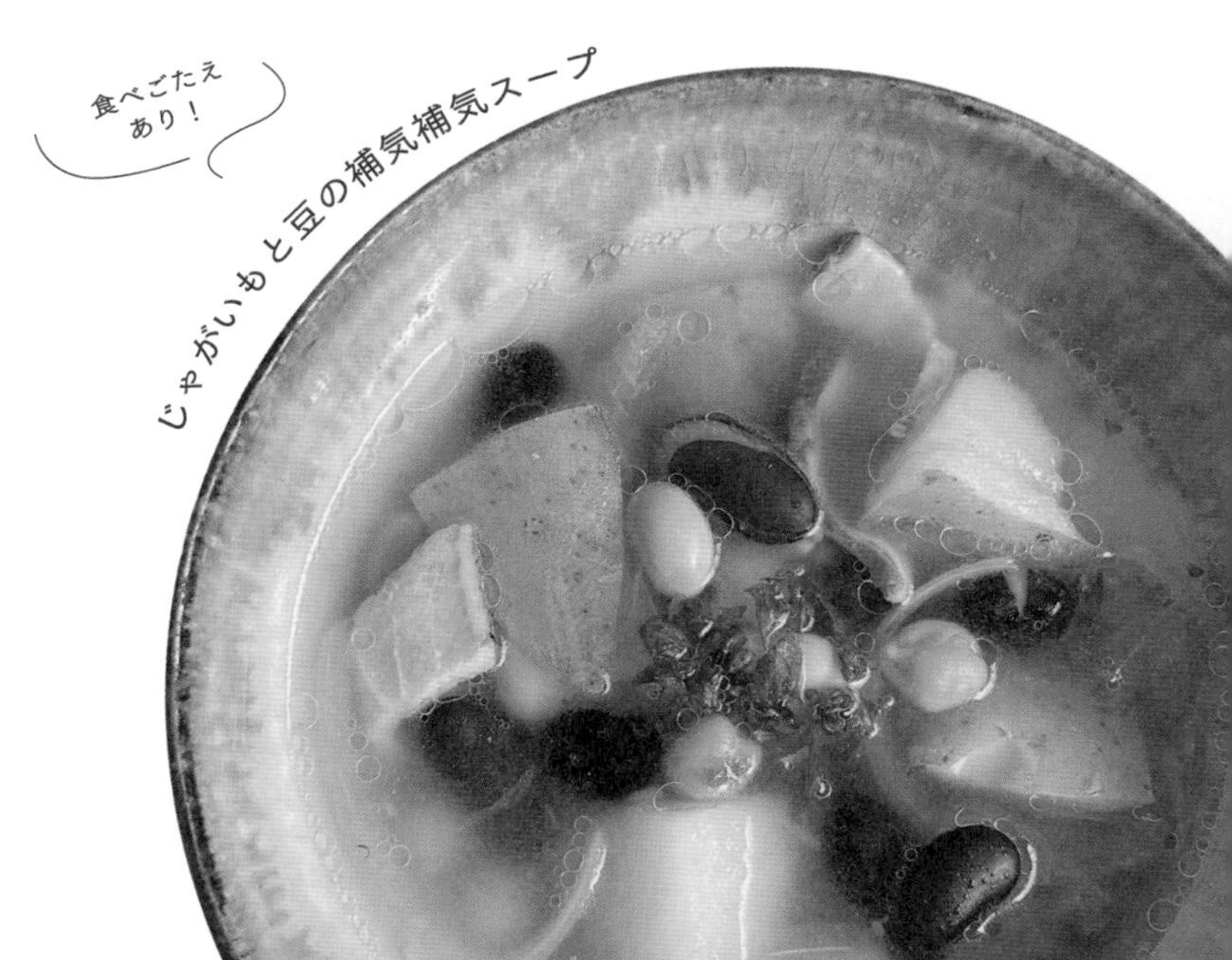

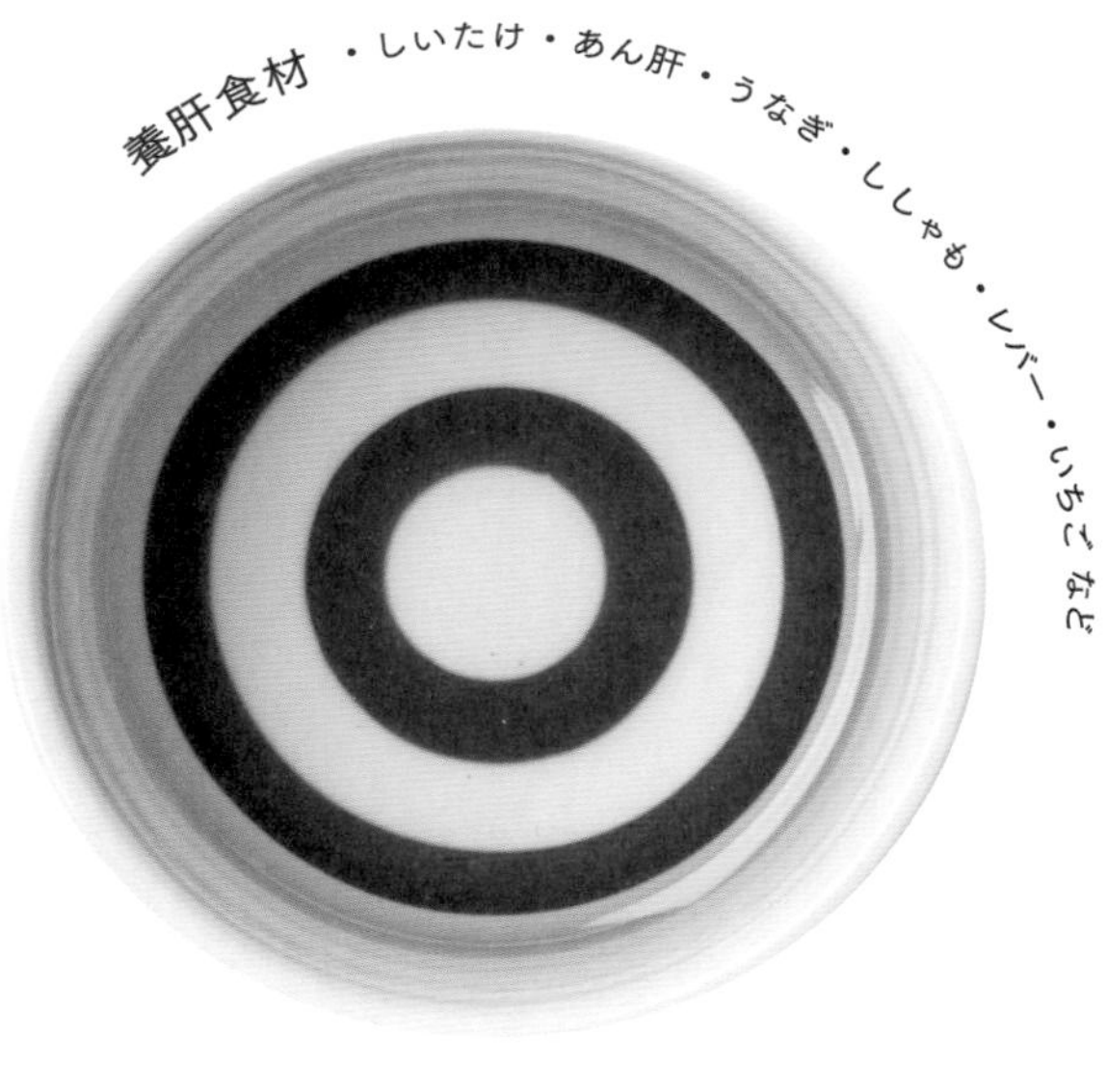

10/19

お酒と一緒に養肝食材を

お酒を楽しみたいときは、おつまみの選び方を工夫しましょう。肝の機能を活性化する養肝食材がぴったりです。

お酒は体に悪いものと思われがちですが、薬膳的に、お酒には体を温め、気血を巡らせ、寒さを散らし、痛みを止める効能があるとされています。

酒は百薬の長。「医」の旧字は「醫」、昔は酒の力を借りて治療していたからという説があります。とはいえ、飲み過ぎずほどほどにね。

※ビールは体を冷やすのでほどほどに。

10/20

たことトマトで肌のカサつき予防

空気の乾燥が本格化する冬に向けて、今のうちに肌にしっかりと栄養と潤いを届けて内側からケアしておきましょう。「たことトマトのしょうが焼き」がぴったりです。

たこは「生肌（しょうき）」といって、肌の再生を促し、整える働きがある最強の美容食材。血を十分に補って肌に栄養を届け、潤して整えるイメージです。トマトはたこの潤い効果と補血力を高めてくれるよい組み合わせ。青じそ（大葉）は、赤じそほど体を温めすぎず、解毒力が高いので、蕁麻疹やアトピー性皮膚炎の人にもいい食材。

たことトマトのしょうが焼き

① しょうがとにんにくのすりおろし、酒、醤油、みりんを混ぜ合わせ、たこのぶつ切りを加えて和える。
② フライパンで①を炒め、プチトマトを加えて、たれが煮詰まったら完成。千切りにした大葉をのせる。
※ しょうがとにんにくは極少量に。入れ過ぎると乾燥やかゆみ悪化の原因に。

10/21

「温める」と「冷やさない」は似て非なるもの

「温活」という言葉をよく耳にしますね。「温める」のは、体が冷えている人にはよいですが、向かない人もいます。イライラやほてり、皮膚炎、痛み、かゆみ、出血傾向があると、悪化する場合があります。

一方で、「冷やさない」は誰にでも合う養生法です。冷たい飲食をしない、冷房で冷やしすぎない、三首（首・手首・足首）を冷やさないといったことは、誰でも日常生活の中で気をつけておくといいことです。自分の体質が分からない場合は、「温める」より「冷やさない」を心がけてみてくださいいね。

10/22

ユーカリの香りで肺（はい）を癒す

お花屋さんに行くと、よくユーカリを買います。見た目にも香りにも癒されます。ユーカリは、中医アロマで、肺（はい）の経絡（けいらく）に対応する精油。秋は肺（はい）と関わりが深い季節なので、ユーカリの爽やかな香りをかいで深呼吸をすることは秋の養生になります。お部屋にユーカリがあると、空気が爽やかになっていいですよ。

10/23

霜降（そうこう）から黄色い食材を

二十四節気の「霜降（そうこう）」。朝晩の冷え込みが増し、地域によっては早朝に霜が降り始める頃です。紅葉も色づき始める時期ですね。

この時期は、冬が訪れる前に胃腸を元気に整え、エネルギー補給をしておくことが大事。補気でバリア機能がアップするので寒さにも強くなり、風邪をひきにくくなります。

かぼちゃ、じゃがいも、さつまいも、栗など、旬の黄色い自然な甘味のあるものを積極的に食べましょう。

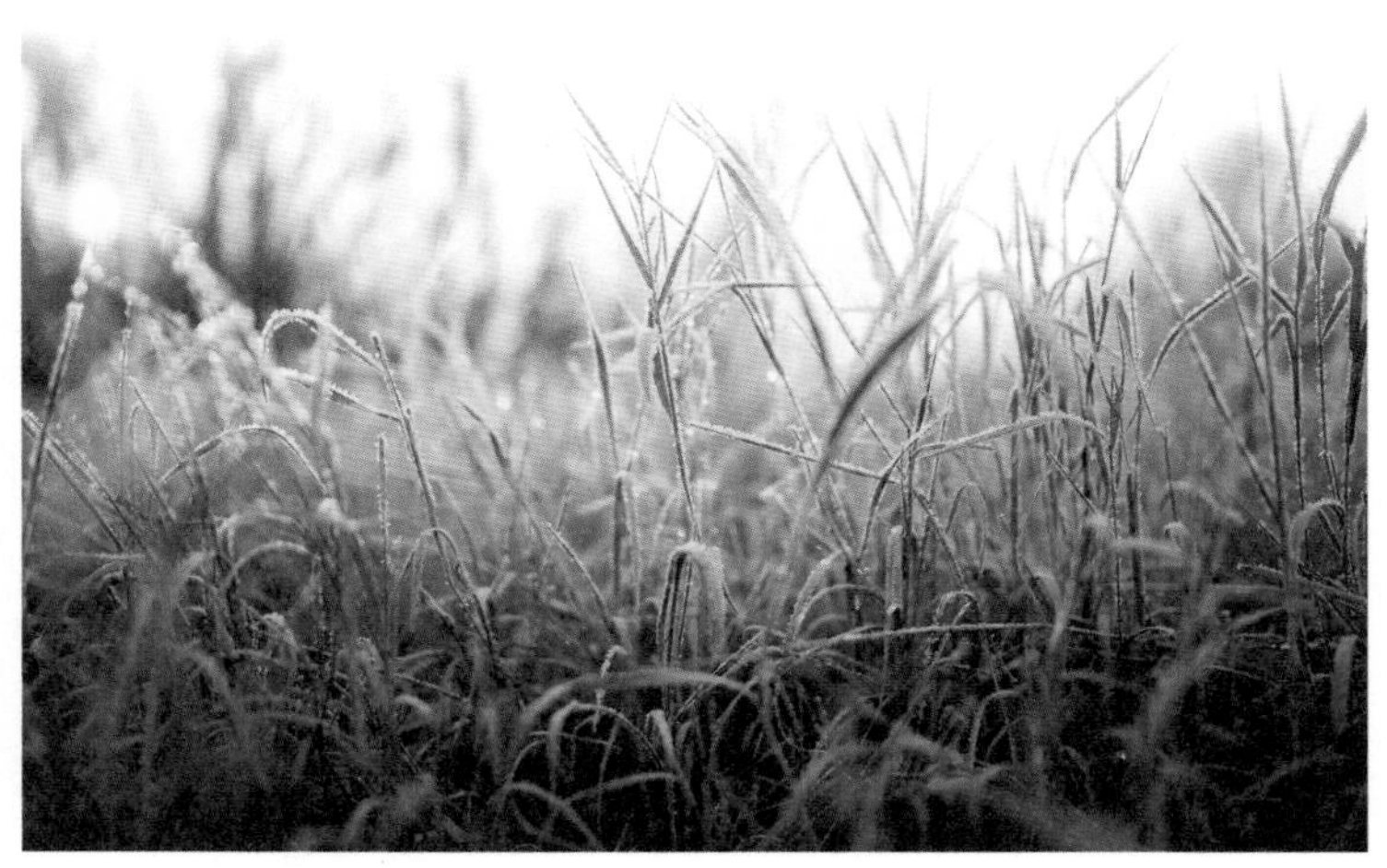

10/24

ツルツルなめらか美肌にアボカド

「アボカドと豆腐のやみつき美肌ナムル」で、ツルツルなめらか美肌になりましょう。アボカドと豆腐はもちろん、ごま油にも肌を潤す効能があります。お酢で血も巡るので、美肌効果抜群です。

『性味表』という薬膳の本には、たくさんの食材の効能効果が書かれています。その中で「美顔」と書かれているのがアボカド。女性がアボカドを好きなのは、本能的に欲しているのかもしれませんね（笑）。

アボカドと豆腐のやみつき美肌ナムル

① アボカドはひと口大に、豆腐はさいの目に切る。
② ボウルに以下を混ぜ合わせ、①と和える。

- すりおろしにんにく…1/2片
- ごま油、醤油、白ごま…各大さじ1
- 黒酢…大さじ2
- 鶏がらスープ…小さじ1

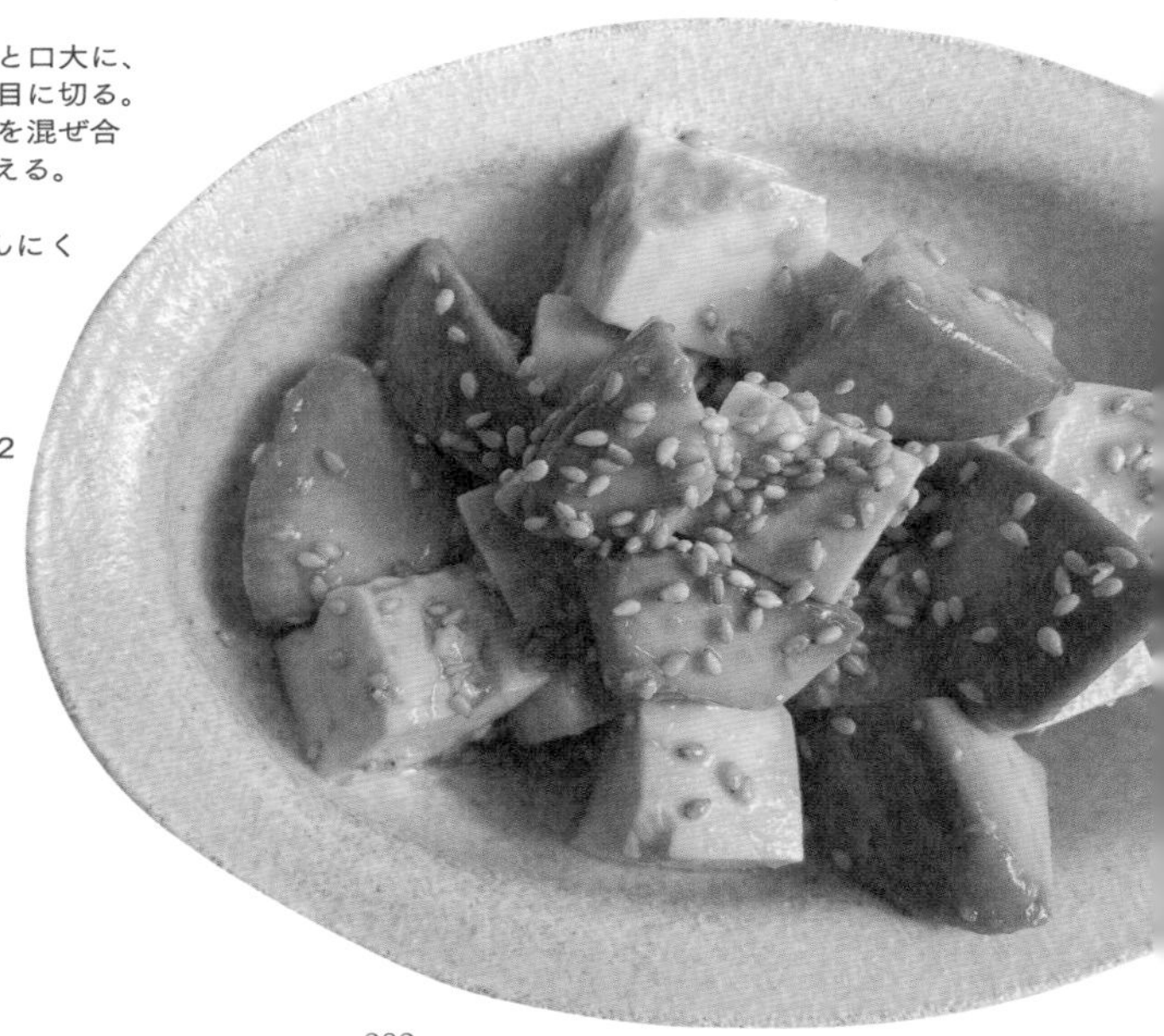

10/25

秋の抜け毛対策

秋は春の3倍も髪が抜けるといわれています。

夏の間に汗と共に血を消耗してしまったことが大きな原因。対策は、補血食材(p29)を積極的に食べて、できるだけ早く寝ることです。血を消耗しないよう、目を使い過ぎないことも大事な養生法。「百会（ひゃくえ）」のツボを押すのも効果的です。

百会

頭のてっぺんの、顔の正中線と両耳の先端をつないだ線が交差する場所。

10/26

かかと落としで老化予防

中医学ではかかとは腎（じん）と関わりが深いとされています。腎（じん）はエイジングに関係する部位。適度な刺激を与えて、老化症状を予防、改善しましょう。ゴースト血管の改善、白髪改善、薄毛予防、骨の強化が期待できます。

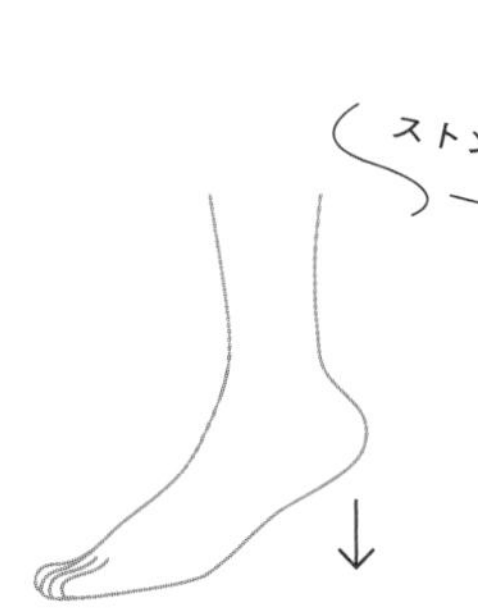

かかと落とし

背筋をまっすぐにしてつま先立ちから、すとんとかかとを下ろす。かかとが地面につくときに、自分の体重を伝えて「骨を刺激する」のを意識して。上げ下げを30回繰り返す。

※ひざなど関節に痛みがある時は控えてください。

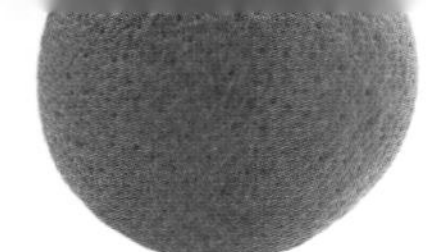

10/27

気虚便秘にさつまいも

胃腸が弱くて疲れやすい。お腹に力が入らなくて便秘がち。これは女性や高齢者に多い、気虚タイプの便秘。気が不足してお腹に力が入らず、便が押し出せない状態です。

こんな人にぴったりのおやつが、「さつまいものすだち煮」。さつまいもは、お腹に気を補って便秘を改善してくれます。気虚便秘の場合、腸に少しガスを作るほうが便を押し出しやすくなります。

いもでお腹が張りやすい人でも、柑橘類を合わせると気の巡りがよくなるので大丈夫。はちみつで、腸が潤い便がスルっと出やすくなります。

高級和菓子のような味わい

さつまいものすだち煮

① 水、はちみつ大さじ２を鍋に入れ火にかける。
② 3cm幅の輪切りにしたさつまいもを①に入れて並べ、輪切りのすだちを加えて弱火で20分。

すだちをかじりながら食べるとおいしい。

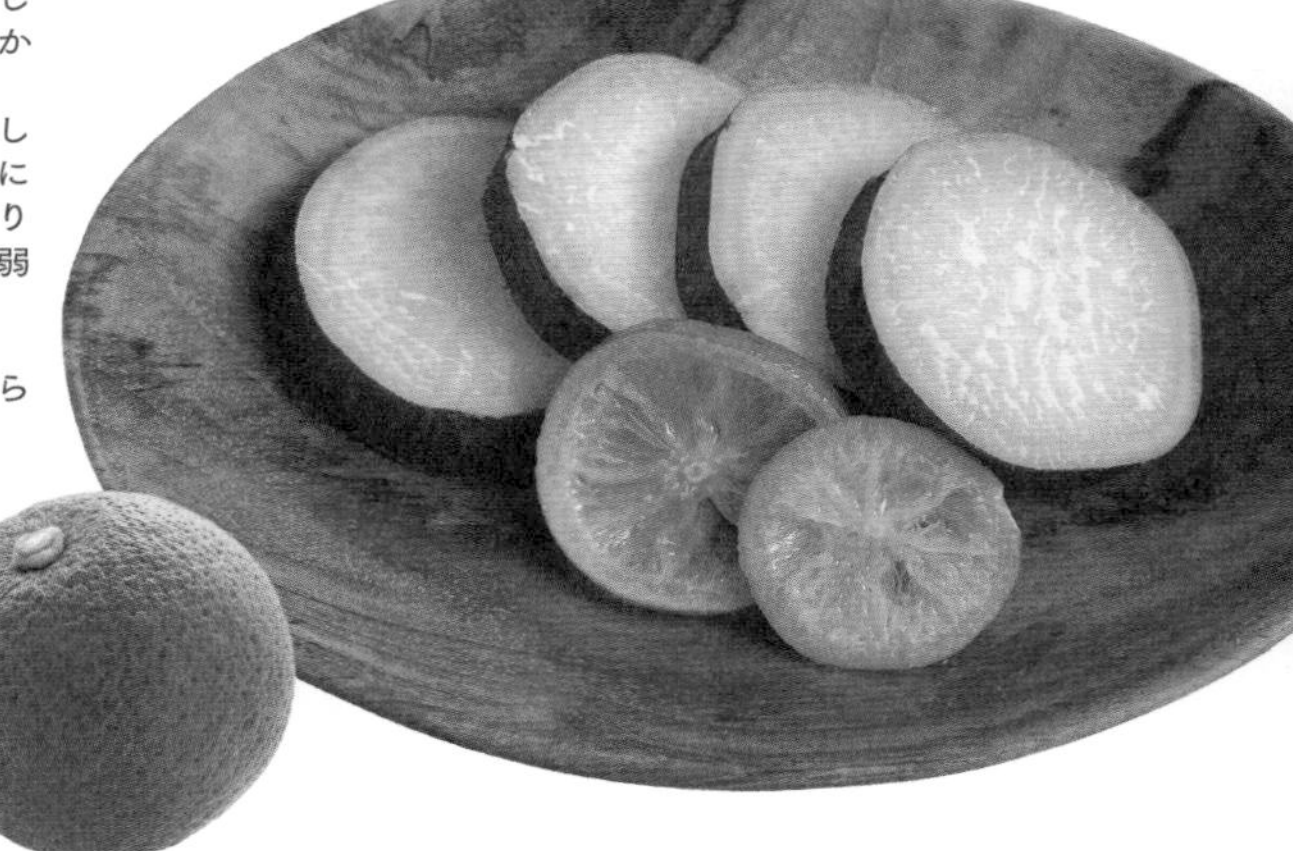

10/28

口の中の味で体調がわかる

・酸っぱい…長引くストレスによる肝（かん）の弱り、暴食による消化不良。消化を促しストレスケアができるレモン、すだち、ゆずを。

・口の中が苦い…ストレスによる肝（かん）の弱り。気を巡らせ熱を冷ますセロリ、グレープフルーツ、イチゴを。

・甘くてネバネバ…暴食による脾（ひ）の弱り。胃腸を元気にしつつ湿を排出する豆類、はとむぎ、キノコを。

・しおからい（鹹味）…寝不足などによる腎（じん）の弱り。腎（じん）を補いエイジングケアする黒豆、黒ごま、黒きくらげ、海藻類を。

・味を感じにくい（味が淡い）…胃腸の弱り。胃腸を元気にするいも、豆、かぼちゃを。

10/29

乾燥対策のオイルにゼラニウム

乾燥対策にいい精油が「ゼラニウム」。甘く柔らかな香りで、肌の老化や乾燥肌の対策のほか、ホルモンバランスを整える効果もあります。

中医アロマ的には、ゼラニウムはエイジングと関わりが深い腎（じん）に帰経（きけい）する精油なので、エイジングケアにもおすすめ。ホホバオイルで希釈してボディトリートメントに使ったり、バスソルトに混ぜて取り入れてみてください。

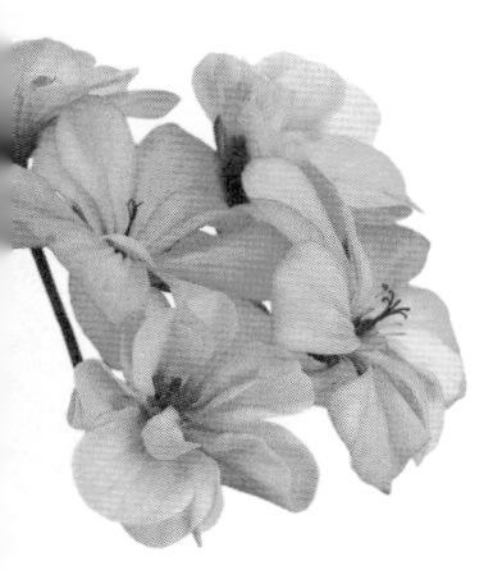

鼻水の状態で体からのサインを読み取る

鼻水の状態でも体からのサインを読み取ることができます。おすすめの食材やドリンクで対策しましょう。

黄色くてドロッとした粘り気のある鼻水

体に熱がこもっているサイン。目のかゆみや充血など炎症傾向になりやすいのも特徴です。辛いものや揚げ物のような炎症を生み出す食べ物は控えて、ミントや大根など体の熱を取る食材を。飲み物なら緑茶がおすすめです。

透明なサラサラした鼻水

透明なサラサラした鼻水がタラタラ〜ッと出てきてしまうなら、体が冷えているサイン。体を冷やさないように心がけ、内側から温めるにらやねぎ類などを取り入れて。飲み物なら紅茶を選びましょう。

※水分はとりすぎると鼻水が増えるので少量に

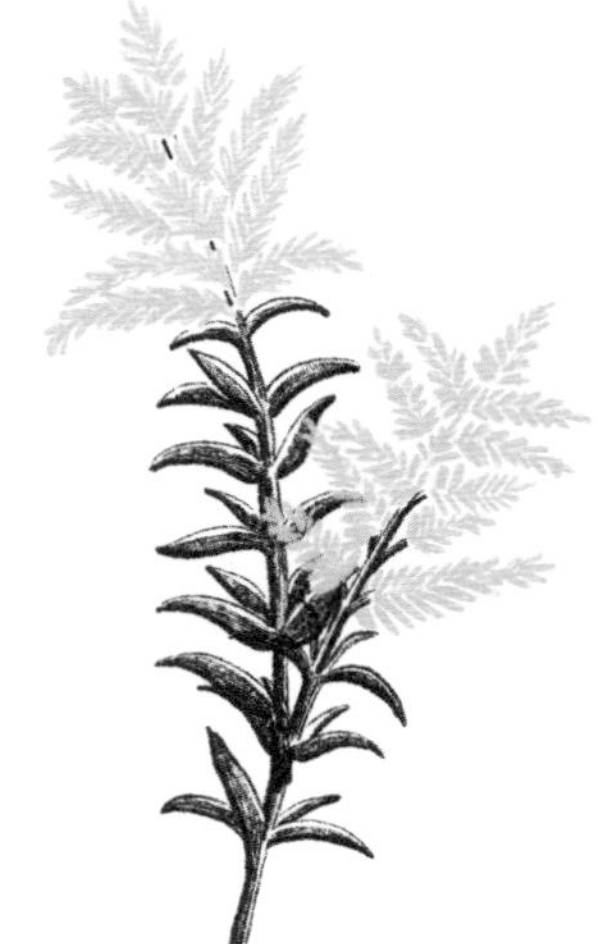

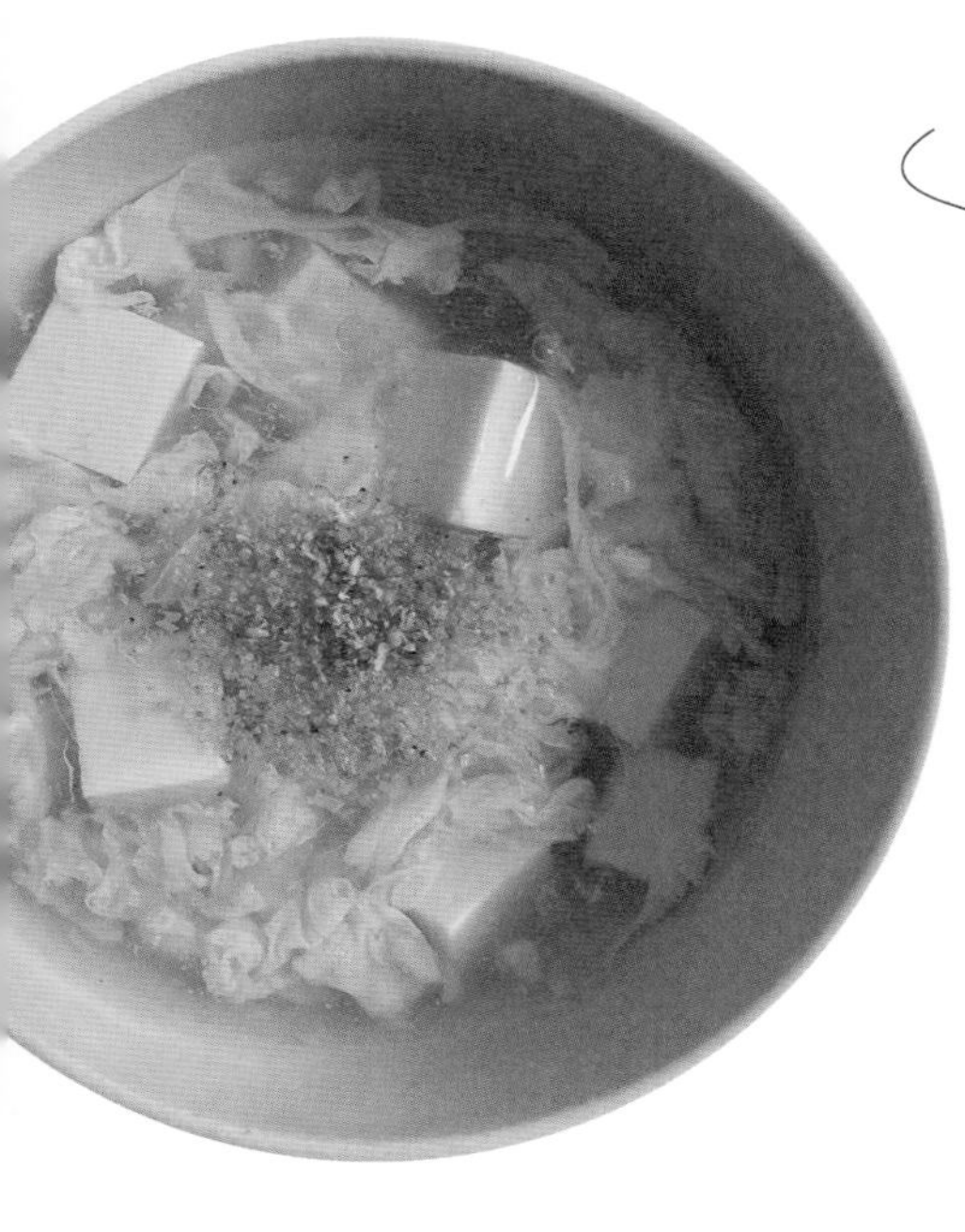

トロトロ卵と豆腐のスープ

① 鍋に湯を沸かし、鶏がらスープを加える。
② 片栗粉を加えてとろみを付けたら、溶き卵を箸に伝わせて少しずつ流し入れる。
③ 豆腐を加え、ごま油で風味付け。
④ 器に盛り、白すりごまをのせる。

煮込む時間が必要ないので一瞬でできるスープです。

10/31

疲れて帰る日はスープでほっこり潤う

肌寒くなってきたら、潤いと元気の補給に「トロトロ卵と豆腐のスープ」。卵は潤いも血も補ってくれる優秀食材。ゆで卵や目玉焼きより卵スープのほうが胃腸に優しく、しっかり消化吸収ができます。血を補うと髪の乾燥対策にもなります。卵には安神効果もあり、秋に生じがちな気持ちの落ち込みや不安感を緩和してくれます。

仕事で帰りが遅くなってもすぐに作れて、寝る直前でも負担なく、眠りの質もよくなり朝スッキリ起きられます。

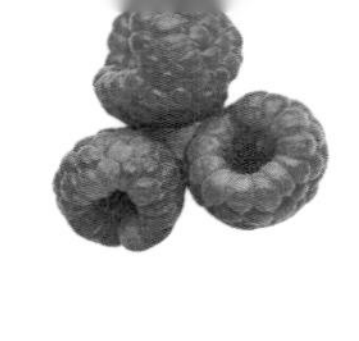

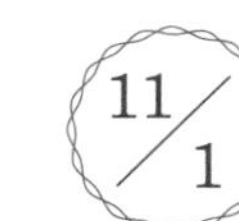

11/1

ドライアイにはちみつベリー

肌や目が乾燥でショボショボしやすいときは「ベリーのはちみつ漬け」で潤い補給。

・ブルーベリー、クコの実…補血効果
・ブルーベリー…明目
・クランベリー…活血効果
・はちみつ…粘膜を潤す効果

潤いと栄養が行きわたり、瞳も肌もうるうるキラキラに。紅茶に入れると情緒安定ドリンクになり、至福の時間を味わえます。

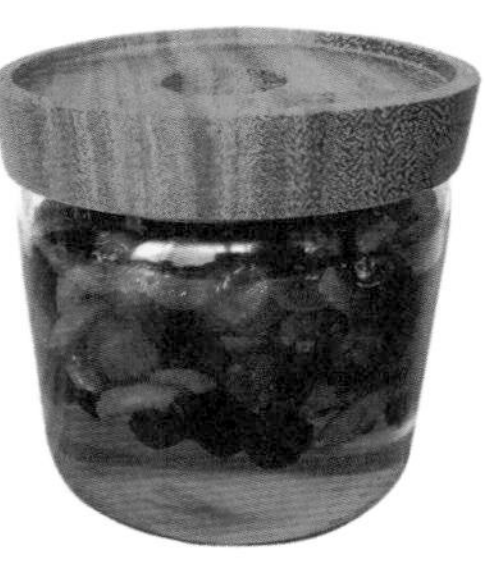

はちみつベリー

クコの実、ブルーベリー、クランベリーなどのベリー類をはちみつに漬けるだけ。

11/2

冷えのサイン

日中は暖かくても、朝晩は冷える時期。サラサラした鼻水が垂れてくる、尿が透明で量が多い、水っぽいサラサラなオリモノが出る、白い舌苔（ぜったい）が付いている。

これらはすべて冷えのサインです。

冷えは老化を加速させてしまいます。体を冷やさないよう、気をつけて過ごしてくださいね。

11/3

食べ過ぎたら里いもで排出

食欲の秋。中医学的に秋は湿度が下がり胃腸が元気になるので、食欲が出るのは正常なこと。収穫の時期でおいしいものも増えますしね。とはいえ、食べてばかりだと体に痰湿（たんしつ）（余分な水分や老廃物）がたまって太りやすくなったり、むくみや重だるさを招きます。

そんなときは「里いもとこんにゃくの炒り煮」を。どちらもたまった痰湿を排出する食材。**暴飲暴食した分の排出を助けてくれます。**「痰湿が取れたら体重が減って体がシュッとした」と喜んでいた方もいます。食欲の秋の常備菜にあると安心ですね。

食べすぎた翌日の救世主！

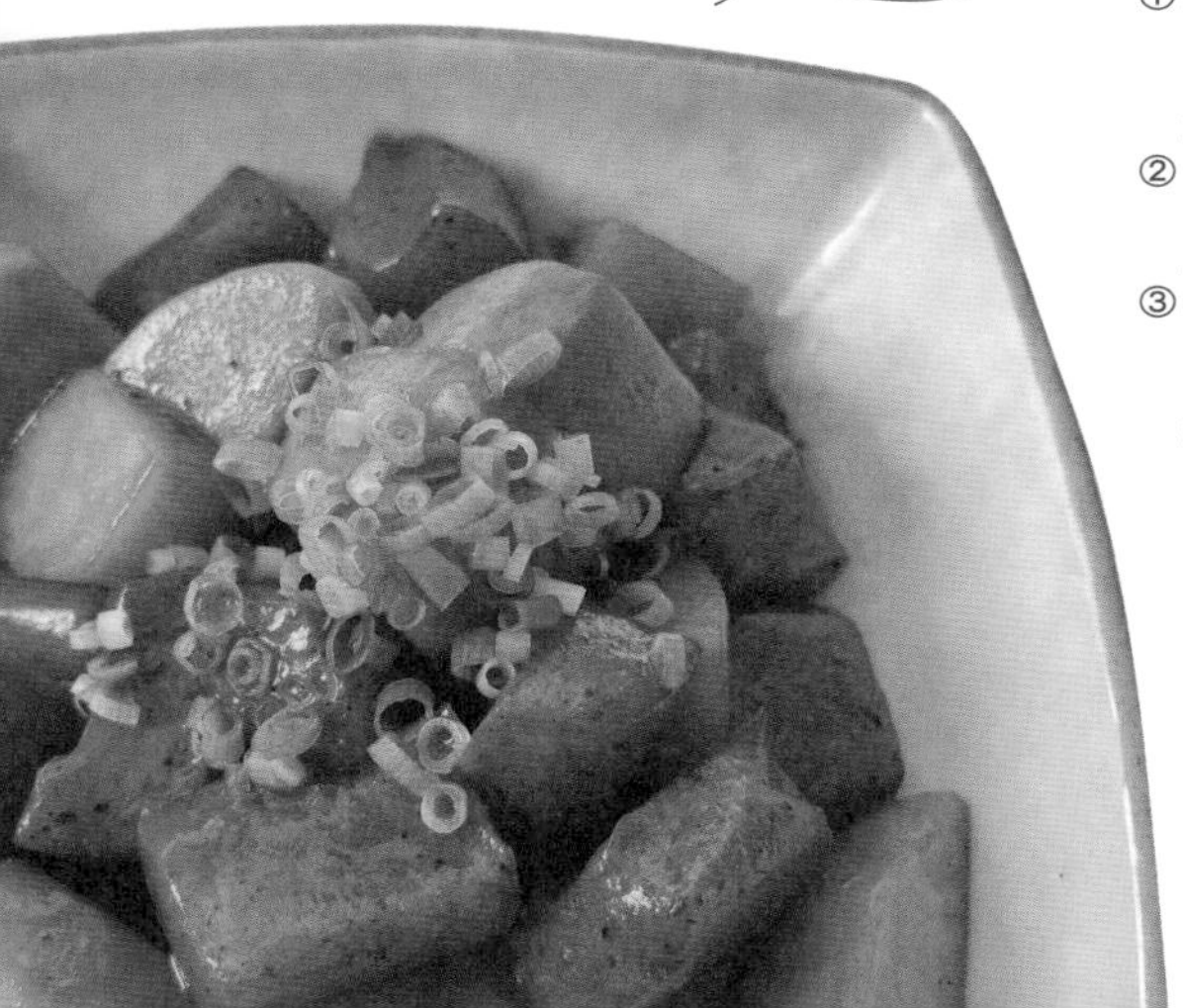

里いもとこんにゃくの炒り煮

① 里いも5個の皮をむき、一口大に切る。こんにゃく1枚は里いもと同じくらいの大きさにちぎる。
② フライパンに油を熱し、里いもとこんにゃくを２分程度炒める。
③ 水200cc、醤油・酒各大さじ２、みりん大さじ１を加え、焦げつかないように時々混ぜながら煮詰める。

11/4 秋冬の薬膳的フルーツの選び方

- 空咳のどの痛みにはイチジク
- 自律神経の乱れにはいちご
- 食欲がない時にはみかん
- 疲れが辛いときはぶどう
- 胃腸不調にはりんご
- 渇いていたらキウイ
- イライラにきんかん
- 乾燥肌荒れには梨
- 消化不良にすだち
- 二日酔いには柿
- 吐き気にゆず

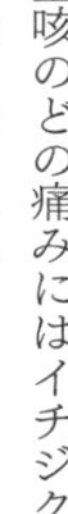

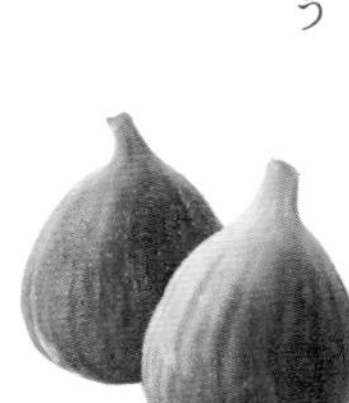

11/5 落ち葉の季節を五感で楽しむ

落ち葉はハラハラと悲しいものではなく、秋を五感で感じられる美しい自然です。サクサク踏みしめながら歩くと、音も足裏の感覚も本当に気持ちがいい。赤や黄色のグラデーションの色彩も綺麗です。

鼻からゆっくり息を吸い込むと、落ち葉の良い香りが天然のアロマとなり、呼吸が深くなりますよ。

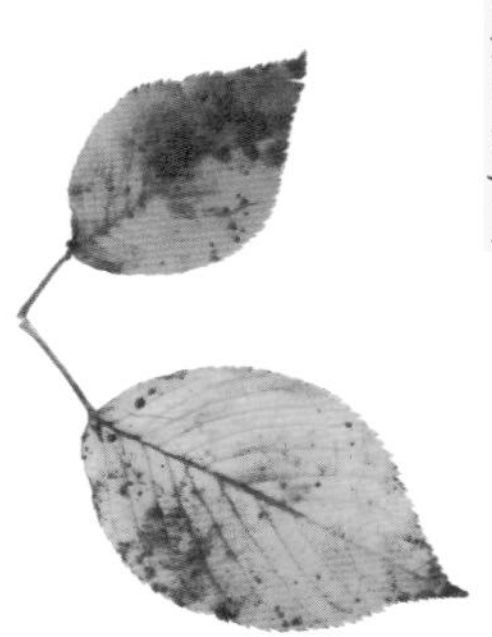

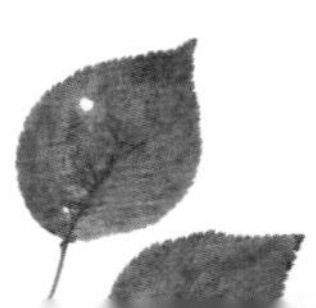

養生を楽しんで

薬膳漢方の相談を受けていると、難しく考えすぎて養生に縛られて、つらくなってしまうという人がいます。それでは本末転倒。私たち専門家も、常にガチガチに養生をして暮らしているわけではありません。

体がつらくならないように前もって少し整えておく。たまの不摂生にも動じないくらいの状態を保っておく。それくらいのイメージでゆるく続ければよいのです。

これを食べたらこんなふうに体が変化するんだ。早く寝るとこんなに肌の調子がいいんだなどと、いい変化を楽しみながら養生を取り入れていってくださいね。

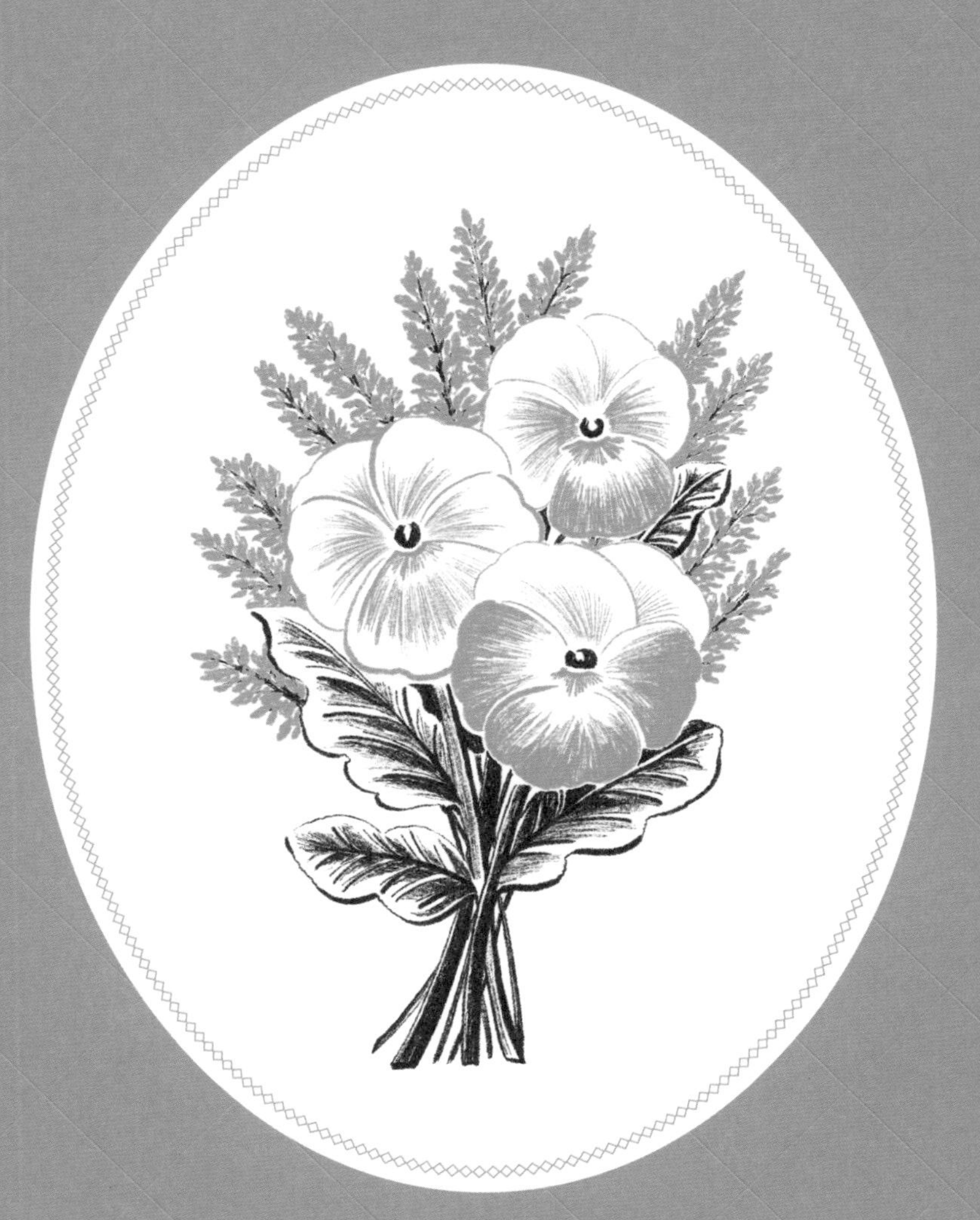

Chapter 4

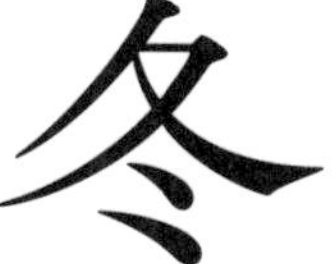

Winter

冬の養生三か条

陰の気が最も強まる冬は、活力が下がり、春に備えてエネルギーを蓄える季節です。一年で最も寒く、肩こりや生理痛など血行障害による不調が起きやすくなります。また、秋よりさらに乾燥が進むので注意。冷えと乾燥から体を守り、無理をせずに過ごしましょう。

1
腎(じん)をいたわる

冬と関係が深い五臓は、成長や発育、生殖、ホルモン分泌などに関わる「腎(じん)」。腎(じん)は寒さに弱く、腎(じん)が弱ると、膝や腰に力が入りにくくなったり、頻尿などの尿のトラブルや、低音の耳鳴りなどの不調が起きたり、老化が進んだりします。腎(じん)を守るために、冷えや過労を避け、無理しないこと。

2 補腎、温め、潤い食材を

腎が弱りやすい冬は、腎を補う食べ物がおすすめ。黒豆や黒ごま、黒きくらげなどの黒い色の食材が代表的です。

また、寒くて冷える時期なので、羊肉やえびのような陽を補う食材や、シナモンや唐辛子など体を温める食材も取り入れて。秋に続いて乾燥しやすいので、潤いを補う食材もこまめにとりましょう。

おすすめの食べ物

- 腎を補う食べ物…
  黒豆、黒ごま、黒きくらげなどの黒い食材、鶏肉、豚肉、山いも、クコの実
- 体を温めるもの…
  シナモン、唐辛子、にら、香辛料、らっきょう、羊肉、鹿肉、えび、くるみ、シナモン
- 潤いを補うもの…
  果物全般、白きくらげ、豆腐、はちみつ、ごま、貝類、卵

3 寒邪に注意

冬は、体に寒さによる邪気＝「寒邪」が入りやすくなります。寒邪が入ると、冷え症や、肩や首のこり、生理痛や頭痛、手足のしびれ、しもやけ、風邪、神経痛などの不調が発生。衣類でしっかりと防寒したり、体を温める食べ物で、体を冷やさないように気をつけましょう。

11/7

立冬から早寝遅起き

二十四節気の「立冬」の頃。立冬から立春までが暦の上での冬です。

冬の養生法は「早寝遅起き」。太陽の動きに合わせて、早めに布団に入り、十分な睡眠で、少しゆっくり目覚める。体にエネルギーを蓄えることが大切な時期です。

寒いと外に出るのが億劫になりますが、気持ちまで鬱々としないよう、日向ぼっこで、自律神経や情緒を安定させてくださいね。

冬の寝起きを快適に

- 布団の中で手をぐーぱー
- 起きる少し前に暖房のタイマーをセット
- 起きるのが楽しみになるお気に入りの朝食かドリンクを用意する

11/8

鍋の具材の選び方

冬の食養生で一番のおすすめが「鍋」。野菜も肉も魚もたっぷり食べられ、スープに溶け込んだ栄養を余すことなくとれて、お腹が温まって、胃腸も元気になります。

手間のかかる料理が面倒な日は、とにかく鍋にしましょう。具は不調に合わせて選んでみてくださいね。

- 冷えていたら、にら・えび
- 疲れていたら、きのこ・いも
- 潤いが不足していたら、豆腐・豚肉
- 肩こり、くすみには、ねぎ・鮭
- イライラには、春菊・せり
- エイジングケアには、ほたて・きくらげ

11/9

卵とえのきでうるツヤ髪に

空気の乾燥とともに髪のパサつきが気になる時期。今から潤しておかないと、マフラーの季節になったら静電気でさらに大変なことに。「卵とえのきのウルウル炒め」を食べて予防しましょう。

卵とえのきは、**血と潤いを補う組み合わせ**。髪を内側から潤し、抜け毛予防にもよい組み合わせです。ごはんにのせて、「えの卵丼」にしてもおいしいですよ。しっかり食べて、冬もうるツヤ髪をキープしましょう。

卵とえのきのウルウル炒め

① フライパンに油を熱し、えのき半束を半分に切って入れ、しんなりするまで炒めて一度取り出す。

② もう一度フライパンに油を熱し、溶き卵2～3個を入れ、少し固まってきたら①を加えてサッと混ぜ、オイスターソースとごま油を加え、和えたらすぐ器に盛る。

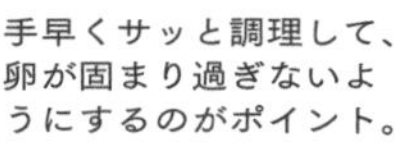

手早くサッと調理して、卵が固まり過ぎないようにするのがポイント。

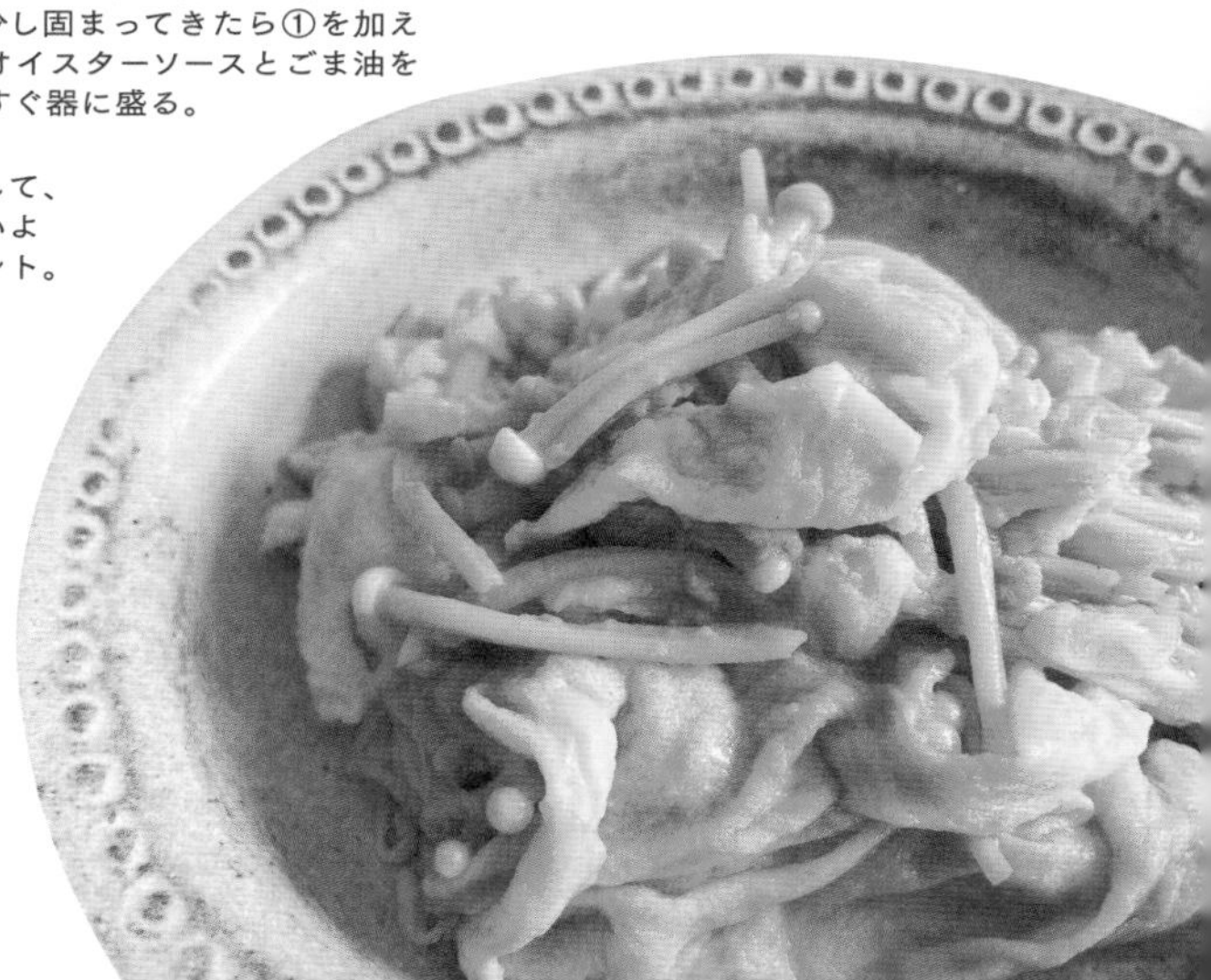

 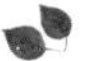

しょうがの効能

しょうがは体を温める食材の代表選手。発汗によって「寒邪（かんじゃ）」（寒さからくる不調）を取り除く効果や、お腹を温める、咳を止める、吐き気を止める、解毒、利尿（しょうがの皮）など多くの効果があります。

風邪の初期の悪寒や嘔吐、冷えによる下痢、食欲不振などの症状にもおすすめです。ただし、熱や皮膚の炎症がある場合は控えましょうね。

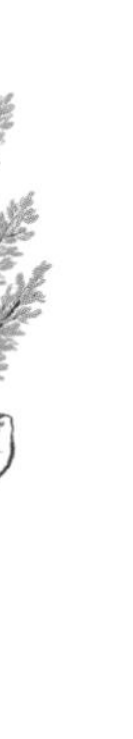

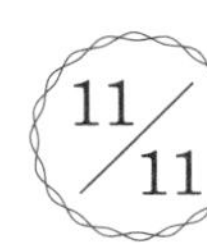

朝にしょうが、夜に大根

薬膳では「朝にしょうが、夜に大根」という言葉があります。朝は胃腸が目覚めていないので、お腹を温めて食欲を刺激するためにしょうがを。夜は消化を助け、胃腸を清めるために大根を食べると元気に過ごせるという意味です。

夜にたくさんしょうがをとると陽気を上げ、発散する作用が強くなって体力消耗や寝つきの悪さの原因になることも。食べ物はとる時間帯も大切だとする薬膳の考え方、面白いですよね。

11/12

お腹を整える「れんこんの磯辺焼き」

お腹がゆるくなりやすい。なんだか疲れやすい。足腰に力が入らない。こんな不調には「れんこんの磯辺焼き」。生のれんこんはお腹を冷やすのでお腹がゆるいときは避けたほうがいいですが、しっかりと火を通すこの磯辺焼きは、お腹の調子を整えてくれます。お腹がゆるいと疲れやすくなり、気持ちも沈んでくよくよしやすくなって、本当にしんどいもの。体の土台であるお腹が整えば、体調も気持ちも揺らぎにくくなっていきます。フワッと青のりが香るれんこんが、やみつきになりますよ。

れんこんの磯辺焼き

① フライパンに油を熱し、薄切りにしたにんにくを入れ、香りが立ったら7mm幅に切ったれんこんを加える。
② れんこんがきつね色になったら裏返し、蓋をして蒸し焼きにする（にんにくはれんこんの上にのせておくと焦げ防止に）。
③ 火が通ったら塩と青のりをたっぷりまぶす。

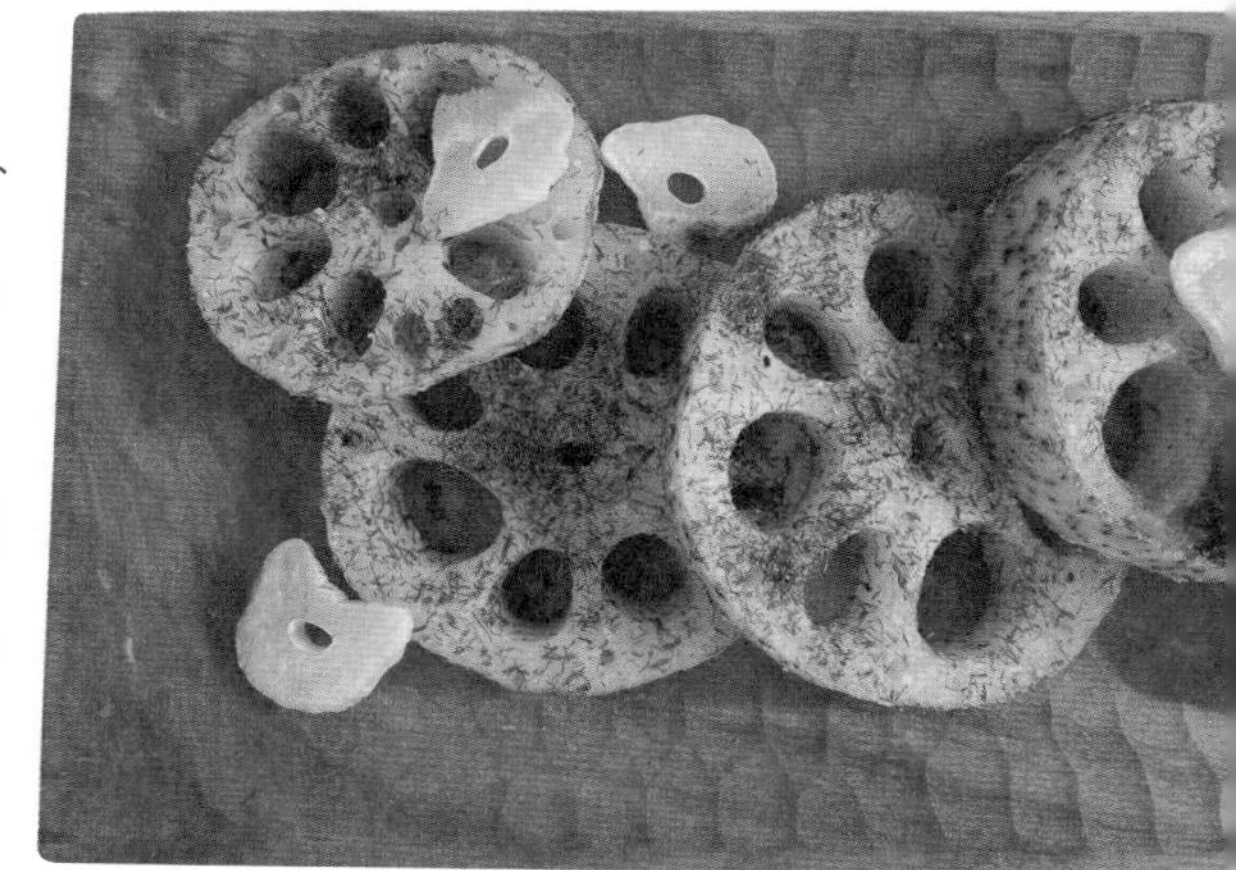

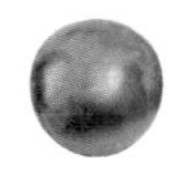

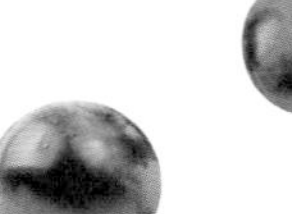

11/13

不安を感じたら「ぶどうのローズマリー紅茶」

日照時間が短くなって、物悲しく不安を感じやすい季節。中医学では、不安感は血の不足で悪化すると考えます。こんなときは、「ぶどうのローズマリー紅茶」を飲みましょう。ぶどうは血を補い、紅茶は安神(あんじん)効果があります。ローズマリーの香りで気が巡り、不安感がスーッと和らぎます。

紅茶にはカフェインが含まれているので、夜に飲む場合は、ノンカフェインの紅茶か、カモミールティーがおすすめ。

ぶどうのローズマリー紅茶

ぶどうの実を半分に切ってカップに入れ、紅茶を注ぐ。ローズマリーを浮かべ、お好みではちみつを加えれば完成。

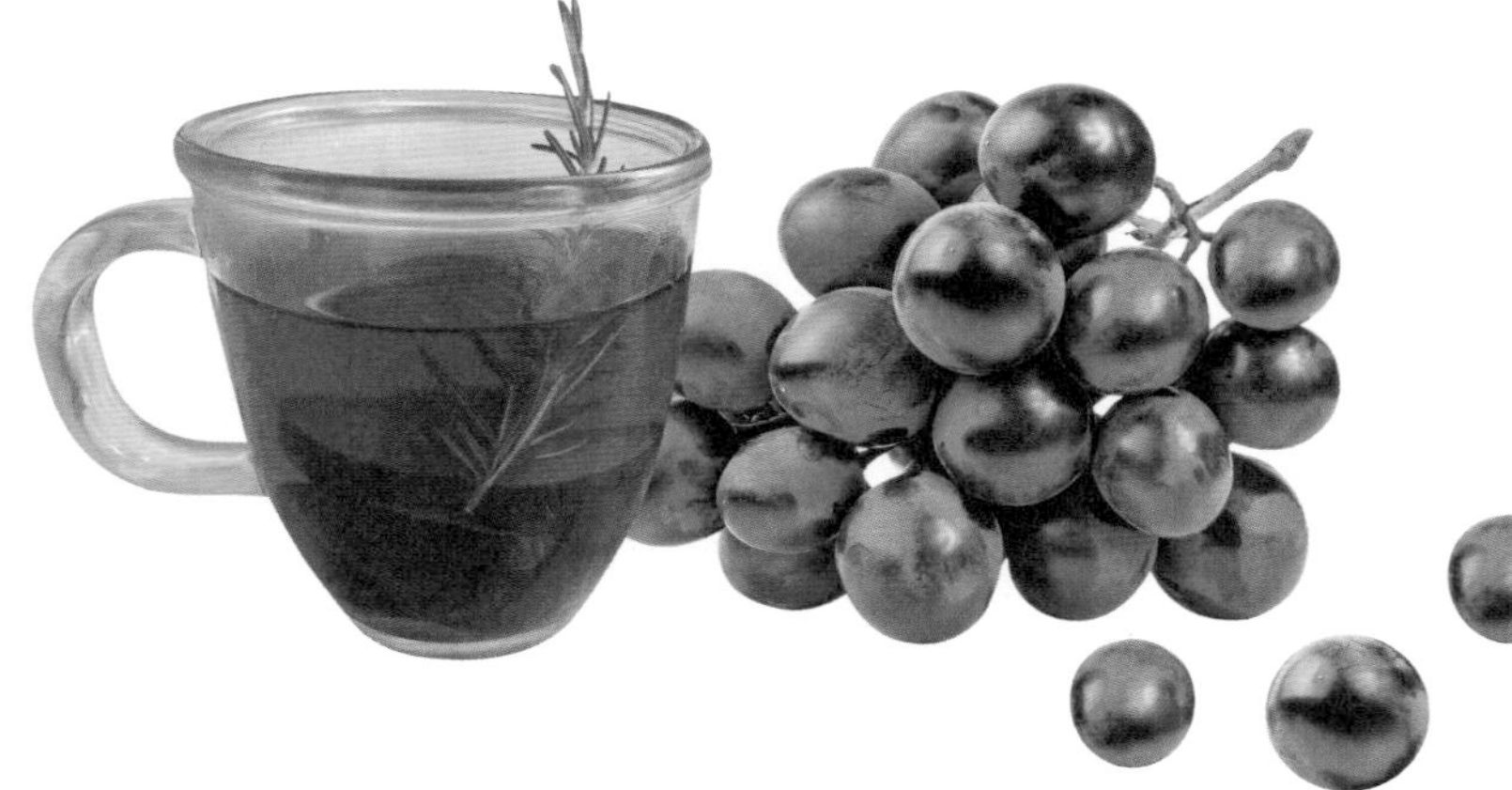

11/14

三首を冷やさない

三首出すのがおしゃれの秘訣、なんて言いますが、中医学的にはNG。

三首とは、首・手首・足首のことですが、この3つは皮膚の表面近くに太い血管が通っているため、冷えると体全体が冷えてしまいます。三首を冷やすと、老化の原因にもなるので温めてくださいね。

11/15

黒豆茶でエイジングケア

エイジングケアにいいとされる補腎（ほじん）食材は、胃腸の負担になりやすいものも多いので注意が必要です。胃腸が弱い人でも安心なのが黒豆です。合わない人がいないと言っても過言ではない食材。おすすめは、「黒豆ゴロゴロ茶」。市販の炒り黒豆ひとつかみをカップに入れて、お湯を注ぐだけ。香ばしい香りで気が巡り、ほんのりと甘いふやけた黒豆が小腹も満たしてくれます。私の日々のお茶はほぼこれです。

黒豆でお腹が張るときは気滞（きたい）かも。香りで気を巡らせましょう。市販の甘く煮た黒豆は砂糖がたっぷりで、痰湿（たんしつ）がたまってしまうので気をつけて。

11/16

冷えによる血流障害にさばとしめじ

朝晩の冷え込みが日ごとに増し、ふと鏡を見たら顔色の悪さにびっくり。肩こりもひどい気が……。これは冷えによる血流障害。こんな症状には「さばとしめじのねぎダクスープ」を。

さばは、血の巡りをよくする食材で、血流障害からくる不調の改善をサポートしてくれます。気血を巡らせるねぎと寒さをちらすしょうがも使うので、この季節にぴったりの一皿。

さばとしめじのねぎダクスープ

① 鍋に湯を沸かし、しめじを軽く煮たらさば缶を汁ごと投入。
② 鶏がらスープで味を調え、醤油を適宜。刻んだ小ねぎをたっぷりと千切りしょうがを乗せて完成。

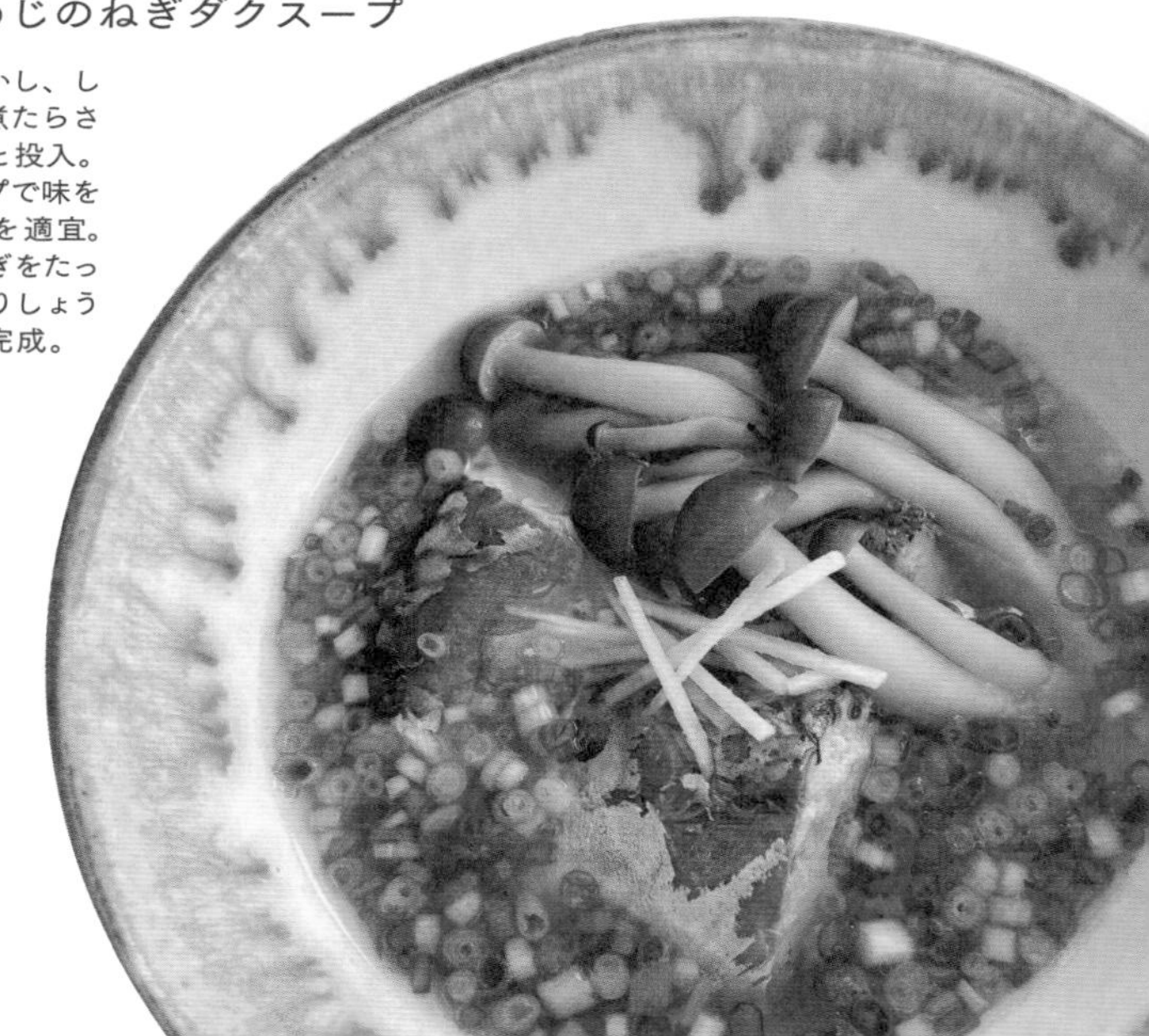

11/17 食卓に大根おろしのすすめ

漢方相談で多いのが、ご自身は胃腸が弱いのに、育ち盛りのお子さんや、家族の好みに合わせて、揚げ物や肉中心の食事になり、不調を起こしてしまっているケース。自分の分だけ別に作るのは大変なので、仕方ないですよね。

そんな人は「大根おろし」を食事にプラスしましょう。脂っこいものや肉の消化を助けてくれる心強い味方です。夕飯が遅い人にもおすすめですよ。

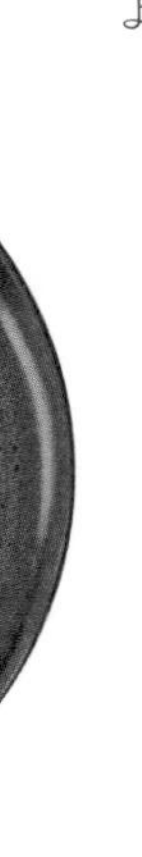

11/18 歯のトラブルは老化のサイン

歯は腎と関わりが深い部分。歯がもろくなった、虫歯になりやすくなった、歯がぐらつくなどの症状が出てきたら老化のサインです。同じく腎と関わりの深いかかとを刺激する運動で腎を養ったり、腎を補う黒い食べ物がおすすめ。

歯茎の腫れや痛みは、熱がこもって潤いを消耗しているか、疲れがたまっているサイン。熱のこもりの解消には、潤して冷ます働きのあるフルーツや豆腐をとりましょう。疲れには、とにかく寝ること。米やホクホク系の補気食材も効果的です。

精米機で家電養生

玄米は栄養価は高い一方で胃腸への負担が大きく、良かれと思って食べていて胃腸不調になっている人が多いのです。

そんな場合には小型精米機の出番。小さなミキサーくらいの大きさで場所も取らず2合ずつ精米できます。

七分づきや五分づきなど胚芽部分は適度に残すので栄養がたっぷりで、玄米よりも胃腸への負担が少ないお米ができます。しかも精米したてなのでおいしい。精米機で簡単優しい家電養生。

11/20

小豆(あずき)カイロで血流改善

寒さで血が滞り、体が力んで肩こりや生理痛の悪化に悩んでいませんか。

お助けアイテムに「小豆(あずき)カイロ」が役立ちます。市販の小豆カイロを肩やお腹にのせておくだけ。ジワーッと蒸気が出て優しく温まり、血流が改善し、こりや痛みの緩和につながります。

私は朝メイクをするときにお腹にのせています。お腹がポカポカしてくると顔色もよくなり、化粧のりがよくなります。余裕があればフェイスラインも温めましょう。美容に効果的な天容(てんよう)というツボがあるので、たるみがキュッと引き締まります（p46）。

 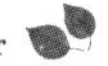

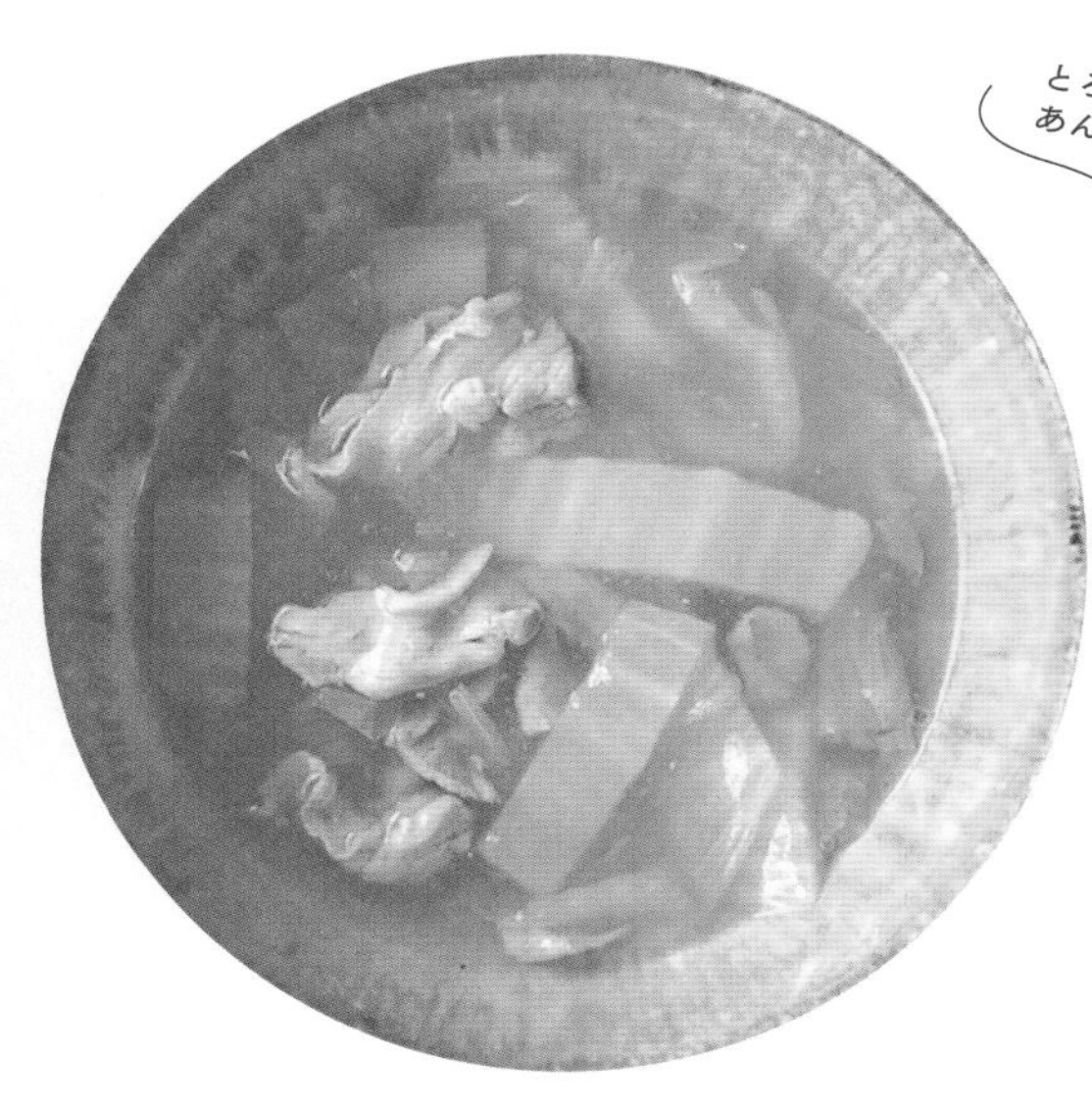

とろみを濃くして
あんかけ丼にも！

白菜と豚肉のトロトロ煮

① 白菜と豚肉を鍋に入れサッと炒める。
② 具材が浸るくらいの水を加えて煮る。
③ 鶏がらスープと塩を加え、味を調える。片栗粉でとろみをつけ、ごま油少々をたらす。

11/21

白菜と豚肉は美肌コンビ

寒くなると食べたくなるのが「白菜と豚肉のトロトロ煮」。白菜と豚肉は、西太后も好んでいたと言われている潤いアップの美肌コンビ。内側からしっかり潤いを補うことができます。

白菜は中国で古くから、大根・豆腐とともに「養生三宝」と呼ばれ重宝されている食材で、潤す以外にも、胃腸を健康にする、イライラを取り除く、便通をよくする、利尿などの効果もあります。余分な熱を冷ます効果もあるので、胃熱で食欲が止まらない人にもおすすめ。とろみを強めにすればあんかけにもなりますよ。

小雪から黒い食材を

二十四節気の「小雪」。

高い山に初雪が舞い始める頃です。寒くなると腎が弱りやすく、老化が進みやすくなるので、しっかりと守ることがこの時期の大事な養生。黒い食材（黒豆、黒ごま、黒きくらげなど）で腎を補いましょう。

腎と関わりの深い耳や足裏、足首のマッサージもおすすめの養生です。

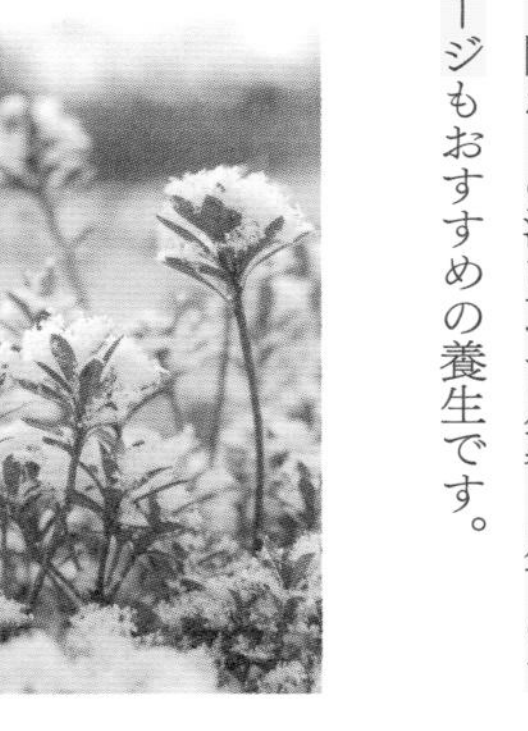

11/23

冷えた日はりんごとしょうがが

寒くて冷えた日によいのが、「アップルジンジャーティー」。

りんごとしょうがは、お腹をぽかぽかと温め、胃腸を元気にしてくれるよい組み合わせ。よい香りに心も癒されます。

アップルジンジャーティー

ひと口大に切ったりんごを、薄切りにしたしょうが１～２枚とともにカップに入れて、上から熱い紅茶を注ぐだけ。お好みではちみつを入れてもOK。

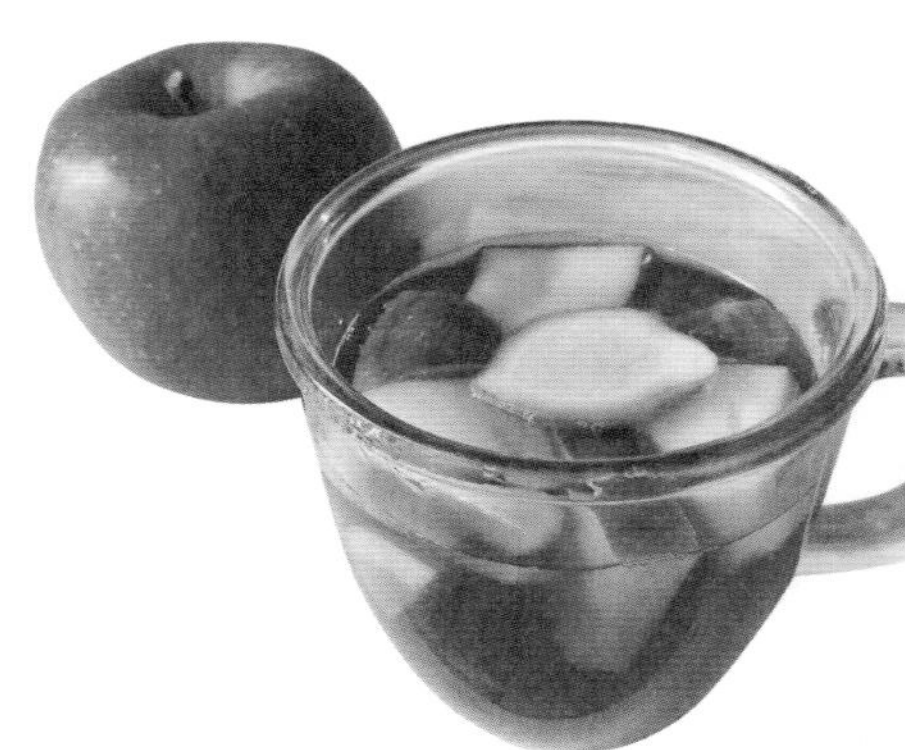

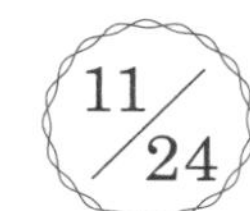

爪がもろくなったら「小松菜とツナのレモン醤油和え」

爪がパキパキと割れやすくて伸ばせない。二枚爪にもなりやすく、常に縦線がくっきり。

こんな爪のもろさは、中医学的には血虚（けっきょ）のサイン。

補血効果のあるツナと、小松菜を組み合わせた「小松菜とツナのレモン醤油和え」で養生しましょう。レモンの酸味で肝（かん）に血が蓄えられ、効果がアップ。爪が丈夫になり、巻き爪やささくれの改善にもつながります。

ネイルは、爪をどんどん弱らせてしまうので、しばらくお休みに。まずは内側からケアをしてツヤツヤな指先をとり戻しましょう。

小松菜とツナのレモン醤油和え

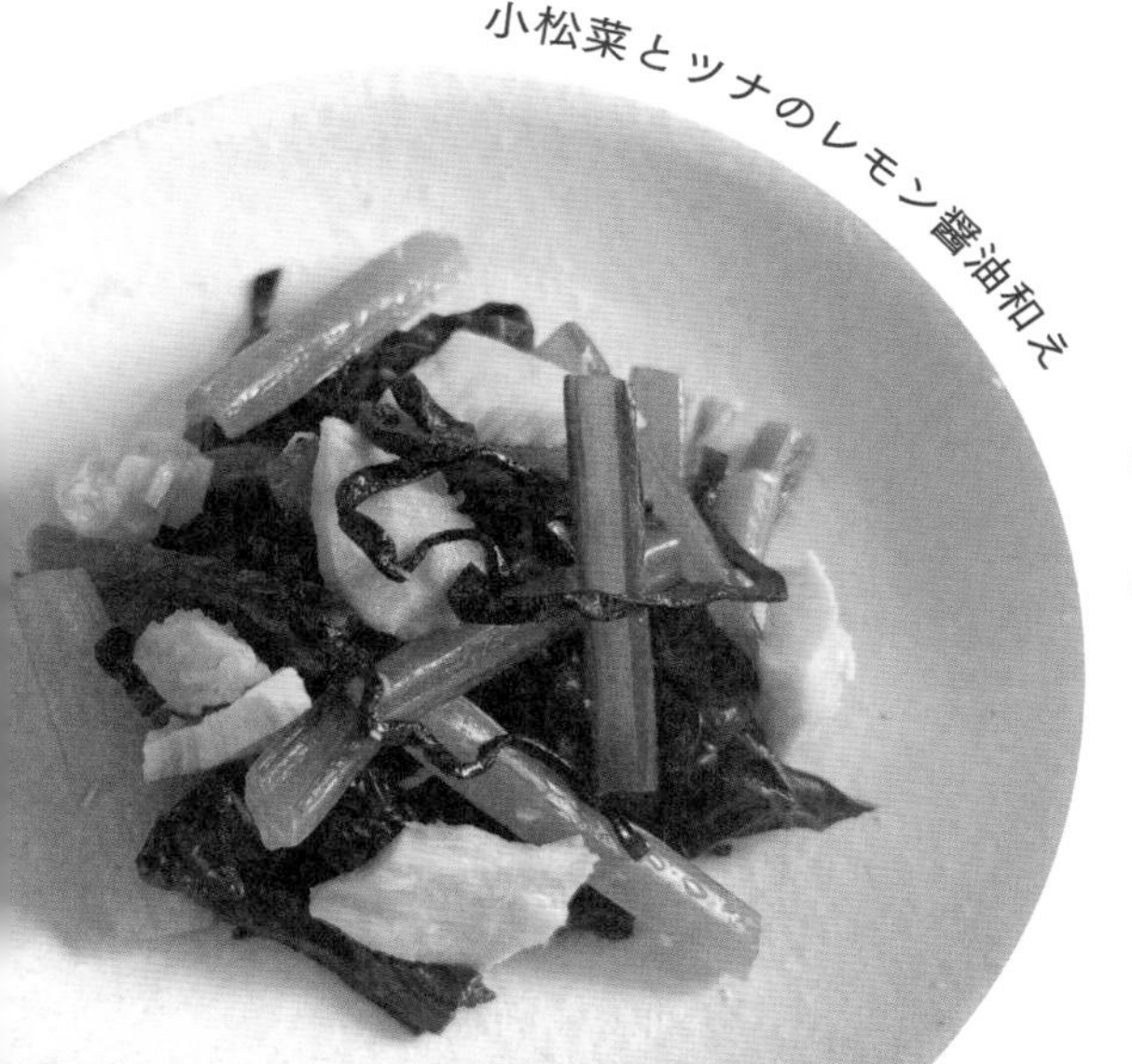

① 小松菜をサッと塩ゆでして食べやすい長さに切る。
② ①の水気を絞ってボウルに入れ、ツナと塩昆布を加え、レモン汁と醤油で和える。

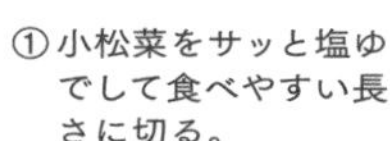

ノンオイルのツナがおすすめです。

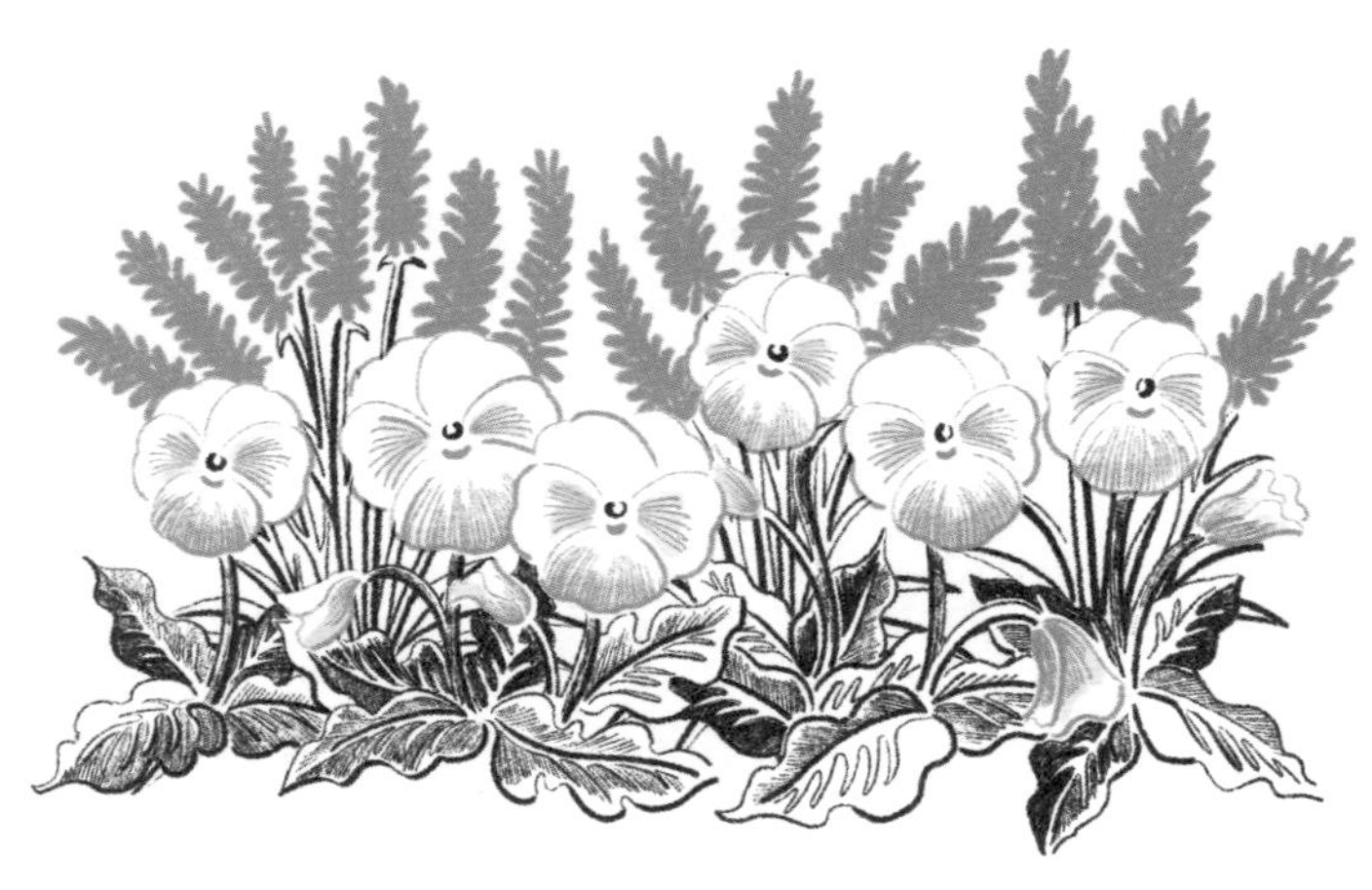

11/25

皮ごと食べて美肌に

「皮膚は内臓の鏡」と言われますが、中医学では皮膚は肺や大腸と深く関わると考えます。息をしっかり吐き切る深い呼吸で肺を強くし、食べ物で腸内環境を整えると、肌もよい状態を保てます。

似臓補臓という考え方（p221）に沿うと、肌を美しく保ちたいなら、鶏皮、魚の皮、野菜や果物の皮も食べるとよいということ。料理も楽になりますし、食べられる皮はなるべく捨てずに食べるといいですよ。

11/26

お風呂の効果

今日は「いい風呂の日」。毎日湯船につかってますか？　お風呂にはたくさんの健康効果があります。

・血行がよくなる
・こりや疲れの改善
・自律神経が整う
・免疫力アップ
・心肺機能が高まる
・リラックス効果
・代謝アップ

ただし疲れているときや、肌が乾燥しているときは長風呂は厳禁。汗と一緒に元気と潤いが失われてしまうからです。体が温まってジワッと汗ばむ程度に入るのがおすすめ。あとはゆっくりぐっすり眠るだけ。

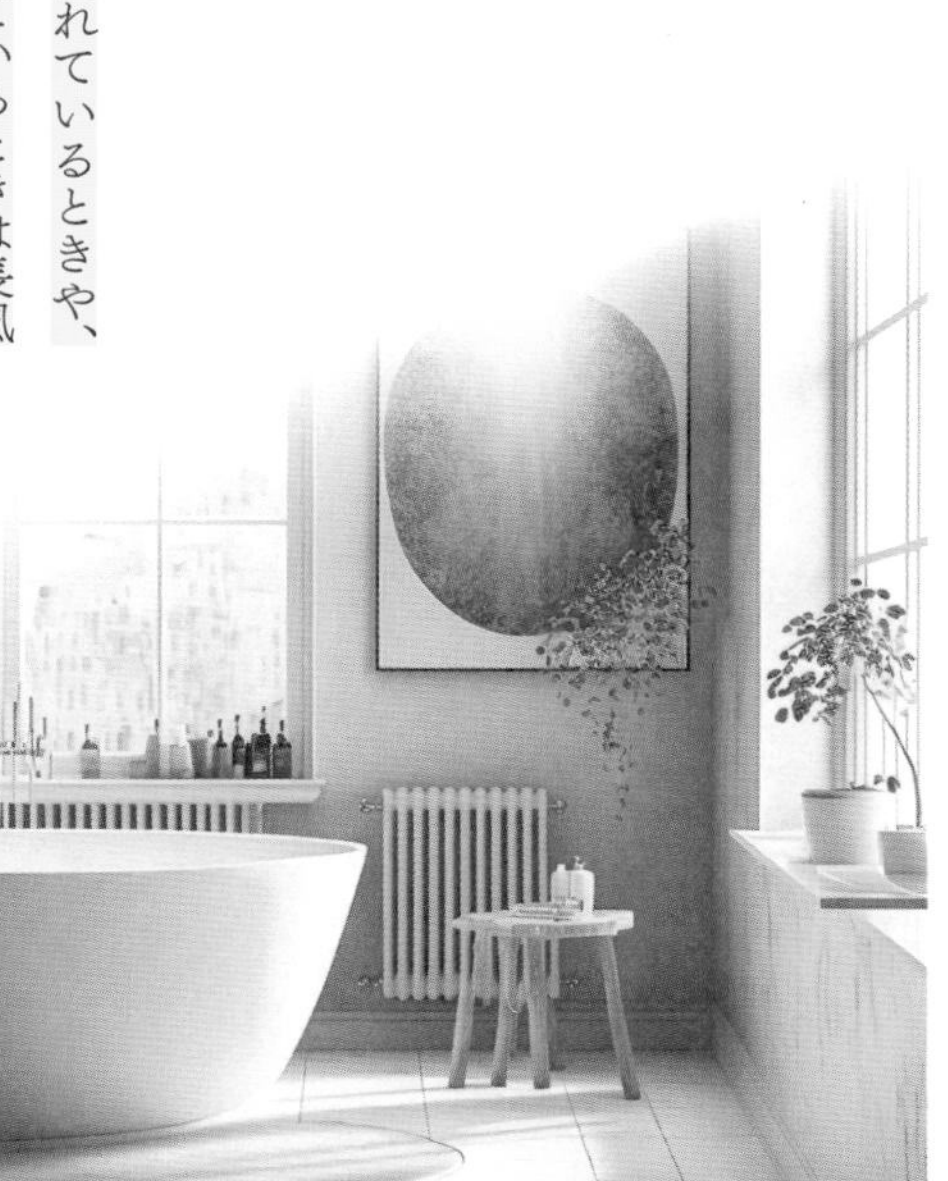

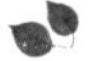

11/27

お手軽スープ養生

冷える日は、温かいスープが一番。自分の不調に合わせた具を選べば、さらに◎。簡単な具材選びを覚えておきましょう。

お手軽スープで養生してくださいね。

- 肩こりがつらいとき→たまねぎ
- 疲れやすいとき→じゃがいも
- イライラするとき→セロリ
- 落ち込み、不安感があるとき→卵
- むくむとき→ワカメ
- 乾燥するとき→えのきだけ
- ほてるとき→トマト
- 冷えるとき→にら

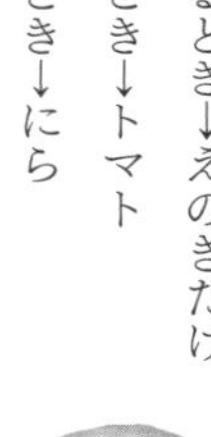

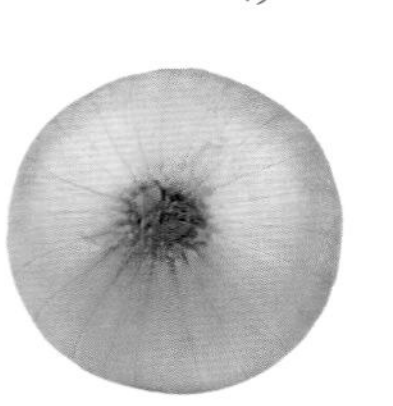

11/28

寒い日の食材の選び方

寒い季節は、できるだけ体を冷やさないほうを選べるとよいですね。

少しのコツで冷え性の改善につながりますよ。

- ワカメスープよりたまねぎスープ
- 生野菜より蒸し野菜
- バナナよりりんご
- ビールより焼酎
- そばよりフォー
- 豚肉より鶏肉
- 刺身より煮魚
- 緑茶より紅茶
- カニよりえび
- 大根よりかぶ
- パンより米

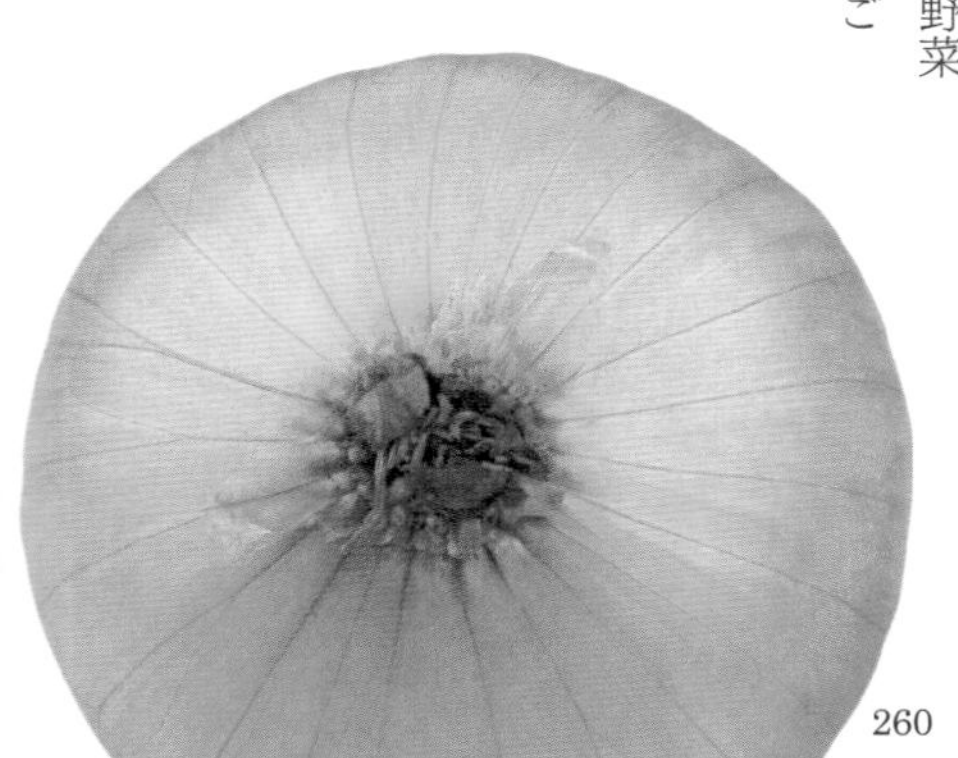

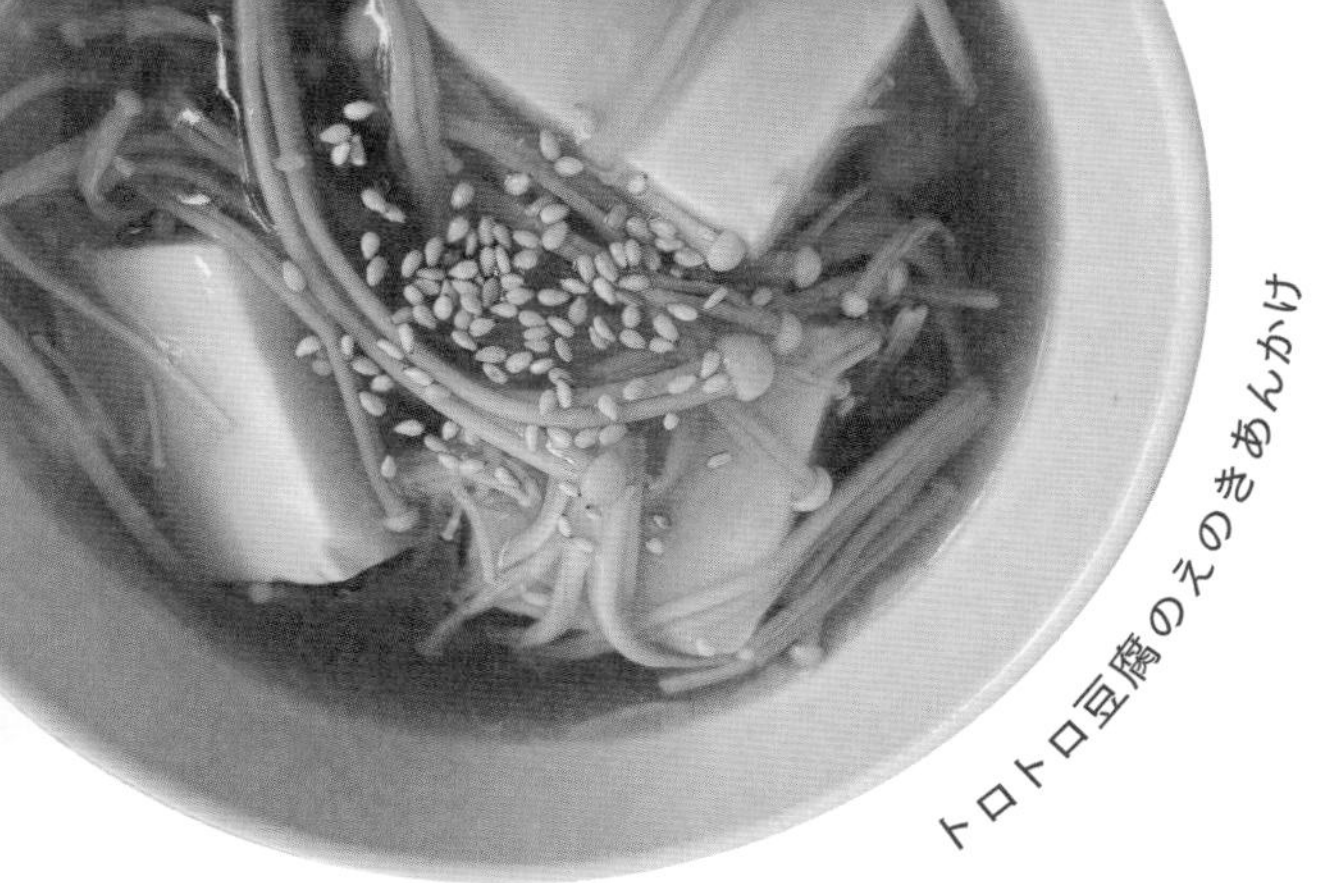

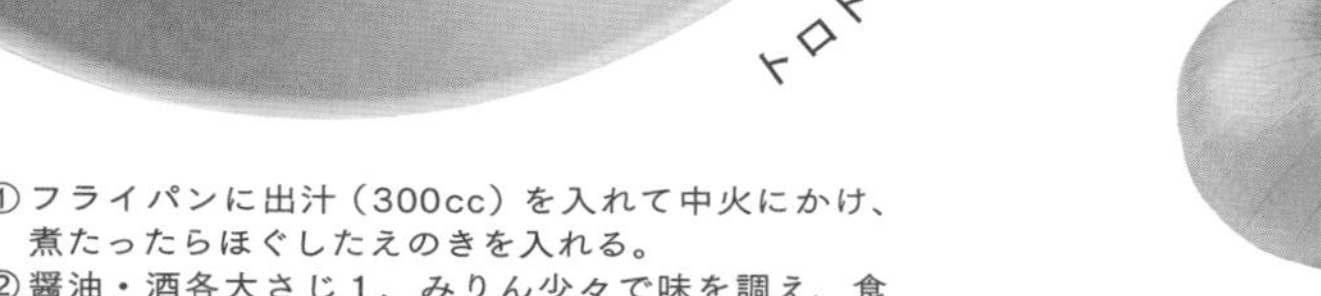

トロトロ豆腐のえのきあんかけ

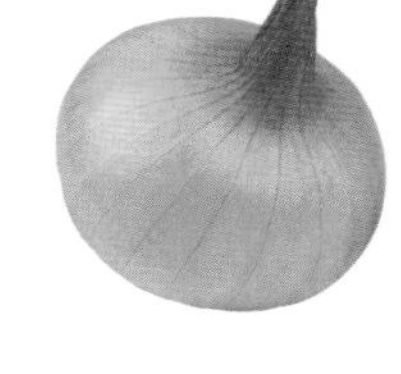

① フライパンに出汁（300cc）を入れて中火にかけ、煮たったらほぐしたえのきを入れる。
② 醤油・酒各大さじ1、みりん少々で味を調え、食べやすい大きさに切った豆腐を入れる。
③ 水で溶いた片栗粉を加えてとろみを付け、仕上げにごま油をたらし、白ごまをちらす。

11/29

帰りが遅い日の夜に優しい一皿

師走を前に、大忙しの時期。仕事の帰りが遅くてヘトヘト、寝る前に優しいものでホッと温まりたい……そんな夜のお供に「トロトロ豆腐のえのきあんかけ」。潤い食材ばかりで、トロッとした豆腐にシャキシャキのえのきがアクセントになった優しい味わい。

豆腐だけでは物足りなくても、トロトロのあんかけで満足度アップ。ダイエット中にもぴったりです。味付けをオイスターソースにすると補血（ほけつ）効果がプラスされます。トマトソースやポン酢など、いろいろなアレンジができるので飽きずに食べられますよ。

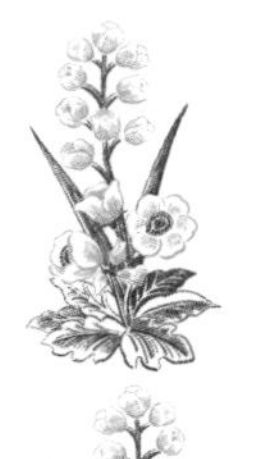
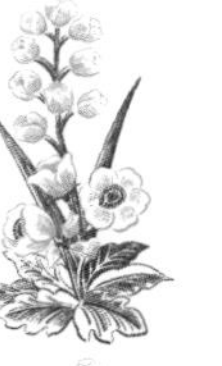
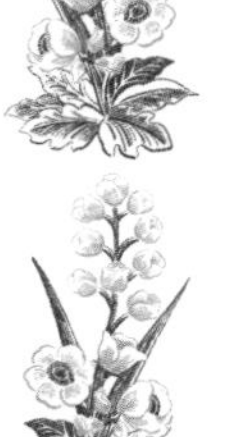
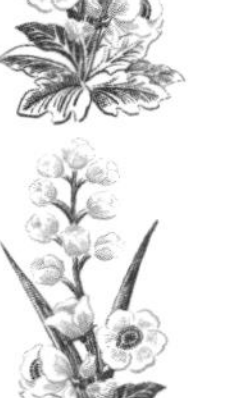
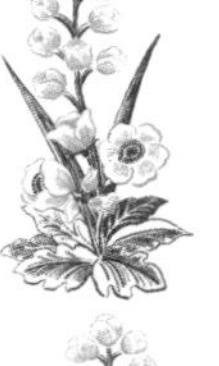
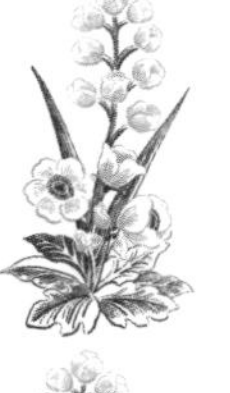
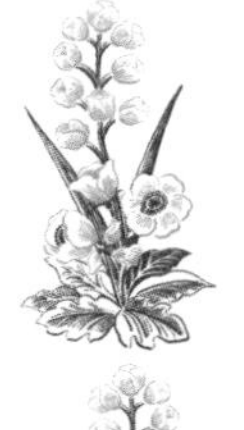
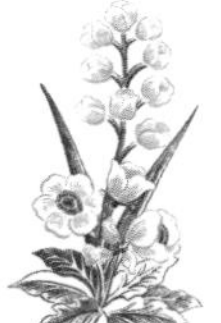

11/30

不摂生はせっかくなら心から楽しもう

食欲の秋が過ぎたと思ったら、やってくるのが年末年始。ジャンクなものを食べる機会が増える時期ですが、そのことに罪悪感を感じる人も多いようです。

私は食べ物に対して、罪悪感という言葉を使うのはあまり好きではありません。材料になってくれた動植物や、作り手の人たちにそんな言葉を使うのは申し訳ない。その罪悪感は、ストレスを感じながら食べるということ。

すると胃腸は正常に働かなくなり、消化・排出の機能が低下し、余分なものをため込みやすくなってしまうことに。「おいしいなぁ〜、たまにはいいよね！」と不摂生をとことん楽しみながら食べましょう。

不摂生の前後は、優しい食事で体を労ってあげられるといいですね。メリハリをつけて年末年始の食事を楽しんで。

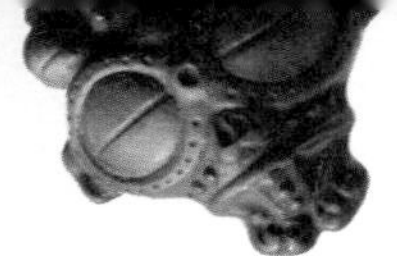

12/1 お手軽鉄分補給

貧血気味だからといって、鉄分をサプリメントでとると胃腸の負担になりやすく、食べ物から栄養が吸収されにくくなるという悪循環の恐れがあります。そこでおすすめなのが鉄の調理器具。昔は鉄瓶や鉄鍋がよく使われていたので、日々じわじわと鉄分を摂取できていたそう。でも鉄製は重くてお手入れも大変という人には「鉄玉子」がおすすめです。毎朝、白湯を沸かすときに鉄玉子を小鍋に入れてコトコト。私は土偶の形の鉄玉子を愛用しています。日々じんわりと鉄分補給ができ、土偶が小鍋でコトコトされている可愛い姿に気持ちも癒されます。

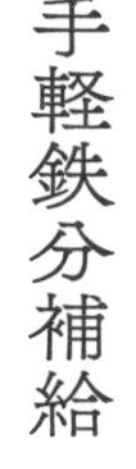

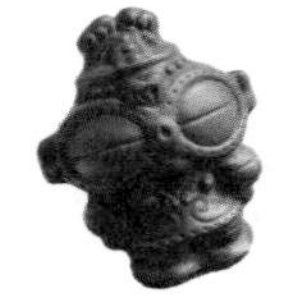

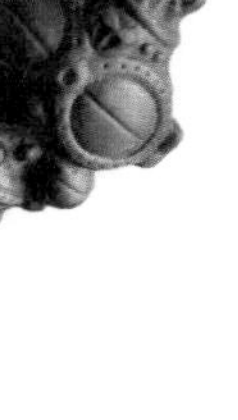

12/2 血色、いいですか？

頬や唇や爪など、メイクで赤い色を塗る場所は、もともと赤みがあるのが健康な状態。

すっぴんの状態で血色が悪いなら、血の不足や、血の巡りが悪いサイン。食べ物で補血して巡らせると、自然な赤みが出てすっぴんでも健康的に美しくなりますよ。また、体を冷やさず、寝不足にならないことも大切です。

12/3

寒い日には「鮭のしょうが焼き」

寒くて寝起きがつらい、外に出るのも億劫。そんな日は「鮭のしょうが焼き」で乗り切りましょう。鮭は気血を補いつつ巡らせ、胃腸を温める食材。しょうがも体を温めて冷えを改善してくれます。豚肉でなく鮭のしょうが焼きなら、胃腸が弱い人でも負担になりにくく安心ですよ。

鮭は、抗酸化作用が高いアスタキサンチンが豊富で、皮には体への吸収がよいとされるフィッシュコラーゲンも含まれています。しめじも同時に炒めれば、補血効果が加わりごはんが進む副菜になりますよ。

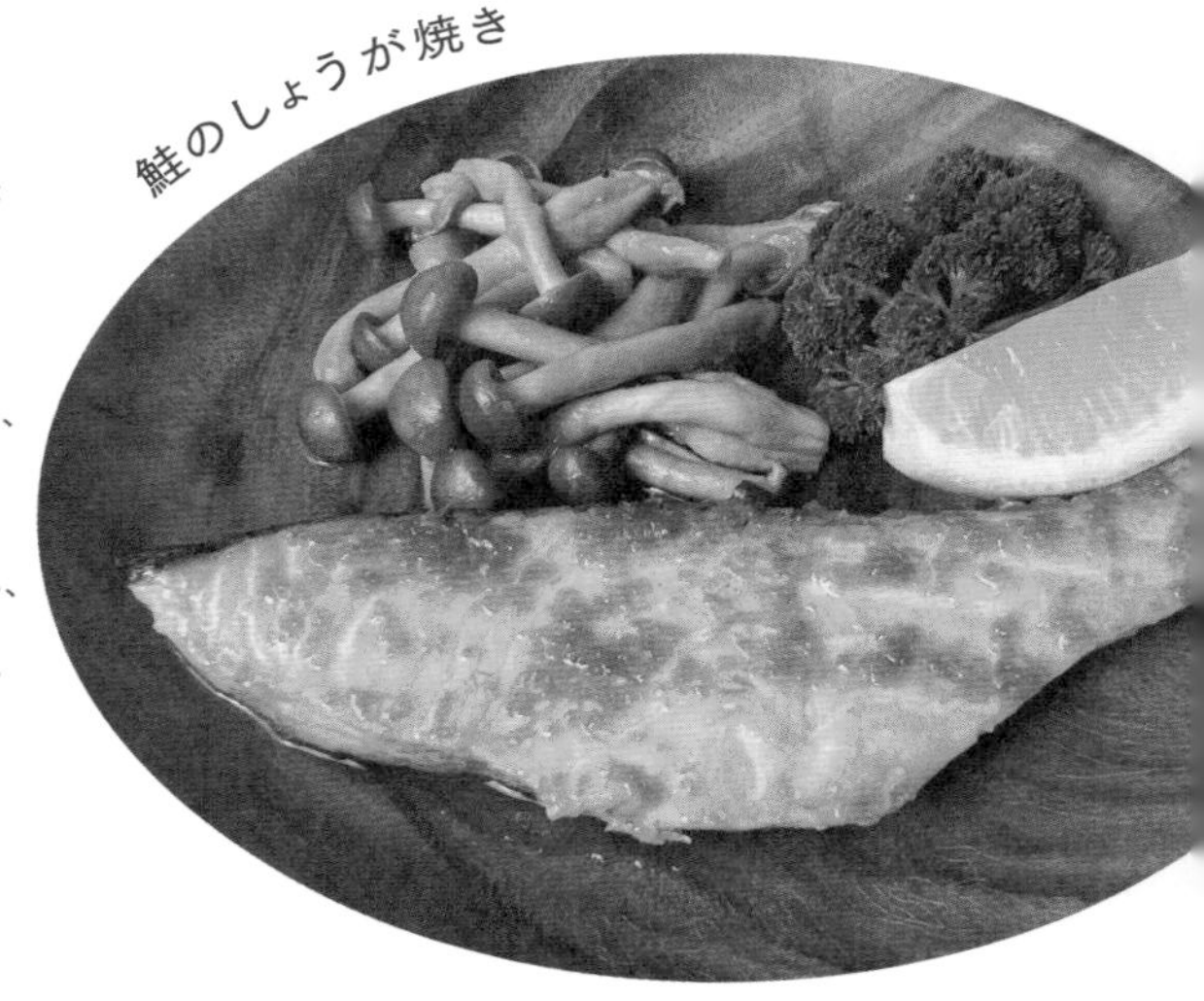

鮭のしょうが焼き

① にんにくとしょうが少々をすりおろし、酒大さじ1、みりん大さじ1、醤油大さじ2と混ぜ合わせる。
② フライパンに油を熱し、少し焦げ目が付く程度に鮭の両面を焼く。
③ ①を加え、空いた所にほぐしたしめじを入れ、一緒に炒める。しめじがしんなりして、たれが煮詰まったら完成。

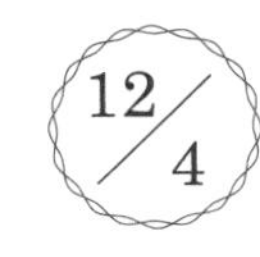

12/4

胃腸の養生 5つのコツ

外食や飲み会が続いても楽しめるように、胃腸の養生のコツを5つ、ご紹介します。穏やかな年末年始を迎えるためにも、今から養生しましょうね。

- 冷たいものの飲食を控える
- よく噛む
- 脂っこいものは控えめに
- 腹八分目
- クヨクヨ思い悩まない

12/5

西太后が食べていたもの

美と健康へのこだわりが強く、平均寿命が40歳代の時代に74歳まで生きたと言われている西太后。そんな西太后が、好んで食べていたと言われているのがこんな食材。

- 山いも（益精）
- くるみ（健脳）
- 黒ごま（補腎）
- 手羽先（養血）
- 大根（健胃）
- 菊花茶（明目）
- なつめ（補気血）

案外、身近なものばかり。

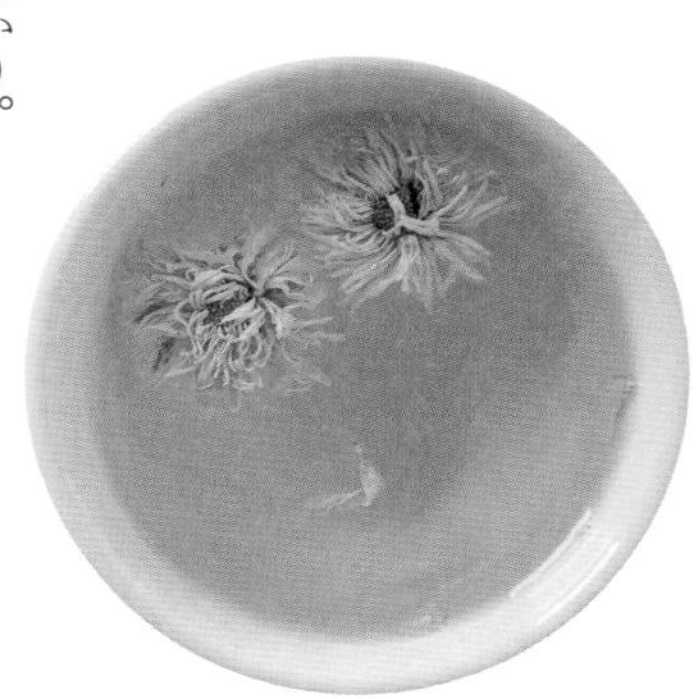

お手軽、氷嚢(ひょうのう)湯たんぽ

鍼灸院やアロマサロンでよく見かける便利ワザがあります。温冷対応の氷嚢に、水道から出る熱めのお湯（60℃くらい）を入れるだけの簡単湯たんぽです。柔らかく体にフィットし、手や足先、お腹など冷えている部分をピンポイントで温められます。

お湯を沸かすのが面倒でも、この方法ならお手軽。足先やお腹が冷えて寝つけないときにもおすすめです。

※お湯の漏れや低温火傷にご注意を。

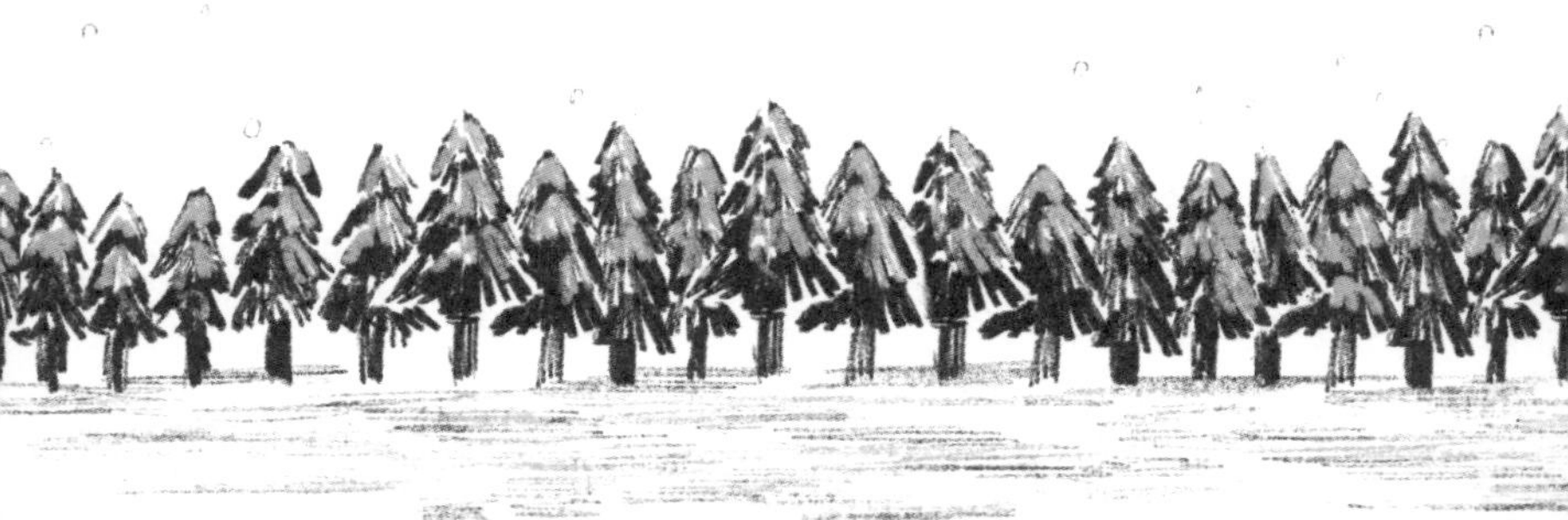

12/7

大雪で冬の到来

二十四節気の「大雪」の頃。寒さが一段と厳しくなる、本格的な冬の到来。地域によっては雪がたくさん降り始める頃です。

この時期は、冷えによる腎の弱りで、様々な不調が増えてしまいます。

腰まわりを冷やさないように気をつけ、山いもや、ブロッコリー、えび、くるみなどの補腎食材を積極的に取り入れるのが養生のポイントです。

腎の弱りによる不調

- 腰痛
- 耳の不調
- 抜け毛
- トイレが近くなる
- ビクビクしやすくなる

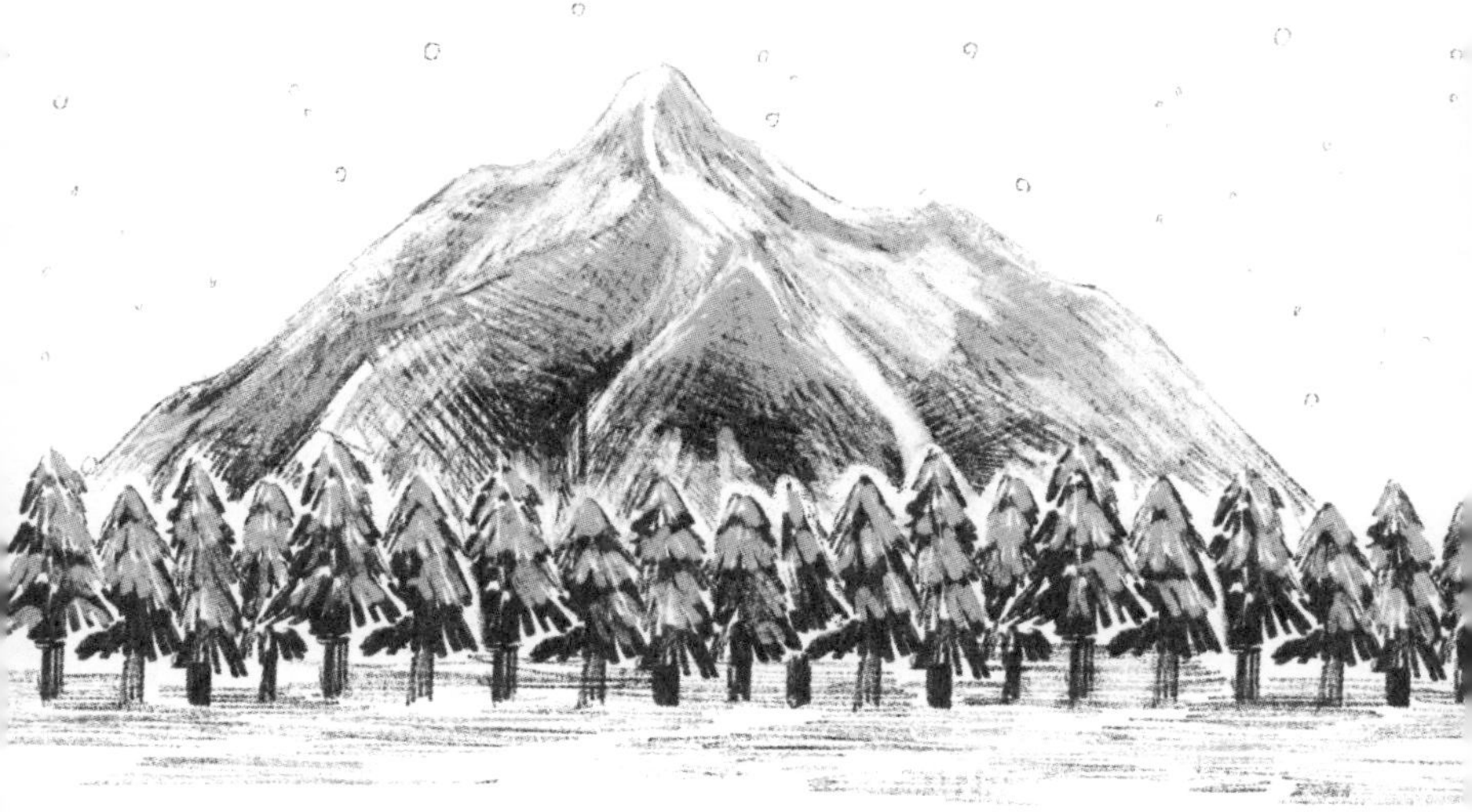

12/8

急激な冷えに えびとブロッコリー

急激な寒さによる冷えには、温め食材で内側からポカポカに。ぴったりのレシピが「ガーリックシュリンプブロッコリー」です。ちなみに、えびは、薬膳では温め食材の代表選手。同じ海の生物なのに、かには寒性で体を冷やす食材。温まりたい日はえびをチョイスしましょう。

えびとブロッコリーの共通点は補腎（ほじん）、つまりエイジングケアにぴったり。冬に体の冷え、寝不足や過労、性生活の不摂などで腎（じん）を消耗しすぎると、一気に老けてしまいます。食材の力も借りてせっせと補腎しましょうね。

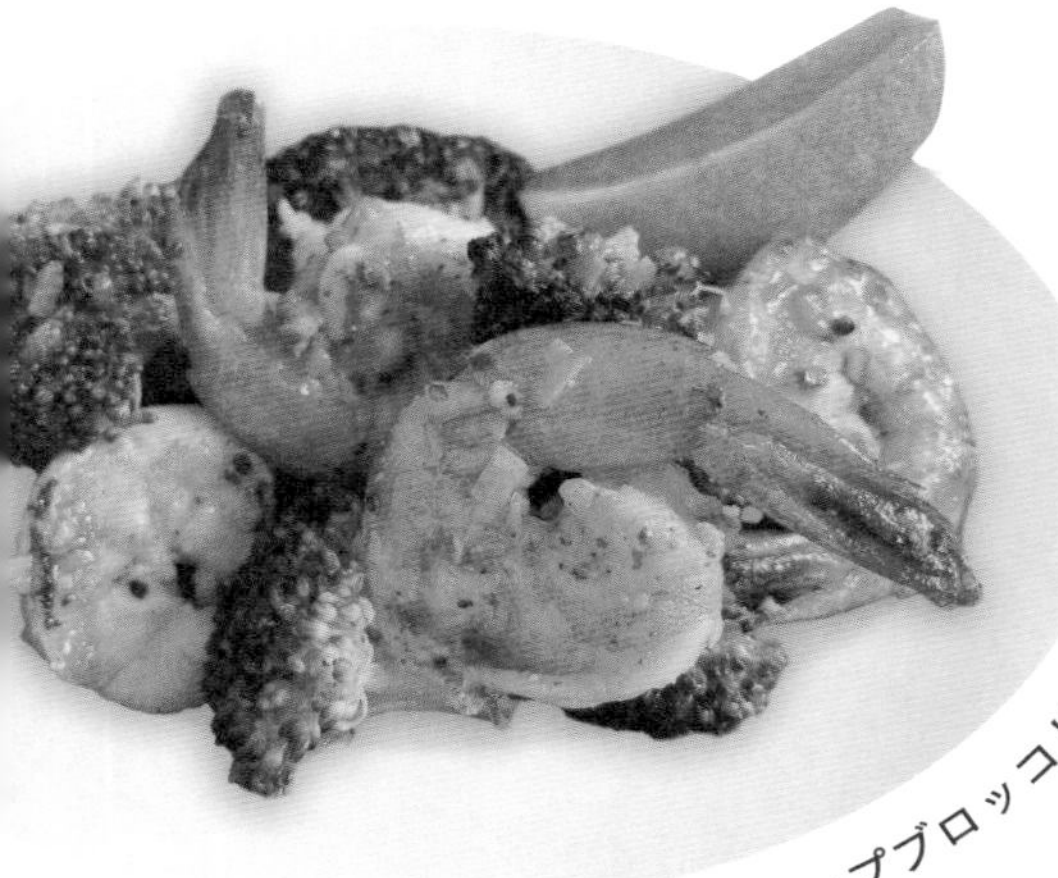

ガーリックシュリンプブロッコリー

①にんにく1片をみじん切りにしてボウルに入れ、オリーブオイル大さじ2を加え、和える。
②①に殻と背ワタをとったえび（むきえびでも可）を加え、塩こしょうをしてしばらくなじませる。
③ブロッコリーは軽く塩ゆでしておく。レンチンでもOK。
④②のえびを取り出してフライパンで焼き、裏返したら③を加える。①のボウルに残っているオイルとにんにくをかけ、サッと炒める。

バター少々で風味と潤い効果がアップ。

※のぼせやほてり、炎症、かゆみがあるときは控えましょう。

肩こりにカモミールローマン

師走の忙しさと寒さで気血が滞り、肩こりが本当につらくなる時期です。

こんなときのお助け精油が「カモミールローマン」。りんごのような優しくフルーティーな香りで、中医アロマ的に気の巡りをよくし、張るようなつらい肩こりを和らげてくれます。忙しいほどこりやすいので、仕事前にハンカチに精油を垂らし、長時間のパソコン作業中でもサッとかげるようにしておきましょう。夜、入浴後のストレッチ中に、ディフューザーを使って芳香浴をすると気持ちも体もふんわりほぐれますよ。

手首の冷えにアームウォーマー

11月14日でも触れた三首（首・手首・足首）を冷やさない話。首の温めにマフラー、足首の温めにレッグウォーマーを使っている人が多いと思いますが、ぜひアームウォーマーも取り入れてみてください。袖口から冷気が入らず、手首が温まるので指先までポカポカに。手袋と違って指の操作性がよく、さっと着脱できて手軽。仕事中にも使えて本当に便利です。

12/11

毎日スプーン1杯で肌と髪がつやつやに

「効果がすごい！」とSNSやお客さんに大反響をいただいた、中医師の先生直伝のツヤ肌ツヤ髪レシピをご紹介。毎日スプーン1杯でビックリするほどうるツヤになりますよ。

はちみつが苦手なら、入れずに料理に使うのもおすすめ。「ほうれん草のごま和え」のごまを、この3種に変えるだけの食べ方もおすすめです。中医学では、肌や髪は何よりも「ツヤ」重視。美しさだけでなく、健康状態のバロメーターになります。

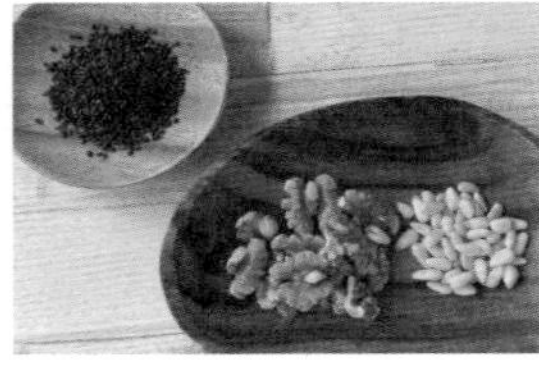

黒ごま・くるみ・松の実ペースト

黒ごま2：くるみ2：松の実1
上記を別々にすり鉢やミルサーで細かく砕いて混ぜ合わせ、お好みではちみつを加えて練る。容器に入れて冷蔵庫保存。

12/12

二日酔いにはお味噌汁

忘年会での二日酔いがつらかったら、朝食はお味噌汁にしましょう。味噌は弱った胃腸を元気にして、お酒を解毒してくれます。二日酔いからくる倦怠感やむくみの解消にも効果的。ムカムカして気持ちが悪いときは、おろししょうがを入れましょう。二日酔いでも、お味噌汁がおいしく感じるなら、体が欲している証拠ですよ。

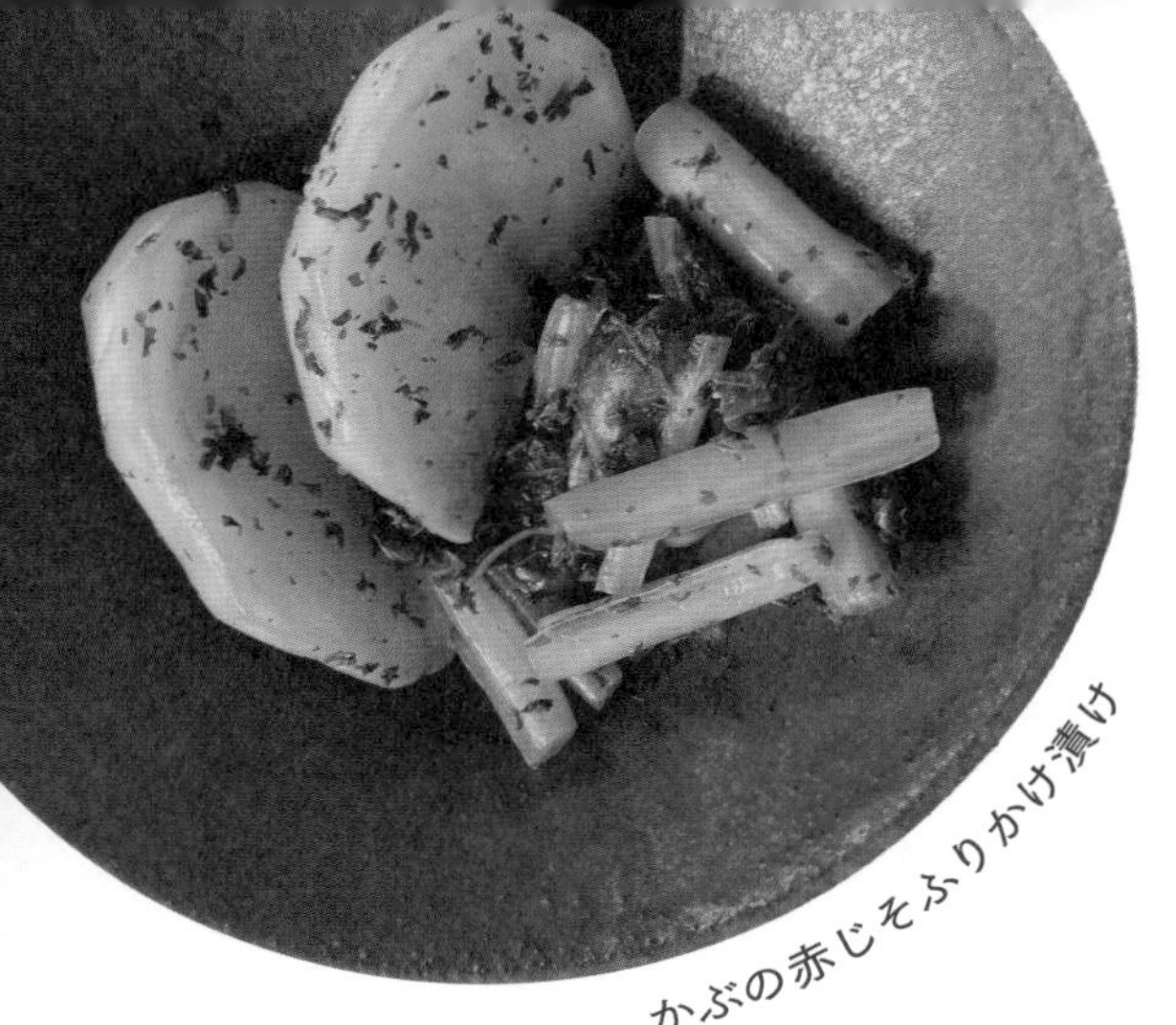

かぶの赤じそふりかけ漬け

①かぶをくし切りにし、葉も刻んで一緒に軽く塩もみする。数分おくとかぶから水が出るので絞る。
②ボウルに①と赤じそふりかけを加えて和え、密閉容器に保存。味がなじんだら完成。

しっかりと味付けしたいなら、叩いた梅を一緒に和えてもおいしいですよ。

12/13

お疲れ胃腸はかぶでねぎらう

胃腸に負担がかかりやすい年末年始は、食卓に大根やかぶなど、消化を助ける常備菜を一品置いておくだけで養生できます。大根は涼性、かぶは温性（p32）なので、冷えが気になるときはかぶを選びましょう。おすすめは「かぶの赤じそふりかけ漬け」。しそは色によって若干効能が違います。

赤じそは温める力が強く、かぶと合わせるとポカポカの温めコンビ（青じそはp229）。食べすぎや消化不良の際、これを食べるとスッキリしますよ。

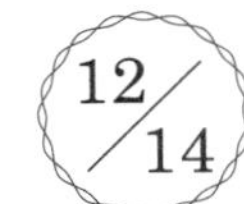

寒い時期のドリンク薬膳

寒い時期には、こんなドリンク養生がお手軽でおすすめです。いずれも飲み過ぎないよう、温かい状態で少しずつ飲むのが大事なポイントです。

・疲れたら甘酒
・冷えていたら紅茶
・不安感にはココア
・胃腸の不調には白湯
・二日酔いにはコーヒー
・熱がこもっているなら緑茶
・エイジングケアには黒豆茶
・むくみやだる重にははとむぎ茶
・イライラしたらジャスミン茶
・クマやくすみにはハイビスカスティー

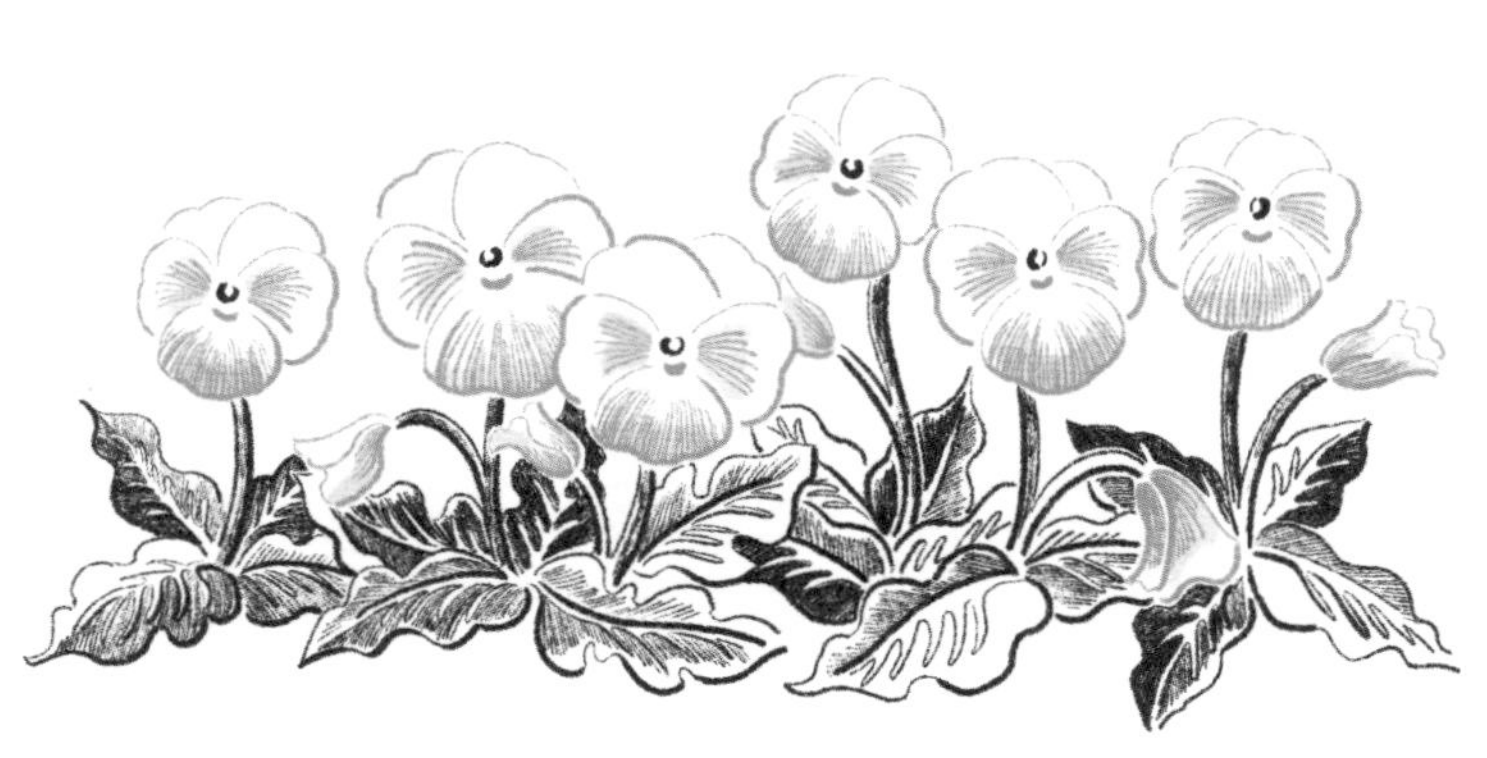

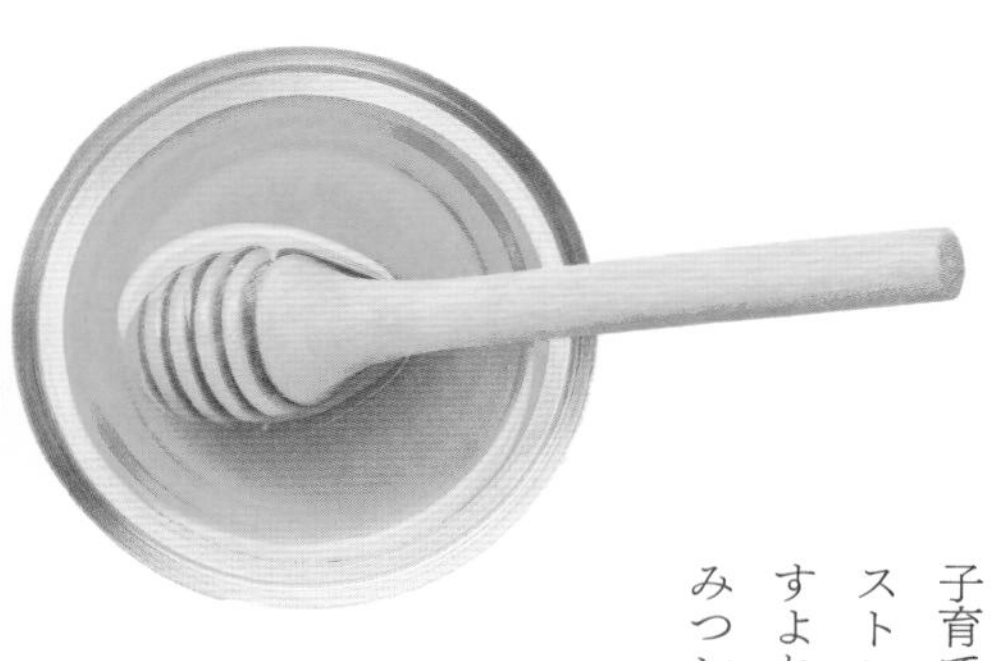

12/15

イライラにホットシュワシュワはちみつレモン

職場に嫌な人がいる、仕事が忙しい、子育ての悩みがつきない……。いずれのストレスも、原因を回避できずに悩ましいですよね。そんな人は、「ホットシュワシュワはちみつレモン」で癒し時間を楽しんで。

レモンと炭酸には気を巡らせてスッキリさせる効果が、はちみつには情緒安定の効果があります。炭酸ドリンクはキンキンに冷やすのでなく、夏は常温、冬はホットで飲むのがおすすめ。レンチンすると強炭酸が微炭酸になりますが、それでも十分スッキリします。

ストレス対策は常に大切。手軽な飲み物でケアしておくと、急に降りかかるストレスにも動じにくくなっていきますよ。

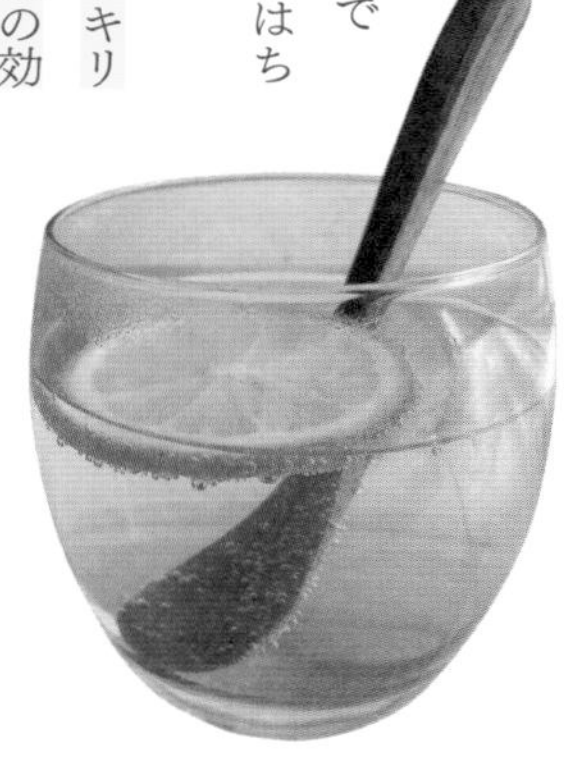

ホットシュワシュワ
はちみつレモン

① 強炭酸水を耐熱のグラスに入れて1～1分半ほどレンチン。
② ①にはちみつを加え、スライスしたレモンを浮かべる。

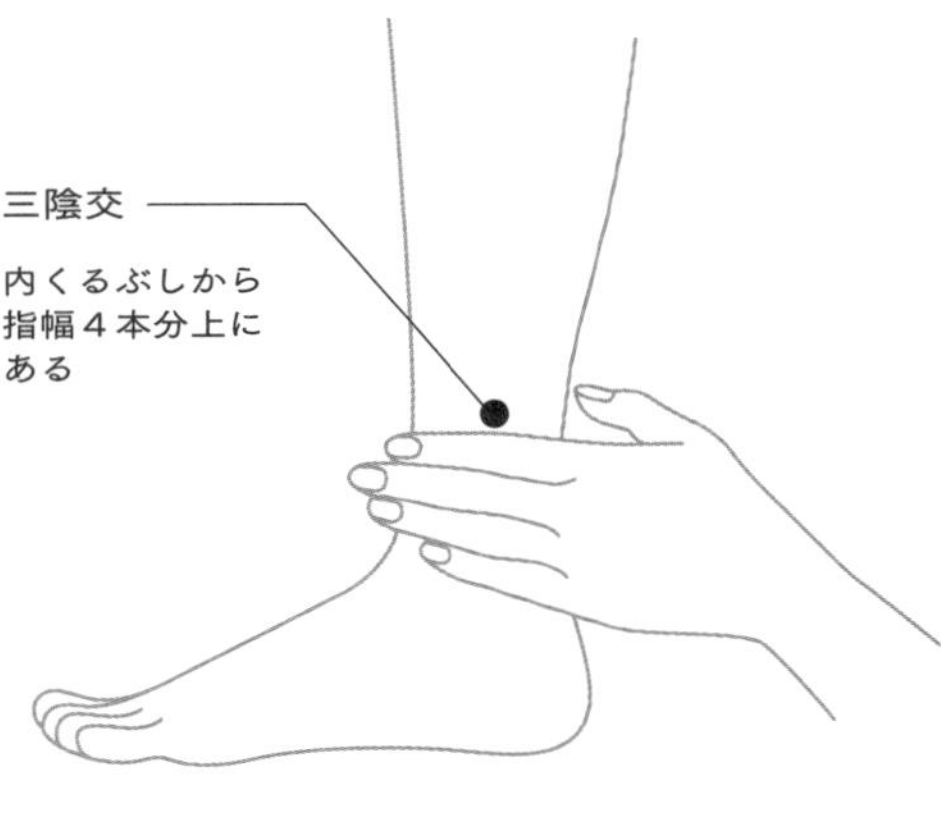

12/16

三陰交（さんいんこう）のツボを温める

「三陰交（さんいんこう）」というツボは3つの陰の経絡が交わる場所で、特に女性には大事なツボです。ここを押して痛みが強い人は、体が冷えているサイン。ここが冷えると、むくみや下痢、冷え性、生理痛、頭痛、倦怠感などにつながります。

このツボを押したり、足湯やお灸で温めて改善しましょう。冷えや生理痛なら、靴下を履いて、くるぶしの上あたりにカイロを貼って、その上から靴下を重ね履きする方法も効果的です。最近は足首に巻くカイロもあるので、足の冷えが気になる人は取り入れてみてください。

12/17

お粥は胃腸薬

お粥は胃腸薬にたとえられるほどの養生食で、「粥有十利」と言って、10もの効果があるとされています。

①肌の色ツヤをよくする
②気力を増す
③寿命を延ばす
④食べ過ぎを防ぐ
⑤頭が冴え、言葉を滑らかにする
⑥胸やけを防ぐ
⑦風邪を防ぐ
⑧飢えを満たす
⑨のどの渇きを潤す
⑩便通をよくする

薬膳では、お粥は米と水の割合で役割が変わるとされています。体調に合わせて作り分けてみてください。

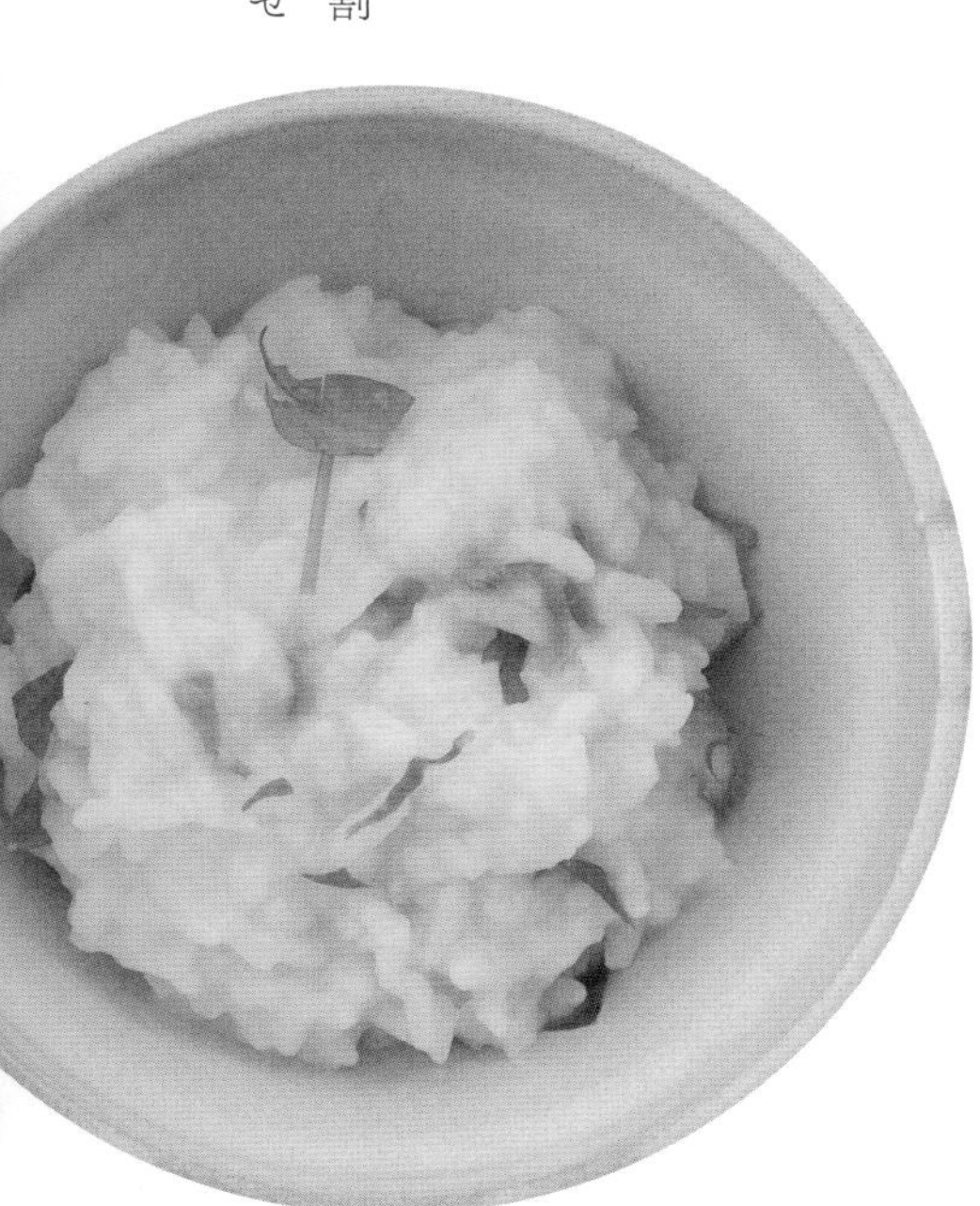

体調に合わせたお粥の割合

- 胃腸が健康な状態で、元気を補いたい場合は五分粥（米1：水5）。卵粥がおすすめ。
- 少し胃腸が疲れ気味のときは七分粥（米1：水7）。山いも粥がおすすめ。
- 食べ過ぎで消化不良のときは十分粥（米1：水10）。大根やかぶのお粥がおすすめ。

ほっこりポカポカ甘酒チャイ

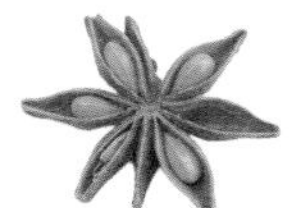

「寒い寒い」と思わず言ってしまうような日は「スパイシーチャイ風甘酒」で温まりましょう。美容にも健康にもいい甘酒と、胃腸を温めるスパイスの組み合わせで、お腹の中からポカポカになる幸せドリンク。スイーツを食べているような気分になるので、甘い物欲が抑えられないときにもおすすめですよ。

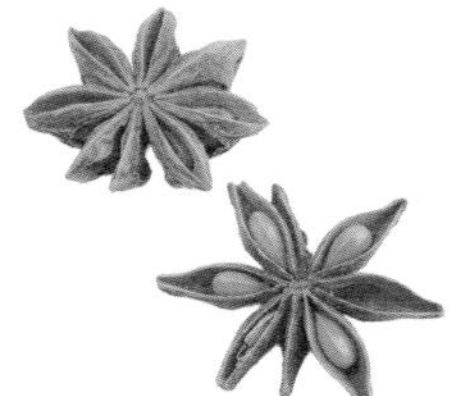

スパイシーチャイ風甘酒

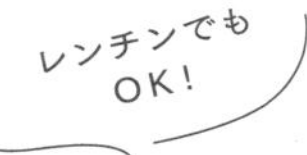

① 小鍋に甘酒200ccを入れ、火にかける。
② シナモンスティック１本と、あれば八角２個、クローブ２個を入れ、弱火でコトコト。２～３分して香りが立ったら完成。

八角、クローブは香りが強いのでお好みで調整を。この分量だとしっかりめに香ります。

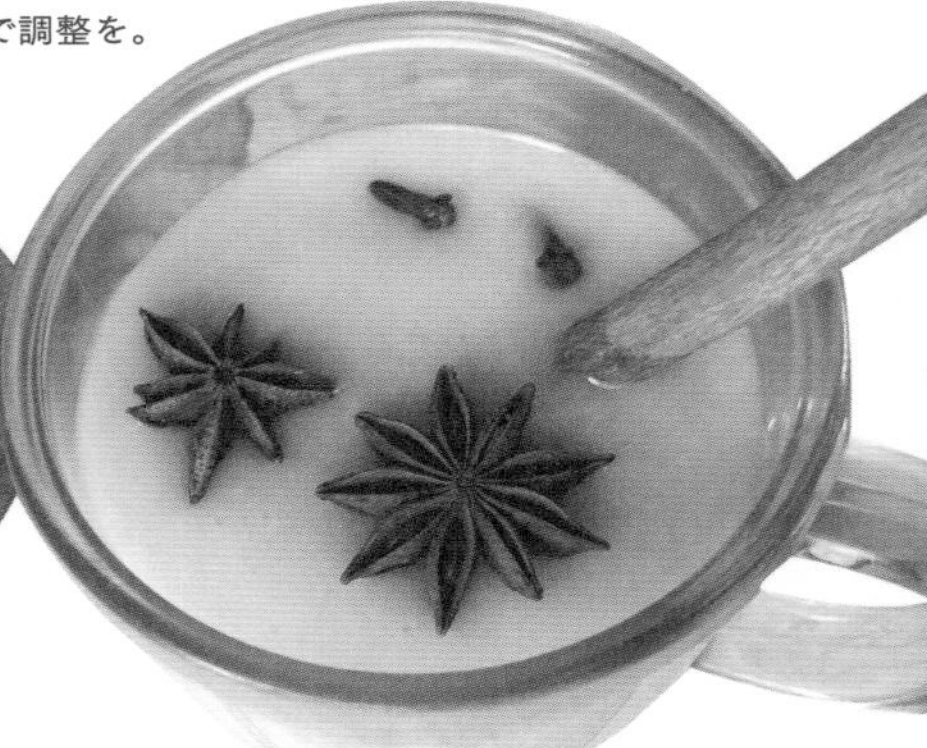

12/19

手足の冷えにシナモン

手足の先だけ異常に冷える人には、シナモンがおすすめです。シナモンは寒さを散らし、経絡（けいらく）を温めて流れをよくしてくれます。温かい紅茶に入れて少しずつとると、指先までポカポカします。

また、ストレスは手足の冷えの原因になるのでリラックスを心がけることも大切。温かいシナモン紅茶を飲んでほっこりしてくださいね。

※のぼせやほてり、炎症があるときや、妊婦さんは控えてください。

12/20

ぶりの効果

ぶりがおいしい季節。

ぶりには、体を温め、気血と潤いを補い、消化器を健康にする効果があり、貧血や、高血圧、骨粗鬆症、動脈硬化、血栓などの予防におすすめ。忙しい年の瀬は、ぶりの力を借りて、体調を整えてくださいね。

ぶりは漢字で魚へんに師走の師で「鰤」と書くことと、20はぶりと読める語呂合わせから12月20日は「ぶりの日」になったそうですよ。

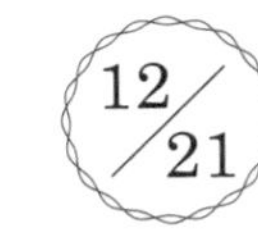

ホットカーペットで家電養生

足元からの冷えって本当につらいですよね。中医学的には、足には女性にとって大事なツボや、腎(じん)と関係するツボがたくさんあるので、足が冷えると老化につながります。そこでおすすめは、「ホットカーペット」。足元がポカポカと温かいと本当に心地いいですよね。乾燥して脱水を招くので寝落ちはNG。乾燥しやすい人は加湿器を併用しましょう。

12/22

冬至(とうじ)は夜が最も長い日

二十四節気の「冬至(とうじ)」の頃。昼の長さが一年で最も短く、夜が最も長くなる日。つまり陰陽の「陰」が極まる日です。中医学では「陰が極まると陽に転ずる」とされていて、冬至は「一陽来復(いちようらいふく)」と言われ、この日を境に運気が上昇すると考えられています。

また、「冬至七種(とうじななくさ)」といって、冬至に「ん(運)」が2つ入ったものを食べると運を引き込めるという昔からの言い伝えがあります。かぼちゃ(なんきん)、にんじん、れんこん、銀杏、きんかん、寒天、うどん(うんどん)などです。よい運気を呼び込んで、穏やかに楽しく過ごしてくださいね。

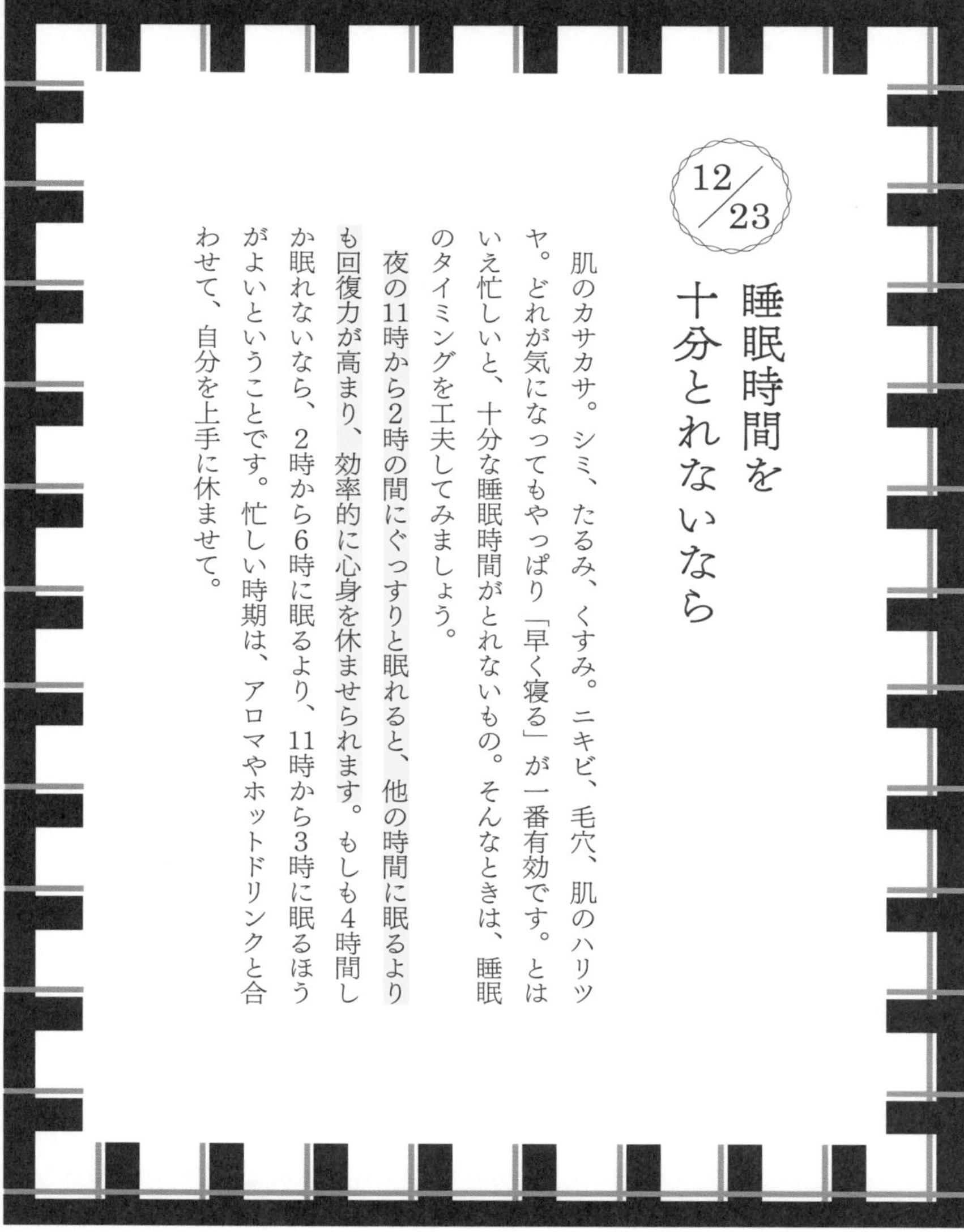

12/23

睡眠時間を十分とれないなら

肌のカサカサ。シミ、たるみ、くすみ。ニキビ、毛穴、肌のハリツヤ。どれが気になってもやっぱり「早く寝る」が一番有効です。とはいえ忙しいと、十分な睡眠時間がとれないもの。そんなときは、睡眠のタイミングを工夫してみましょう。

夜の11時から2時の間にぐっすりと眠れると、他の時間に眠るよりも回復力が高まり、効率的に心身を休ませられます。もしも4時間しか眠れないなら、2時から6時に眠るより、11時から3時に眠るほうがよいということです。忙しい時期は、アロマやホットドリンクと合わせて、自分を上手に休ませて。

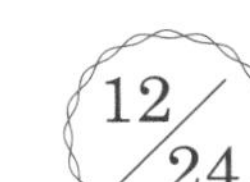

ケーキはおいしく、楽しく

今日はクリスマスイヴ。ケーキを食べる人が多いと思います。

せっかく食べるなら罪悪感など感じずに、「たまにはいいよね♪　おいしいな♪」という気持ちで楽しく食べてくださいね。

おいしく楽しく食べるケーキは、大切な心の養生になります。

翌日に胃腸不調、むくみやだるさが気になったら、次のページの「豆ストローネ」でいたわりましょう。

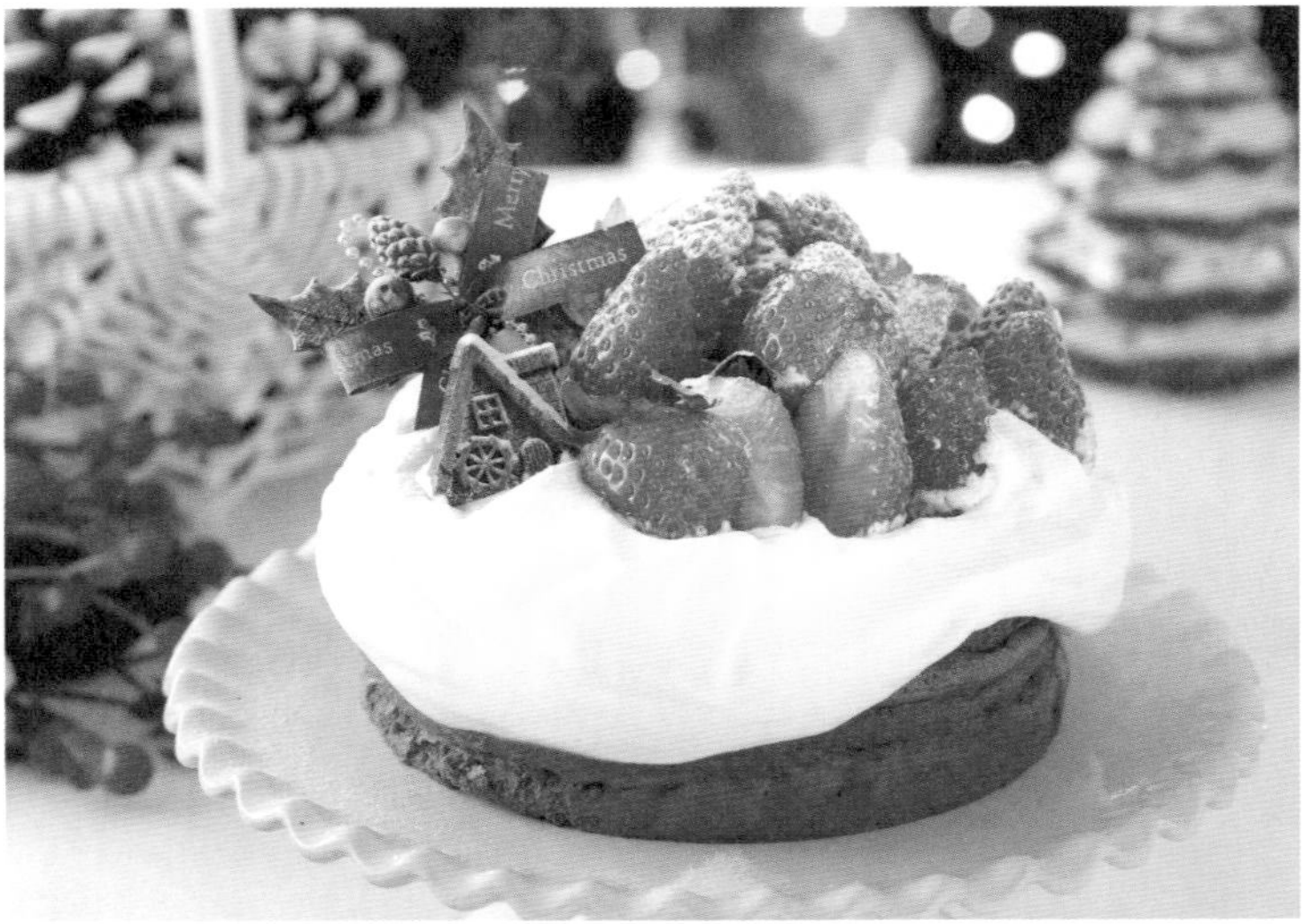

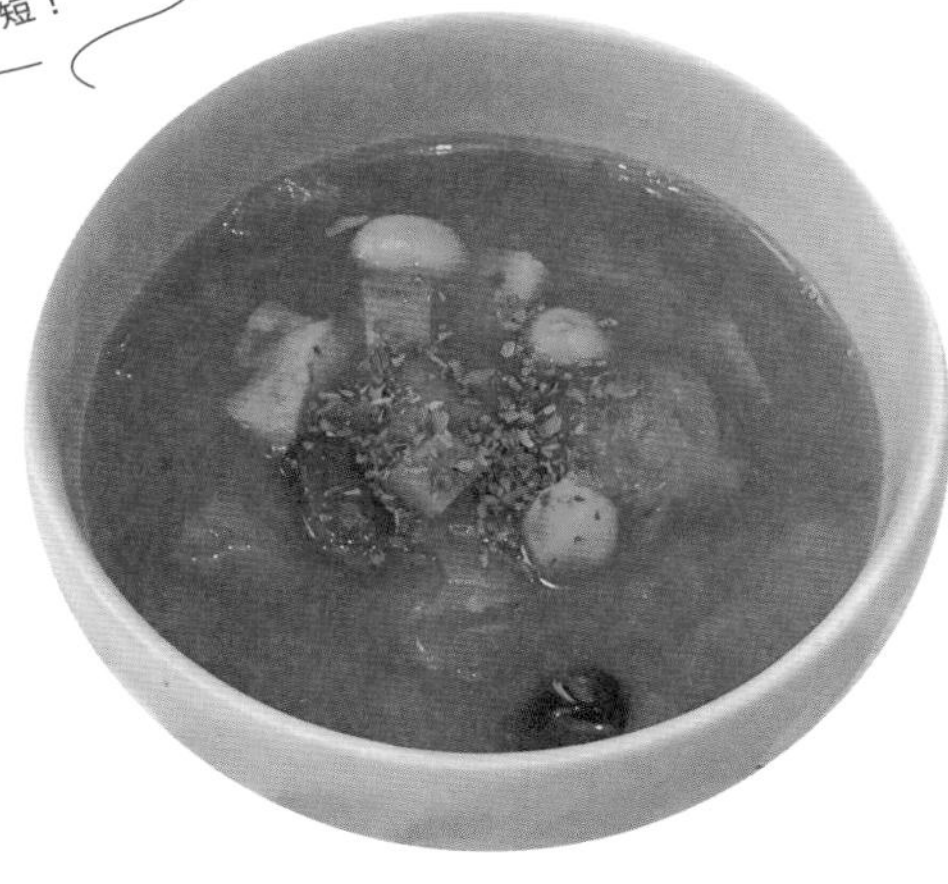

豆ストローネ

① みじん切りのにんにくを炒め、香りが立ったらベーコンを加えて炒める。
② 水を加え、ひと口大に切った野菜を加える（写真では、たまねぎ、にんじん、セロリ、キャベツ、プチトマトを使用。お好みできのこ類を入れても）。
③ 野菜に火が通ったら、トマト（ダイスの水煮缶）と蒸し豆を加える。
⑤ コンソメと塩で味を調える。

12/25

疲れと乾燥に「豆ストローネ」

疲れやすさ、重だるさ、胃腸の疲れ、むくみ、乾燥……。この時期気になる症状には「豆ストローネ」。胃腸の元気が足りないと、疲れやすくなったり、余分な湿を排出できずむくみや重だるさの原因に。豆は、余分な湿を排出してくれるうえ、気を補って疲れを取り除いてくれます。補気で肌のハリが出てたるみが改善したり、毛穴をキュッと引き締める力もつきます。トマトで潤いも補えるので美容効果も大。とある中医師の先生の肌が赤ちゃんみたいにツルッツルだったので、何を食べているのか伺ったところ、「毎日、豆のスープを食べているよ」と教えてくれました。それ以来、私もこのレシピをしょっちゅう食べています。市販の蒸し豆で作るので簡単ですよ。

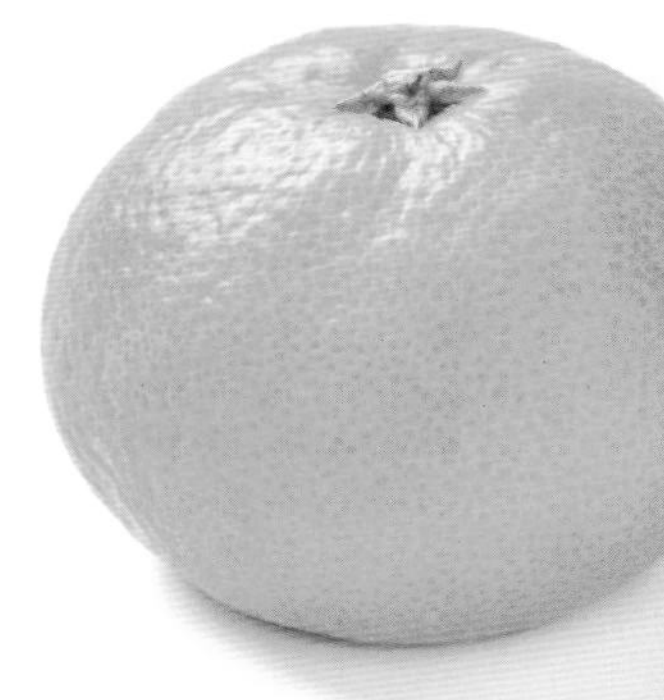

ぽかぽか潤う みかんドリンク

この時期のティータイムにぴったりなのがみかんのドリンク。いただきものや、ちょっとすっぱくて余ってしまったみかんでもおいしくいただけます。みかんを潰しながら飲むとおいしいですよ。

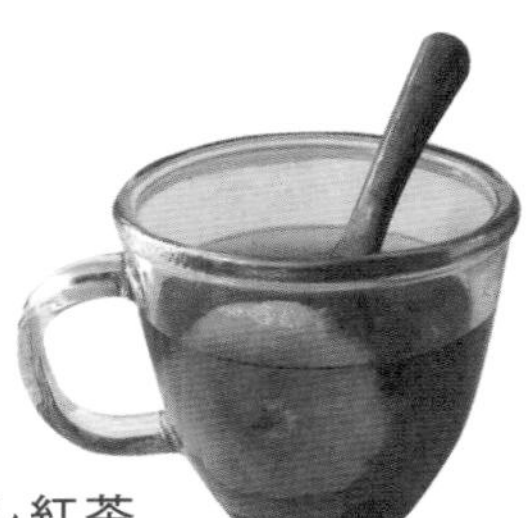

みかん紅茶

小鍋でカップ１杯分の水を火にかけ、煮立ったら紅茶のティーバッグと、皮をむいて半分に切ったみかん１個を入れて、ひと煮立ち。お好みではちみつを。体を温めて潤しつつ、気の巡りも改善されます。冷えのぼせにも効果的。

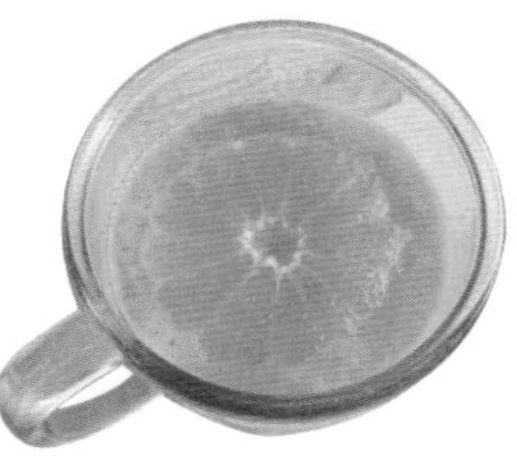

みかんとにんじんのホットスムージー

皮をむいたみかん１個と、適当に刻んだにんじん 1/4 本、すりおろししょうがと水少々をミキサーにかける。小鍋かレンジで温めて完成。すっぱいみかんでも、はちみつを加えればおいしいですよ。

12/27

長ねぎで血を巡らせてポカポカに

「ねぎたっぷりワンタンスープ」でこりや冷えを改善しましょう。血を補う鶏肉やにんじん、体を温めるしょうが、気血を巡らせる長ねぎ、気や腎（じん）を補う干ししいたけ、胃腸を整える白菜を組み合わせた万能スープ。寒い日は毎日食べたくなるほど、体がポカポカします。こりや生理痛がつらいときや、クマやくすみが気になるときにもおすすめです。

ねぎたっぷり ワンタンスープ

①干ししいたけを水で戻す。
②白菜を食べやすい大きさに切り、長ねぎ、にんじん、干ししいたけは薄切りにする。
③鶏ひき肉をボウルに入れ、長ねぎのみじん切り、おろししょうが、酒、醤油を加えて混ぜ合わせる。
④ワンタンの皮で③を包む。
⑤鍋に水、干ししいたけの戻し汁を入れ、②を加え、火が通ったら、醤油、鶏がらスープ、おろししょうがで味を調える。
⑥ワンタンを加えて２～３分煮る。最後にごま油をたらす。

市販のワンタンでもOK!

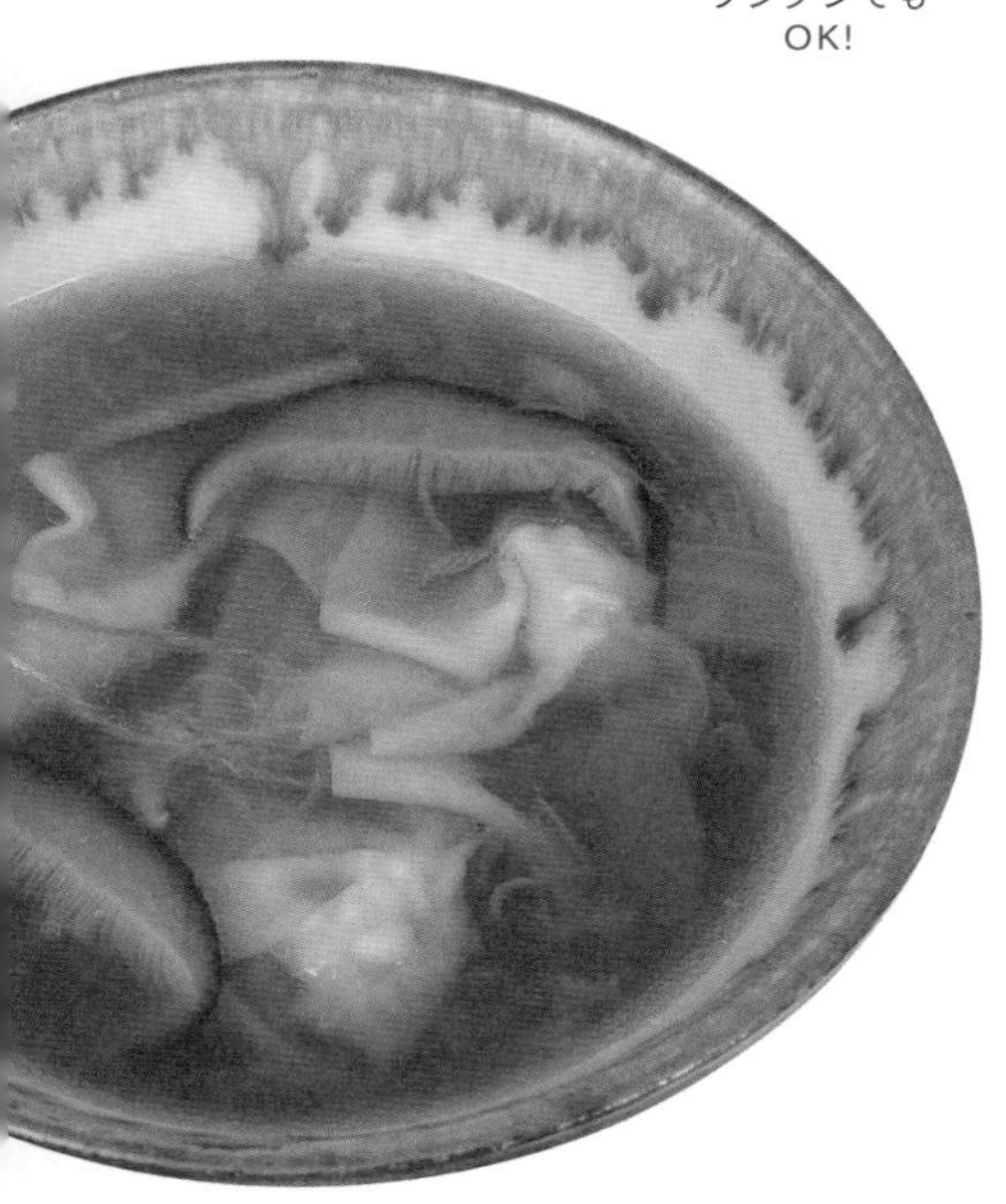

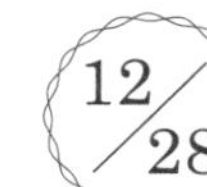

仕事納め

仕事納めの頃ですね。一年間、お仕事お疲れさまでした。いろいろあったかと思いますが、「終わりよければすべてよし」。最終日は笑顔で過ごせるといいですね。

「自在名医」と言って、自分を一番分かってあげられるのは自分。自分を一番褒めてあげられるのも自分。自分を一番労ってあげられるのも自分です。一年間頑張った心身を労ってあげましょう。

12/29

おせちの準備をする福の日

12月29日は、おせち料理の準備をする「福（29＝ふく）の日」。薬膳的にも、なますは胃腸を整え、えびは体を温め、黒豆や栗きんとんは腎（じん）を補い、伊達巻きは気血を補うなど、この季節にぴったりのものばかり。おせちの一品ごとの意味を知ると、ちゃんと理にかなっていて面白いですよ。

12/30

胃の疲れに砂肝と大根

年末で、胃腸がお疲れ気味の日にぴったりなのが「砂肝大根」。砂肝の内側の膜は「鶏内金（けいないきん）」という消化を助ける生薬でもあります。大根にも消化を助け、胃腸を整える効果があり、しょうがも胃腸を温めて元気にしてくれます。

私自身は甘い味付けがどうも苦手。砂肝大根も、以前は酒と醤油だけで煮ていました。薬膳を学ぶうちに、みりんには胃腸を整え、五味を調和する働きがあることを知り、最近は煮物にはほんのちょっぴり加えています。みりん、よい仕事をしてくれますね。

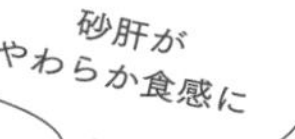

砂肝大根

① 砂肝（筋なし）をサッと下ゆでする。
② 鍋に油を熱し、千切りのしょうがと砂肝を炒める。
③ 乱切りした大根を加え、少し炒めたら材料が浸るくらいの水を加える。
④ 酒と醤油（1：1）、みりん少々を入れて煮る。大根に味が染みたら完成。

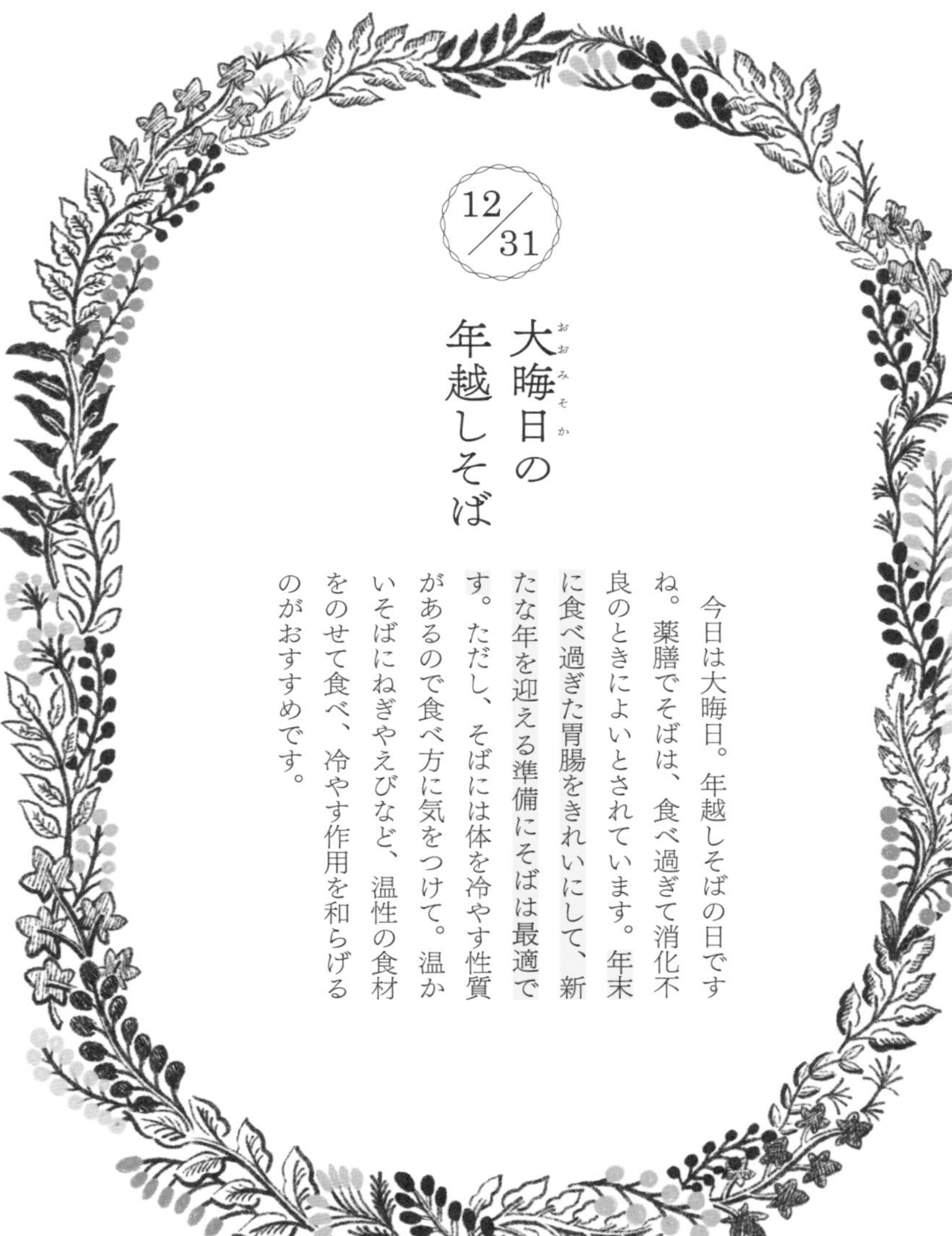

12/31

大晦日の年越しそば

大晦日（おおみそか）の年越しそば

今日は大晦日。年越しそばの日ですね。薬膳でそばは、食べ過ぎて消化不良のときによいとされています。年末に食べ過ぎた胃腸をきれいにして、新たな年を迎える準備にそばは最適です。ただし、そばには体を冷やす性質があるので食べ方に気をつけて。温かいそばにねぎやえびなど、温性の食材をのせて食べ、冷やす作用を和らげるのがおすすめです。

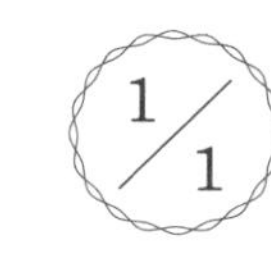

1/1 薬草酒「お屠蘇」で元気な一年に

日本には、古くから元旦にお屠蘇を飲む風習があります。「屠蘇」とは、「邪気を屠り、心身を蘇らせる」という意味。日本酒やみりんなどに「屠蘇散」という漢方薬を漬け込んだ薬草酒です。屠蘇散は体を温めたり、胃腸の働きを助けたり、免疫力を高めたりする生薬で構成されます。好みが分かれる独特な風味ですが、「一年を元気に過ごすため！」と思って、ごくっと飲むとよいですよ。

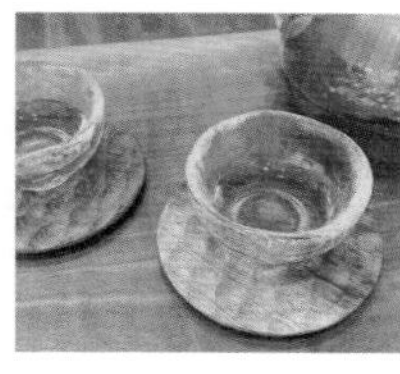

お屠蘇

スーパーや薬局で買える屠蘇散を日本酒と本みりん（割合はお好みで）に浸して５～８時間ほど置き、抽出されたら屠蘇散を取り出す。辛口が好みならお酒を多めに。みりんを多めにすると甘くまろやかになります。

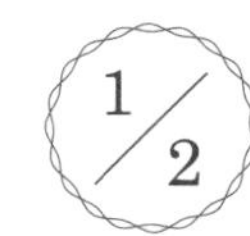

1/2 皮膚炎にお餅はNG

この時期によく食べるお餅。薬膳的にお餅は、体に湿熱を生み出し、皮膚炎を悪化させるので気をつけたい食べ物。湿熱を取り除く大根おろしを一緒に食べるといいですよ。よく噛んで食べることもポイントです。

また、お餅は気を滞らせやすいので、イライラしやすい人も控えめに。食べるなら、みつばやゆずなど、気を巡らせるものと一緒にとれるお雑煮にしましょう。

お正月にお餅を我慢するのもさみしいので、組み合わせを工夫して楽しんでくださいね。

1/3

お正月の食べ過ぎに紅白なます

クリスマス、忘年会、お正月と暴飲暴食続きで胃腸にはかなり過酷なこの時期。おせち料理に欠かせない「紅白なます」で胃腸を休めましょう。紅白の色でお祝いの水引を表した縁起物です。にんじんも大根もゆずも、消化を助ける食材で、お餅や油ものの消化を助け、胃腸をスッキリさせてくれます。ゆずの皮を千切りにして加えると、よい香りで気が巡り、気持ちもスッキリ。笑顔で元気に過ごせる素敵な年になりますように。

紅白なます

① 大根とにんじんを千切りにし、塩でもんで10分ほどおく。ゆずの皮は細かく刻む。
② ボウルに酢、ゆずの果汁、はちみつを入れ、混ぜ合わせる。
③ ②に水気を絞った①を加え混ぜ合わせて、味をなじませる。

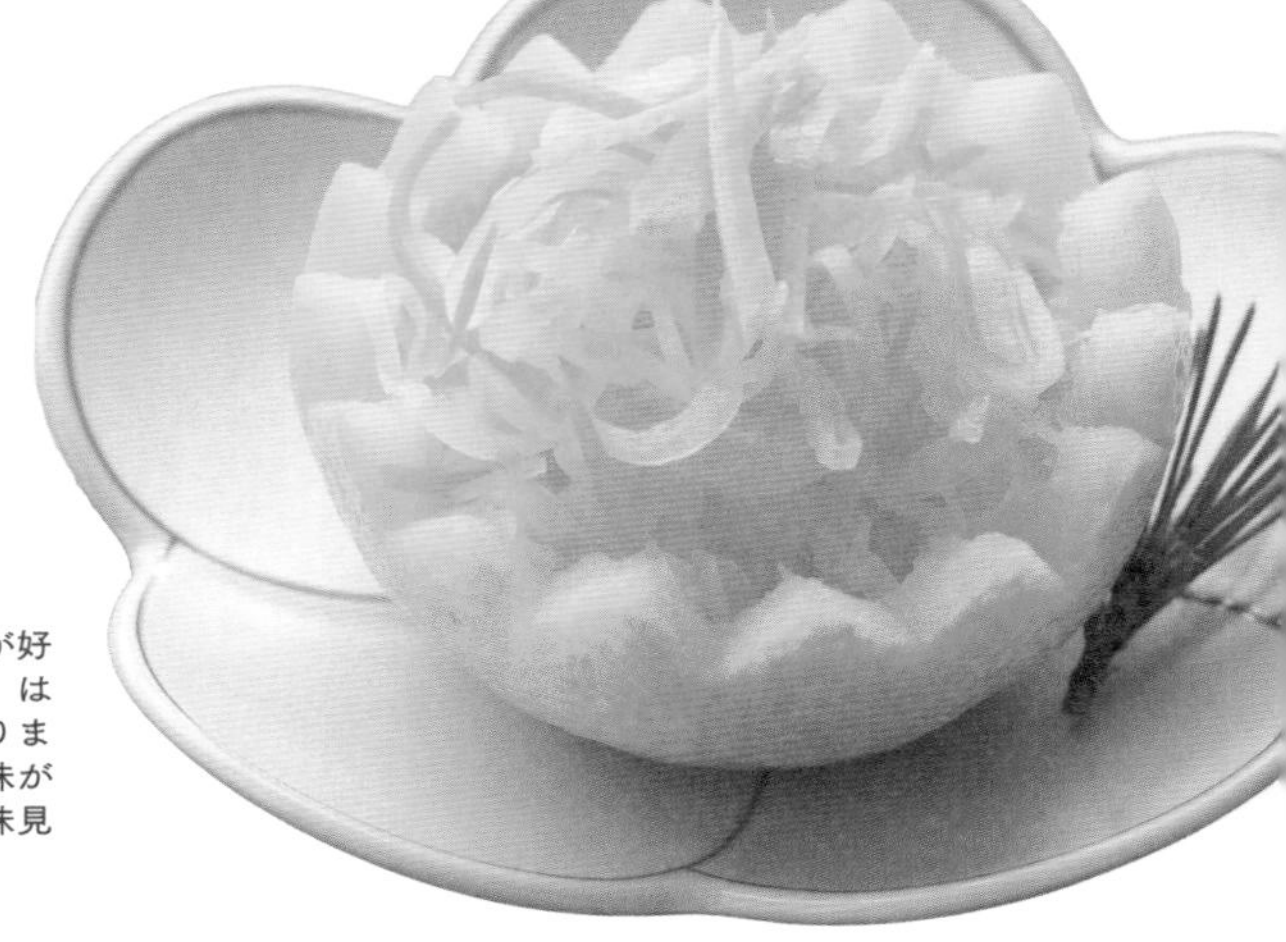

私は酸味が強いほうが好きなので、酢を多め、はちみつは少なめで作ります。大根の水分量で味がかなり変わるので、味見をしながら微調整を。

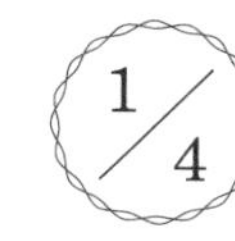

甘酒ラテで甘さも潤いも満足

お正月には何かと手に取る機会が多い甘酒。コーヒーを組み合わせた「甘酒ラテ」が、意外にもおいしいのです。甘いカフェラテは、飲みすぎると乳製品とお砂糖で痰湿（たんしつ）がたまり、むくみやだる重の原因に。甘酒なら、牛乳のラテより胃腸への負担が少なく、砂糖を入れなくても甘味があります。疲れもとれて、体もポカポカ。とはいえ甘酒も飲み過ぎはNGですよ。

小寒（しょうかん）。エネルギー温存の時期

二十四節気の「小寒（しょうかん）」の頃。「寒の入り」ともいい、立春までが寒の内。暦の上で最も寒さが厳しい時期が始まります。体をできるだけ冷やさないよう心がけ、にら、えび、くるみなど体を温める食材を積極的にとるのがこの時期によい養生法。無理をせず、のんびりと過ごすことも大切。春に元気に動くためのエネルギーを温存しましょう。

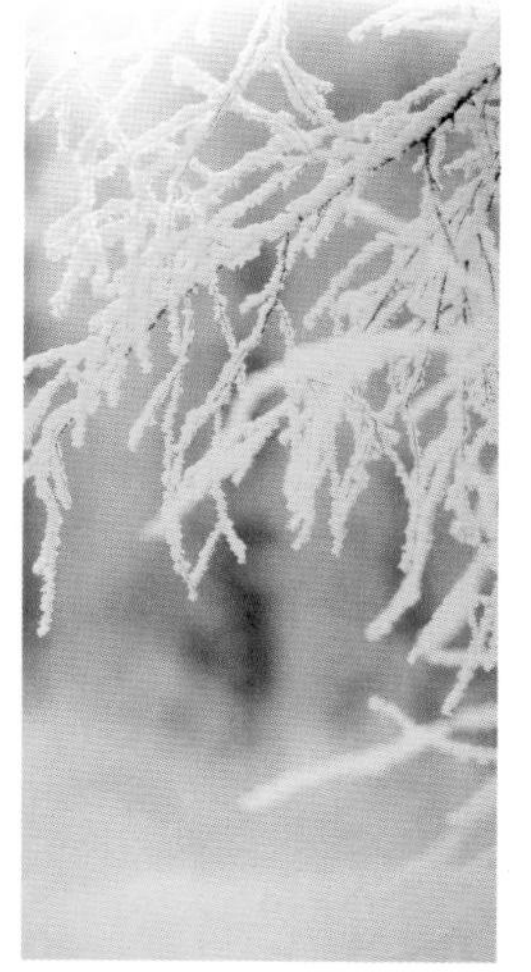

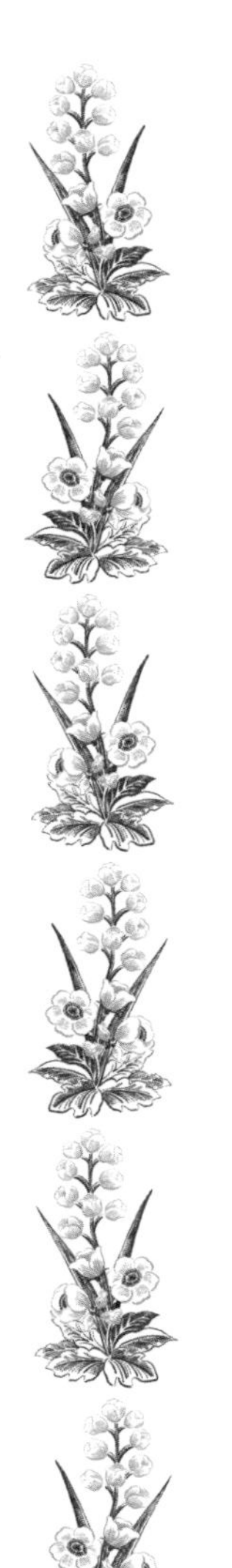

1/6

まずは自分の体に聞いてみよう

世の中には様々な食事療法や
健康法があり、
有名人がすすめる健康法もたくさんあり、
迷ってしまいますよね。

私が何より一番大切にして欲しいのは
「自分の体の感覚」。

これを食べたら（したら）どう感じる？
体はどう変化した？
心地よく感じた？

まずは何よりも、自分の体に
聞いてみてくださいね。

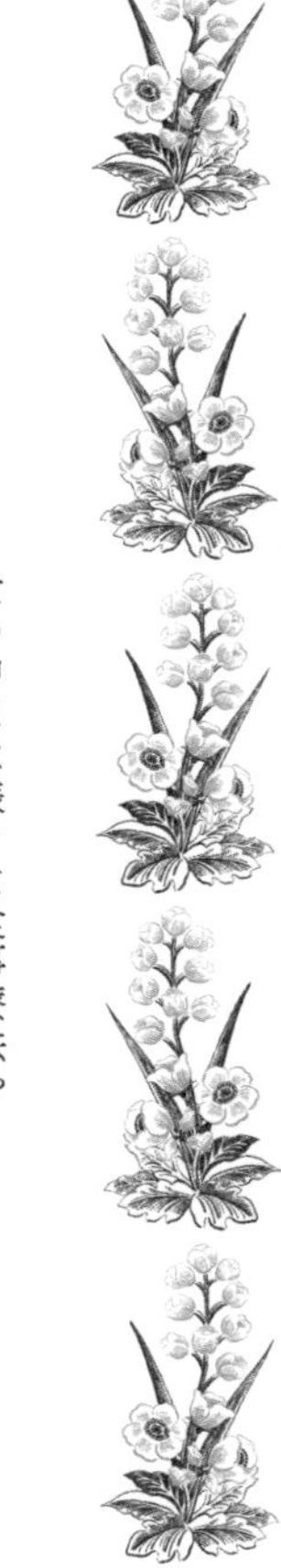

七草粥で胃腸を癒そう

1月7日は、「人日（じんじつ）の節句」と言って、七草粥を食べる日です。春の七草は、せり、なずな、ごぎょう、はこべら、ほとけのざ、すずな、すずしろの7つ。長い冬をじっと耐え、芽吹いた春の若草を食べることで、力強い生命力や栄養を取り込むことができ、無病息災につながるというのが謂（いわ）れです。

ちょうど年末年始の暴飲暴食で胃腸に疲れが出る頃なので、七草粥で癒しましょう。最近では、スーパーで七草粥のセットが売られていますが、なかったら大根や菜っ葉を入れたお粥を食べるだけでも十分ですよ。

1/8

冬に押したいツボ 湧泉（ゆうせん）

冬は、五臓の中でもエイジングと関わりが深い腎（じん）が衰えやすい季節。これを防ぐには、「冷やさない」ことが何より大切。ツボ押しでおすすめなのが「湧泉（ゆうせん）」。

文字通り、泉のようにエネルギーが湧き出る、腎経（じんけい）の出発点となる場所です。押すと腎（じん）が元気になり、老化対策につながります。

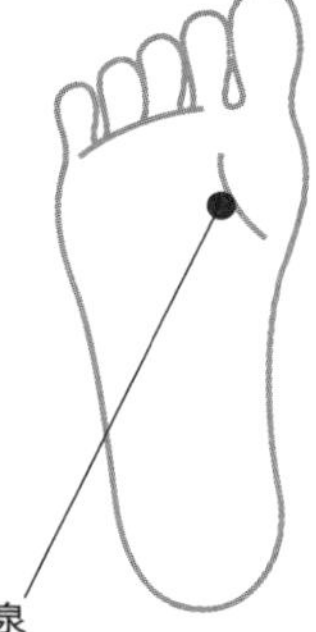

湧泉

足裏の、足の指を曲げたときにくぼむ部分。

1/9

風邪(かぜ)はタイプに合わせて養生を

風邪は中医学的には2タイプに分かれます。

ゾクゾク寒気タイプ

首筋がゾクゾクして寒気がするけれど、汗はかいていない。この場合は間髪入れずにしょうがやねぎたっぷりのスープを飲んで汗をかくのが効果的。少し熱めのお風呂に入ってじわっと汗を出すのも◎。汗が出てからすぐ寝れば翌朝にはもう治まっていることが多いです。

のどが痛くて熱っぽいタイプ

のどが腫れて痛い。寒気より熱っぽい症状が強い。この場合はミントティーや寒天などで熱を冷まして。しょうがをとったり、温める漢方薬を飲むとのどの炎症や熱が悪化するのでNG。早めに冷ますと、悪化を防げます。

1/10

お疲れ肌にたこポテト

年末年始の疲れが抜けないまま新年が始まってグッタリ。お肌がしぼんでたるみも気になる……。そんなときは「たこポテト」で肌に元気をチャージ。たこは、肌の再生を促し整える働きがあります。血を十分に補って潤し整えるイメージ。じゃがいもは元気を補う補気(ほき)食材。肌にハリを与え、イキイキさせてくれる組み合わせです。ポテトのホクホク食感とたこのジューシーさが交互に幸せを運んできてくれますよ。

たこポテト

①フライパンに油を熱し、粗みじん切りにしたにんにくを炒め、香りが立ったら、食べやすい大きさに切ったじゃがいもを入れる。
②じゃがいもがきつね色になったら取り出す（レンチンしてから焼くと時短に）。
③たこを入れてサッと炒める。
④ボウルに②と③を入れて混ぜ、塩をふり、ざっくりと混ぜ合わせたら完成。お好みでディルを散らす。

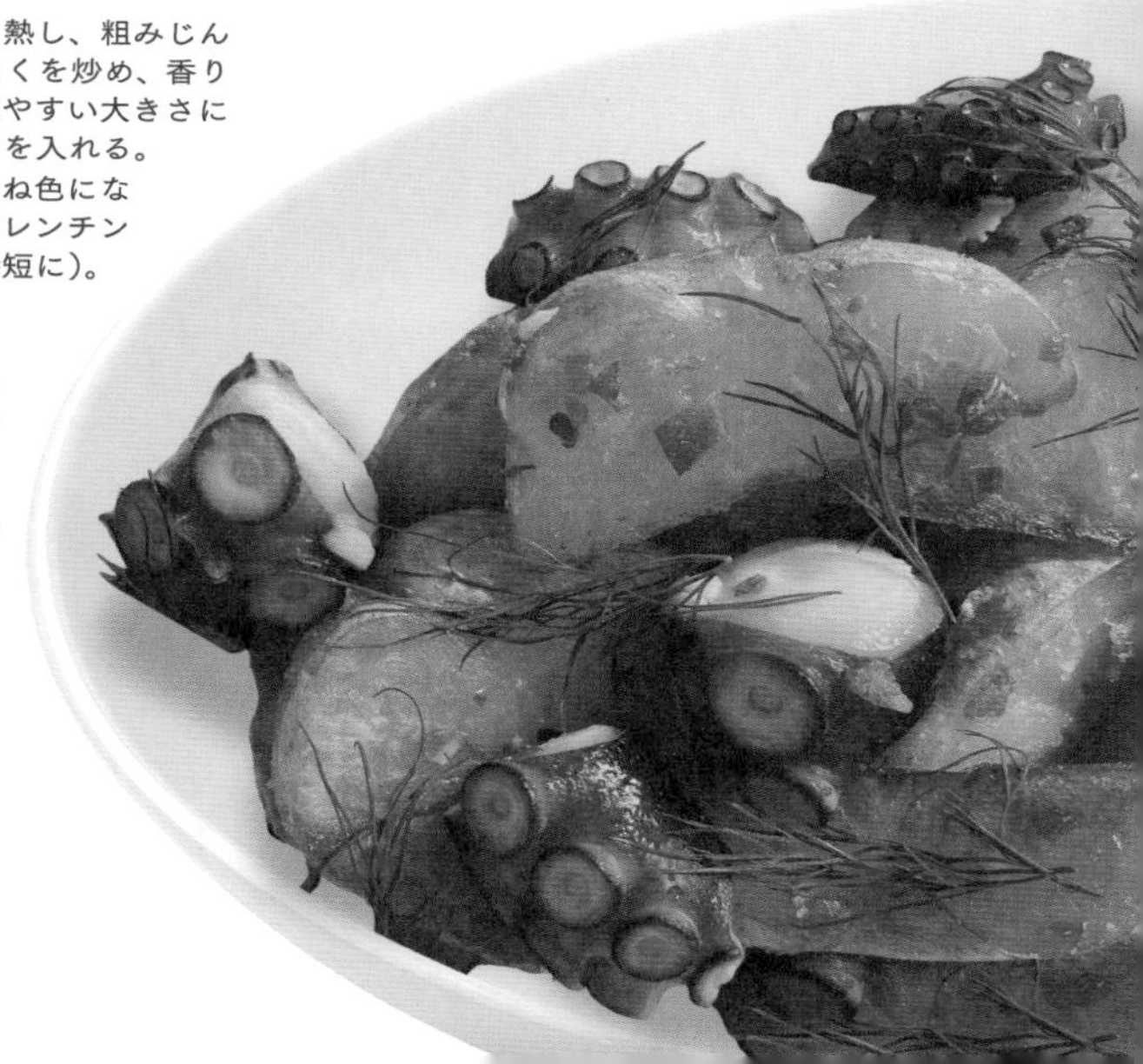

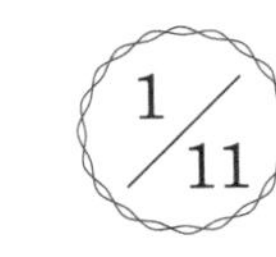

1/11

温めグッズによる乾燥に気をつけて

冬にはいろいろな温めグッズを使いますが、その分、乾燥しやすいので気をつけたいですね。特に電気毛布やこたつでの寝落ちで乾燥を助長させ、不調を起こす人が増えます。カイロを長時間同じ場所に貼りっぱなしにする、毎日同じ場所に貼る、吸湿発熱素材の肌着を着るなどで、肌の乾燥は助長されてしまいます。

乾燥でかゆみがつらいときは、肌着を綿やシルクなどの天然素材に変えると緩和されます。温めグッズは短時間の使用にし、潤い食材を食べるなど、上手に取り入れて、寒い冬を快適に過ごしましょう。

1/12

寒い日におすすめの呼吸

寒くて体が動かないときは、呼吸で体を温めましょう。おへその下（丹田（たんでん））を凹ませて、勢いよく息を吐きます。鼻から息を吐いてからお腹をゆるめると、鼻から自然と空気が入ってきます。次に同じ方法で「ふっふっふっ」と、早く力強く息を吐きます。これを繰り返すだけで気血が巡り、全身がポカポカしてきます。鼻づまりにも効果的。

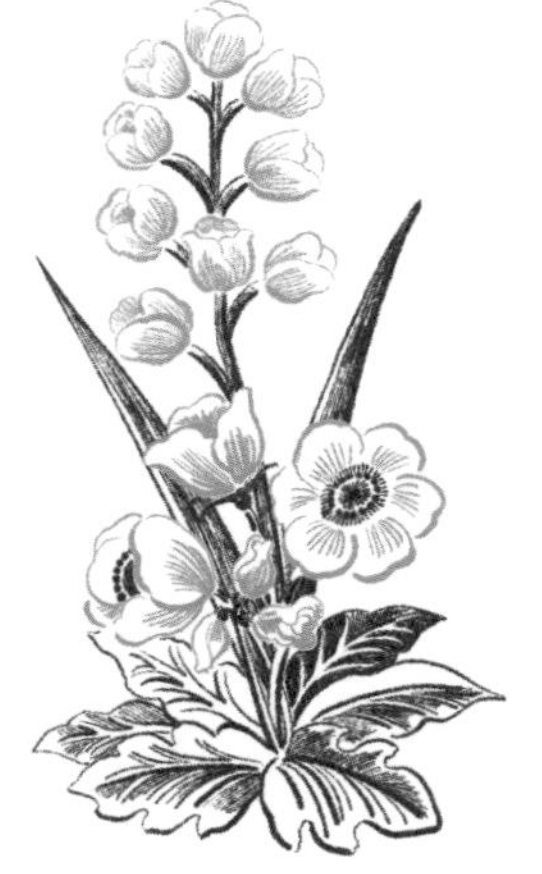

1/13

「冬季うつ」になりそうなときは

「冬季うつ」という言葉があるように、冬は気持ちが鬱々しがち。精神を安定させる神経伝達物質のセロトニンは日光浴をすると増えますが、冬は日照時間が短いためセロトニンが減り、情緒が不安定になりやすいのです。

鬱々することがあっても、「冬だから仕方ないよね」と自分に優しく言い聞かせて、のんびり日向ぼっこでもしながら過ごすことがおすすめです。

セロトニンを増やすには、「リズム運動」や「スキンシップ」がよいそうです。音楽に合わせて体を動かしたり、家族やペットと触れ合ったりして、楽しくほっこりと過ごしましょう。

1/14

その日の体調をメモしておく

漢方相談でよくおすすめするのが、日常でメモをとることです。その日の体調やメンタルの状態、食べたもの、気候（雨や気圧など）、起きた事などを、簡単でいいので、手帳などにメモしておきましょう。

ひと月単位で見返してみると、不調が起こるときの傾向がつかめてきます。自分の傾向を把握すれば、不調が起きる前に養生ができ、未然に防ぐことができます。

1/15

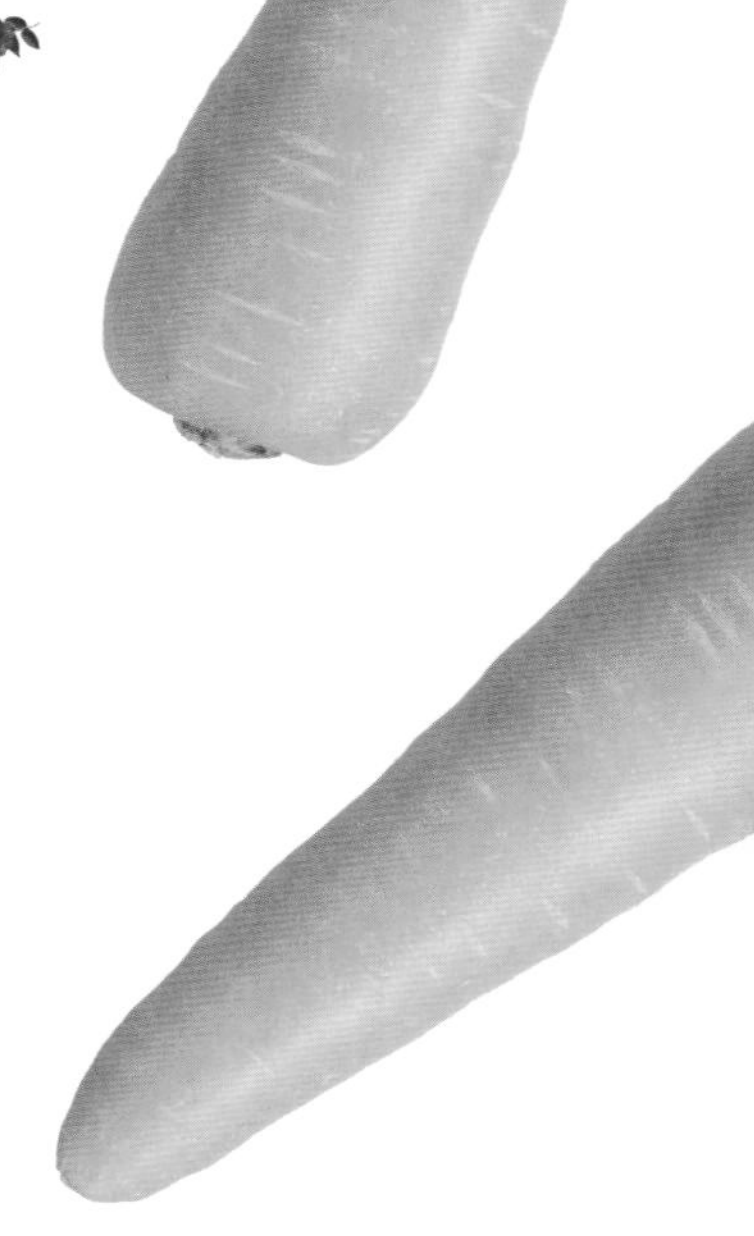

にんじんで目を美しく

にんじんは、胃腸を元気にして、血や潤いを補い、目を健康にする食材。そんなにんじんをいっぱい食べられるのが、「やみつきサキイカにんじん」。目によい薬膳食材ではクコの実が有名ですが、胃腸の負担になりやすいのが難点。特に血が不足した血虚(けっきょ)の人は胃腸が弱いことが多く、クコの実は強すぎてしまうことがあります。

その点、にんじんは胃腸も補いつつ血を補ってくれる優しい食材。酸味のある味付けにすることで、目と関わりが深い肝(かん)にしっかり届き、効果がアップします。にんじん1本分をペロリと食べられるほど、おいしすぎて止まらない一品です。

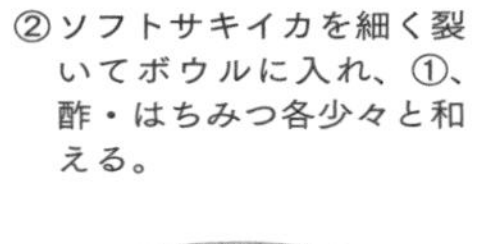

やみつき サキイカにんじん

①にんじんをピーラーでスライスし、軽く塩でもむ。
②ソフトサキイカを細く裂いてボウルに入れ、①、酢・はちみつ各少々と和える。

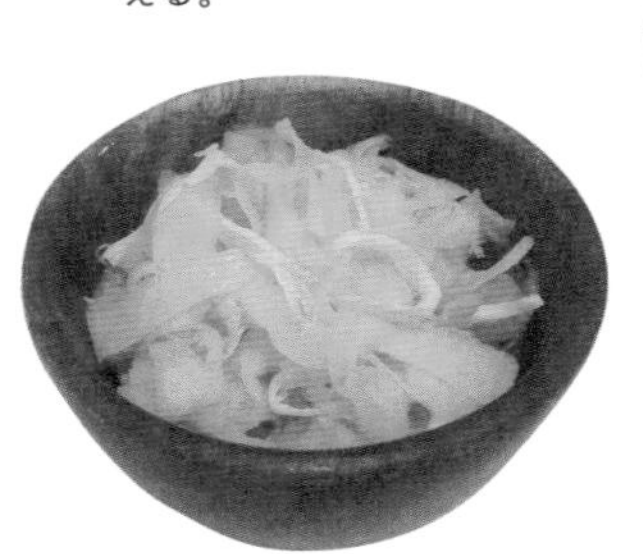

1/16

生理中は目を休める

昔から「産後は読書してはいけない」と言われているくらい、目を使うことは血を消耗します。これは、産後はもちろん、生理中にも当てはまること。せっかくいい食べ物や漢方薬で補血しても、スマホやPCで血を消耗してしまったら意味がないですよね。産後・生理中は極力目を休めるのが大切ですよ。

1/17

冬が旬の牡蠣

冬に旬を迎える牡蠣は、薬膳的に血と潤いを補い、情緒を安定させます。私は、牡蠣を食べると眠りの質がよくなることを実感します。牡蠣が苦手な方には、オイスターソースがおすすめ。牡蠣のエキスたっぷりで、エイジングケアしてくれる最高の調味料。なんたっておいしい！炒め物以外に、煮物や鍋の出汁にも使えますよ。

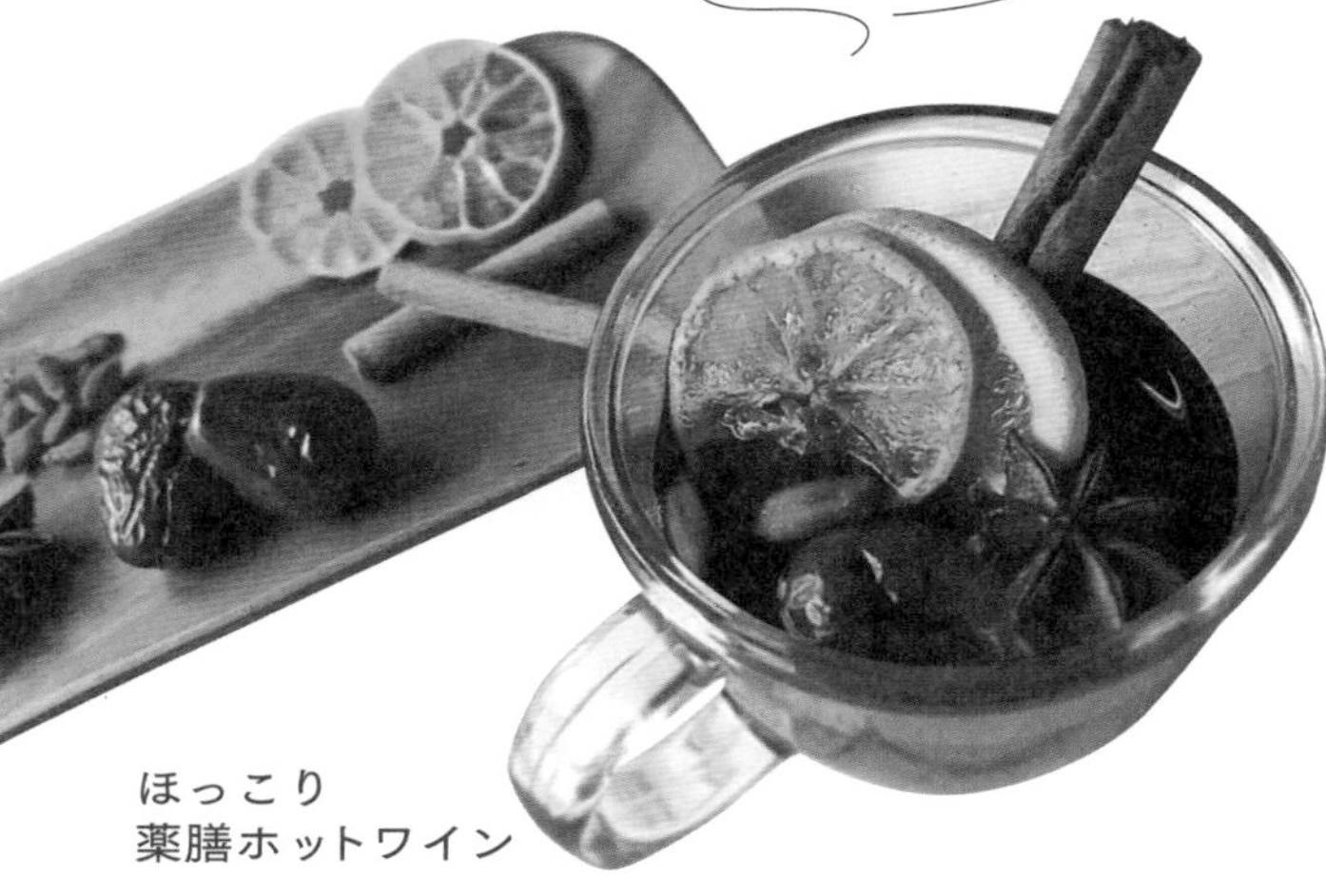

1/18

心もほっこりホットワイン

ほっこり
薬膳ホットワイン

- 赤ワイン　１カップ
- はちみつ　大さじ1
- クローブ　２個
- シナモン　１／２本
- オレンジ・レモンスライス　適宜
- なつめ、クコの実はあれば入れる

左の材量を弱火にかけてゆっくり20分。煮立たせないようにするのがポイント。火からおろしてはちみつを加える。冷えが強い人は八角を足すのもおすすめ。

寒くてなんだか元気が出なかったり、イライラしたり、落ち込んだり、情緒不安定になったり。

そんなときにおすすめなのが、「薬膳ホットワイン」。ワインには、情緒を安定させる安神（あんじん）作用があります。スパイスで体が温まり、気持ちもほっこり。柑橘類を加えることで気の巡りがよくなり、イライラも緩和。情緒の安定によいはちみつもプラス。

ワインを飲めない人や、お子さんはブドウジュースで代用を。ブドウジュースも血（けつ）を補い情緒を安定させますよ。

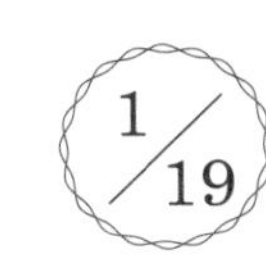

1/19

種を食べて若々しく

薬膳で、「種」は補腎食材で、生命エネルギーを補うものと考えます。ピーマンなども種を取らずに食べるとエイジングケアになるうえ、手間も省けてゴミも減り、いいことずくめです。ごまやキウイのような種が粒々とたくさんある食材も補腎効果が高いとされます。

中国ではすいかやかぼちゃ、ひまわりなどの種を日常的に食べて、エイジングケアをする食文化が根付いているそうです。種、積極的に食べてくださいね。

1/20

大寒(だいかん)には背中から陽を取り込もう

二十四節気の「大寒(だいかん)」。一年で最も寒さが厳しくなる頃です。昔から大寒には「鍛える」という働きがあるとされ、武道の寒稽古はこの日に行われます。寒さの中の稽古は、心身共に鍛えられそうですね。

とはいえ、中医学では「無理をしない」のがこの時期の養生。中医学は優しいですね。冷える人は無理をせず、寒い日は窓際で日向ぼっこを。人体は、背中側が「陽」なので、背中を太陽に向けて日向ぼっこするとポカポカと温まり、元気になります。

また、大寒に産まれた卵は、「大寒卵」と呼ばれ、栄養価が高く、健康運アップの縁起物とされていますよ。

1/21

くすみ青グマにさばとしめじ

寒い日が続くと増えるのが目の下のクマ。たっぷり寝たのに青いクマが消えず、鏡を見てどんより……。これは血流の悪さが原因の「くすみ青グマ」です。こんなときにいいのが「さばとしめじのトマト煮」。さばとたまねぎは、どちらも血の流れをよくする活血食材。また、しめじの補血パワーがトマトの酸味で効果アップ。血を補って巡らせる、よい組み合わせです。

目の周りの血流アップには、温めるのも効果的。小豆(あずき)カイロ（p254）でじんわりと温めるのが、肌も乾燥せずおすすめです。

さばとしめじのトマト煮

①フライパンに油を熱し、薄切りにしたたまねぎを炒める。
②トマトソースを加え、しめじをほぐして加える。
③火が通ったらさば（缶詰を汁ごと）とミニトマトを加えて、ひと煮立ちさせ、塩で味を調える。

冷えが強いときは、にんにくのみじん切りを炒めてから①の手順に。

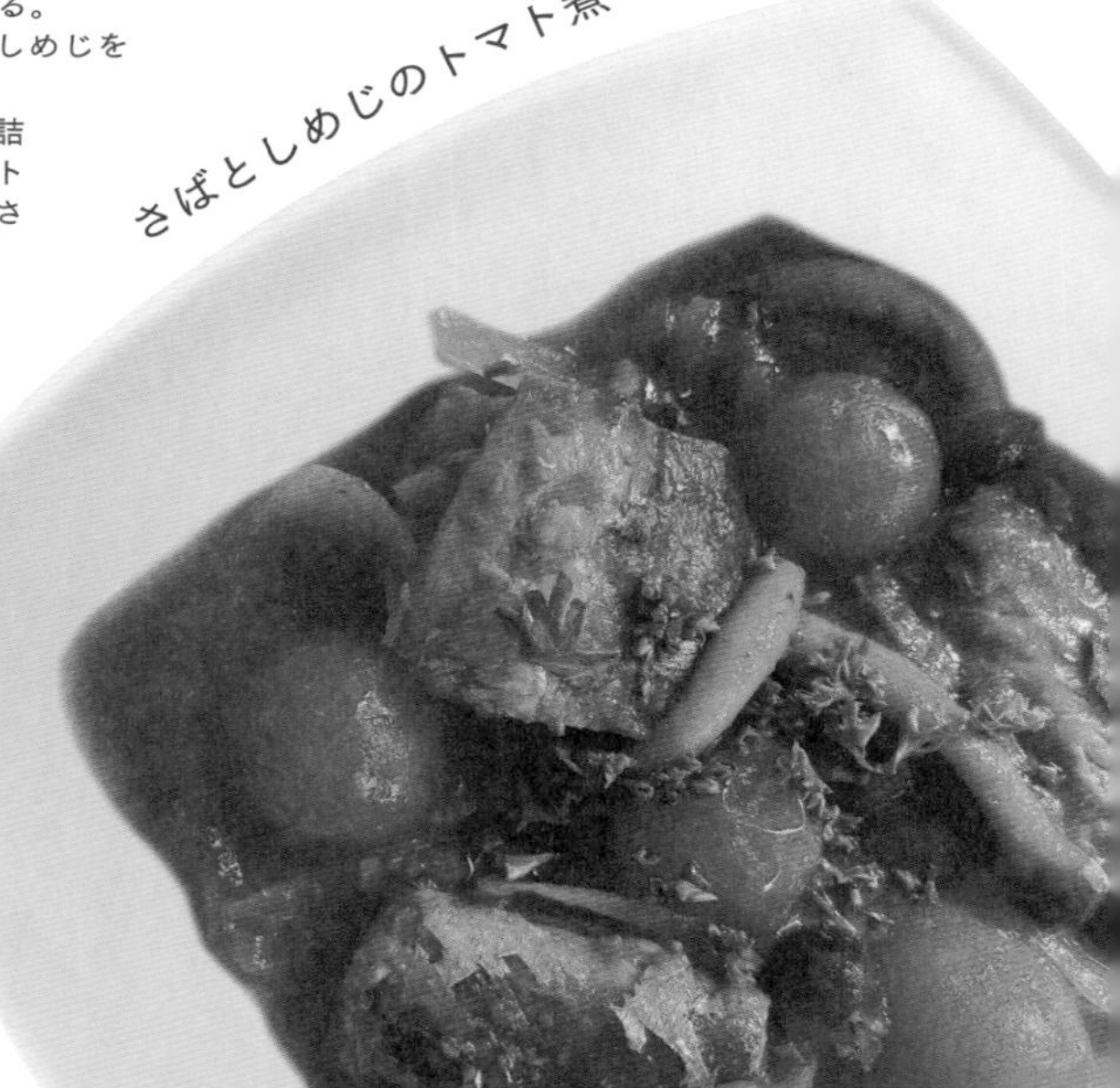

1/22

冷えによい精油 ジュニパーベリー

冷えにおすすめの精油が「ジュニパーベリー」。爽やかな木の香りで、お酒のジンの香り付けにも使われています。体を温め、体内の水を調整する効果があり、むくみやすく冷えやすい人におすすめ。ホホバオイルで希釈して、腰回りやお腹、足などを中心にマッサージをしましょう。

中医アロマ的には、腎(じん)に対応する精油なので、エイジングケアにも効果があります。ただし、使い過ぎると逆に腎に負担がかかるのでほどほどに。

1/23

座りっぱなしによる滞りに

デスクワークの人に多いのが、座りっぱなしによる「気血水(きけつすい)の滞り」の不調。

仕事柄避けられない方は、トイレに行くタイミングで、屈伸や肩まわしをして少しでも巡らせましょう。座ったままかかとを上げ下げすると、「第二の心臓」であるふくらはぎの筋肉が動いて、血流がよくなります。深い呼吸でも気が巡り、結果、血も水も巡りやすくなりますよ。

気の滞り
イライラ、お腹の張り、ガス、便秘などの原因に

血の滞り
こり、痛み、クマ、くすみ、シミなどの原因に

水の滞り
むくみ、ダル重、めまいなどの原因に

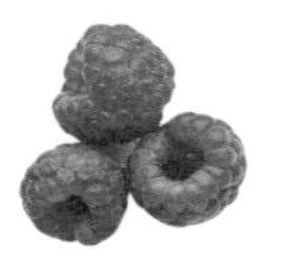
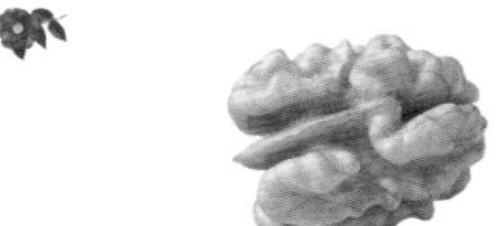
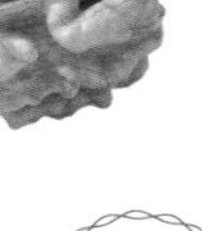
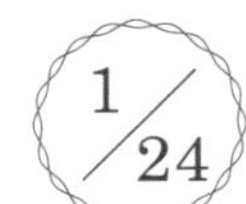

1/24

ベリーとナッツで老化を緩やかに

老化を緩やかにするためには、補血と補腎食材が欠かせません。中でもお手軽なのが、ベリー（補血）とナッツ（補腎）。ベリー10g、ナッツ20gをミックスして、毎日おやつ代わりにとればスローエイジング効果が。この季節は、はちみつ漬けにすると乾燥対策にもなってさらにおすすめ。

ベリーとナッツの種類はお好みでOKですが、私の推しはクランベリー。血を補って巡らせてくれる美容に最高のベリーです。甘酸っぱい味が潤いも生み出してくれます。

※ナッツについてはp154も参照。

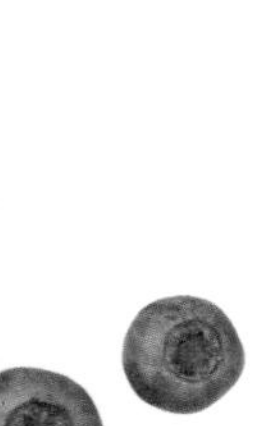
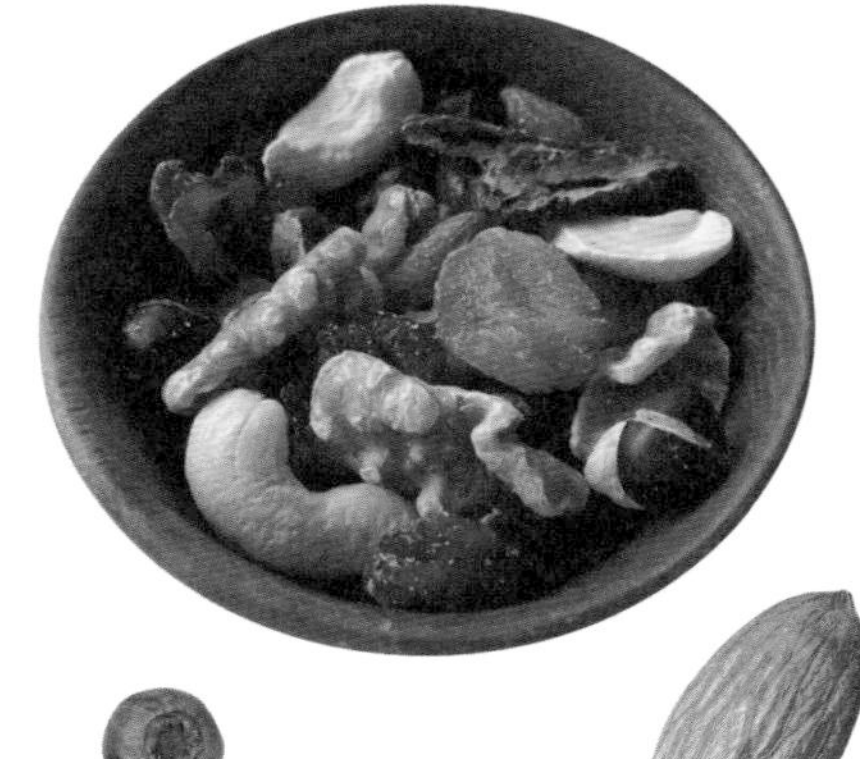
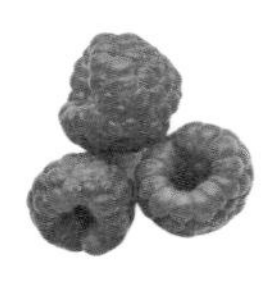

1/25 深い呼吸は最高の美容法

呼吸は中医学では「吐く」と「吸う」に分けて考えます。「吐く」は肺(はい)の管轄。肺は、肌と関わりが深く、肺(はい)をしっかり動かしてゆっくりと深く息を吐くことで、肌もきれいになると考えられています。

一方、「吸う」は腎(じん)の管轄。腎(じん)は、成長・発育を司り、エイジングと関わりの深い臓腑。吐き切った後に、腎(じん)まで届くイメージで深くしっかり吸うことで、エイジングケアができると考えられています。いつでもどこでもできる最高の美容法だから、やらなきゃもったいないですね。

※p96の深呼吸の解説も参照。

1/26 冬におすすめの手作りバスソルト

体を温め、肌を潤し、血流をよくするバスソルト、実は自分で作れます。粗塩にクエン酸と重曹を加えると、炭酸ガスで血行促進に効果的な発泡バスソルトになります。クエン酸や重曹はドラッグストアで購入できますよ。

ぽかぽか発泡バスソルト

① クエン酸10g、重曹30g、粗塩30gをビニール袋に入れてよく混ぜる。
② 精油を垂らして再びよく混ぜる。ゼラニウム、ジンジャー、フランキンセンスを各1〜2滴。
③ 球状に形を整えて完成。固まらないなら霧吹きなどで水分を少し加える。

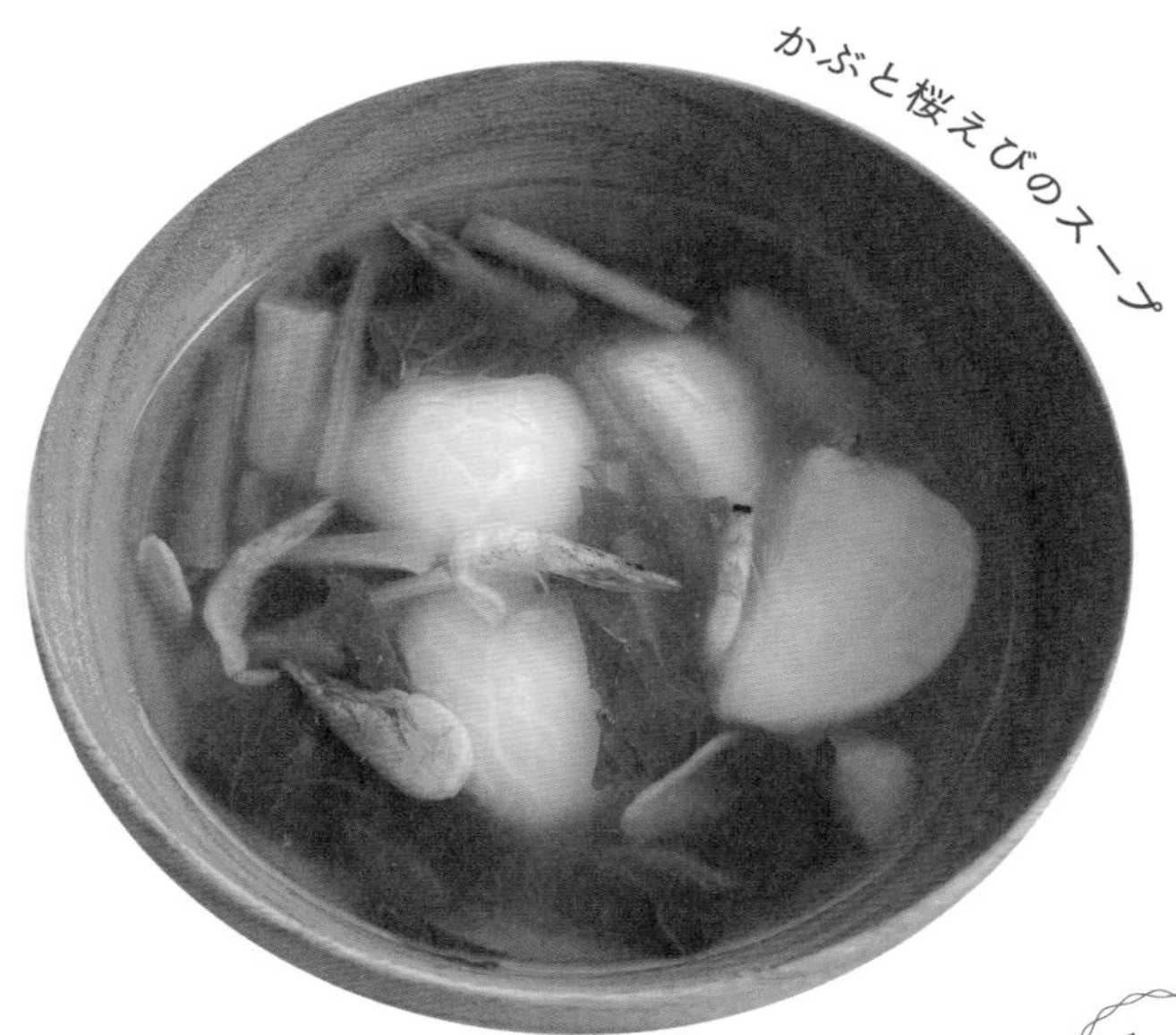

1/27

①かぶはくし切りにし、葉は刻む。
②鍋に湯を沸かし、かぶの実を入れて煮る。
③かぶが透き通ってきたら鶏がらスープを加えて味を調え、かぶの葉と桜えびを加え、少し煮たら完成。

かぶと桜えびで冷えた体を温める

あったかスープが恋しい日々。せっかく食べるなら食材の組み合わせで温め効果をアップさせましょう。おすすめは、「かぶと桜えびのスープ」。かぶも桜えびも温性食材で、ぽかぽかと体を温めてくれます。

かぶには、補五臓(ほごぞう)、消化を助ける、気を下ろす、潤いを補う、咳を止める、解毒するなどの効果が。桜えびには、補腎、補気、風邪を除くなどの効果がありま す。優しい風味で、じんわり温まってくださいね。

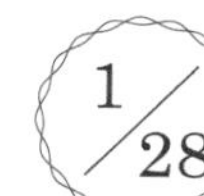

コンビニごはんで養生

漢方相談でよくあるのが「養生したくても、職場の近くにコンビニしかなくて不健康ランチになる」「疲れて帰るとコンビニに頼りがち」というお悩み。コンビニ弁当はコッテリだし、おにぎりも原材料を見ると添加物が……。

そんなときには、缶詰やレトルトパウチの組み合わせがおすすめ。缶詰、特に水煮は原材料が素材と塩だけで大体がとてもシンプル。レトルトのお粥も同様です。レンチン白米やゆで卵も、添加物が少なくて気や血を補えます。

無理のない範囲で、少しでも体に優しいものを選びたいですよね。

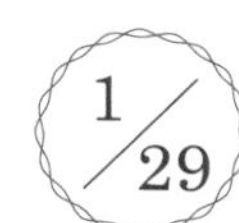

かかとのガサガサは腎が原因？

中医学的にかかとはエイジングと関わりの深い腎と密接な場所。

かかとがガサガサしているときは、体の奥が乾燥して老化が進んでいるサイン。黒豆、山いも、卵、松の実、えのき、きくらげ、ひじき、貝類、はちみつなどを食べて内側から潤いましょう。

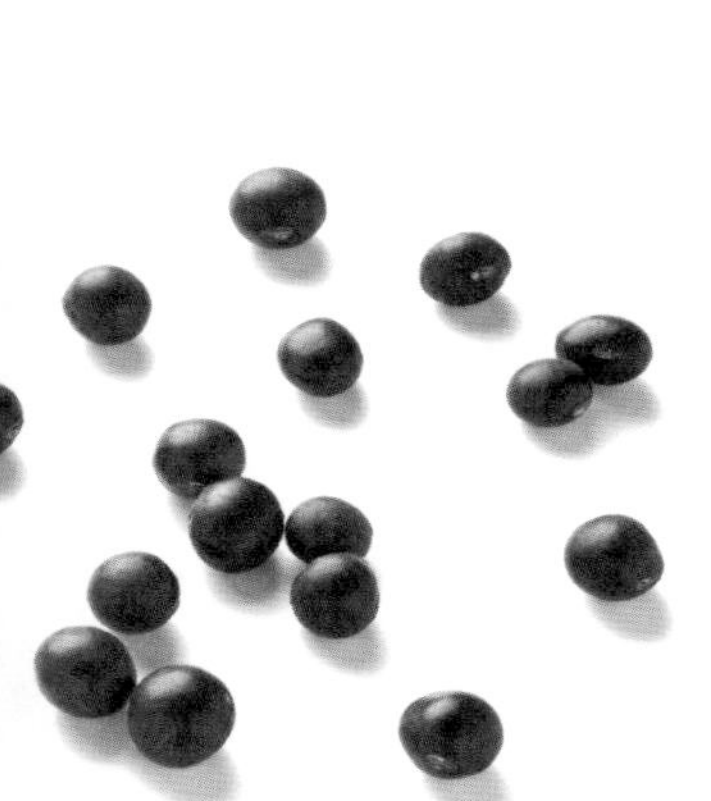

1/30

お腹ポカポカりんご甘酒

寒い日が続くことで疲れやすくなります。これは、体を温めるのにエネルギーを使うから。そんなときは、「ポカポカりんご甘酒」を飲んでみて。胃腸を元気にしてくれるりんごと、美容によい甘酒、温め効果のあるシナモンを組み合わせたドリンクで、元気をチャージできます。りんごのよい香りと甘酒の優しい甘さに心も癒されます。

ポカポカりんご甘酒

①りんごを皮ごと切ってミキサーに入れる。
②①に甘酒と水（甘酒の濃さに応じて希釈）を加えてかくはん。
③②を小鍋に移し、シナモンスティック（またはシナモンパウダー）と一緒にひと煮立ちさせたら完成。レンチンでもOKです。

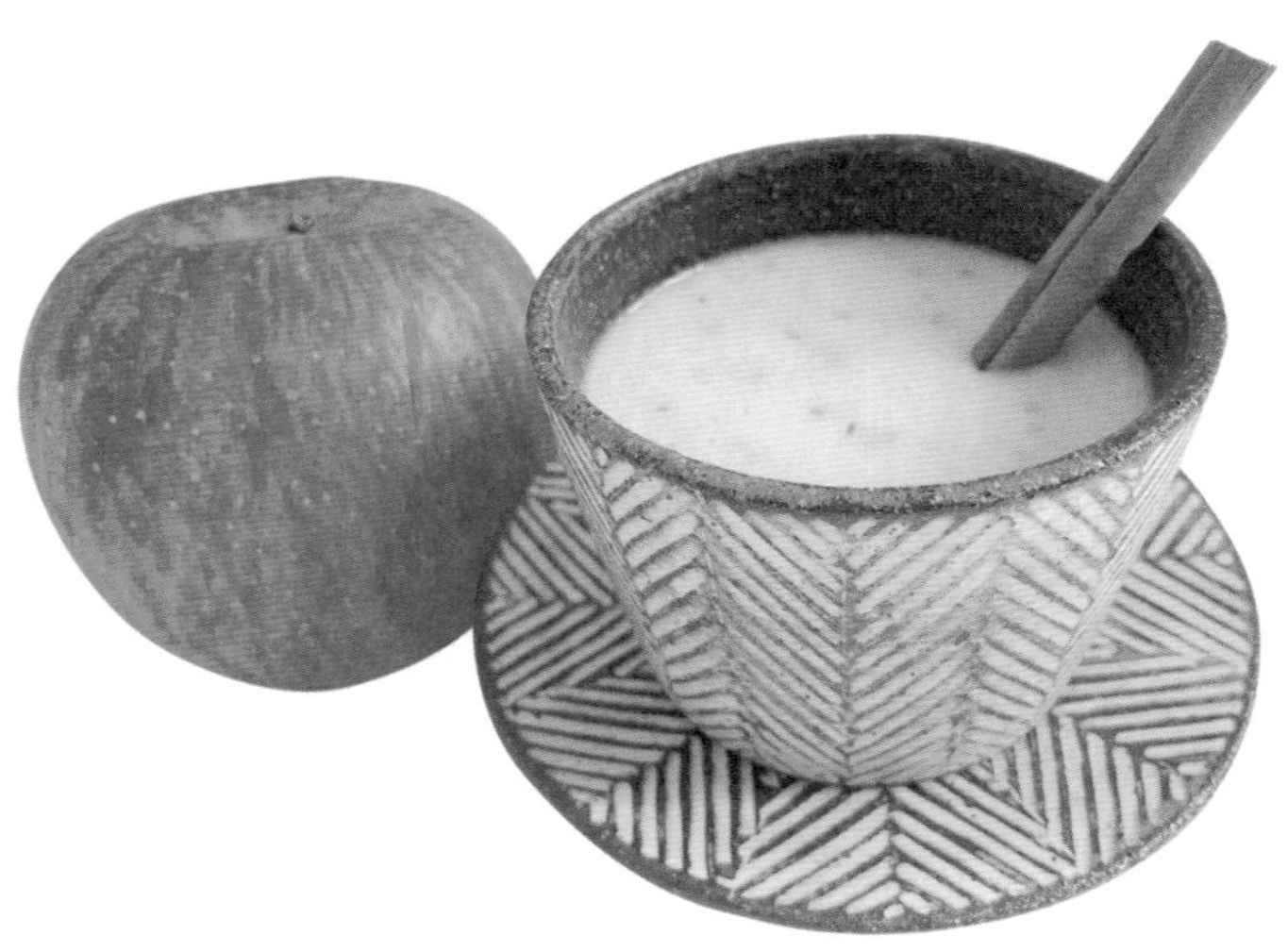

1/31

寒い朝は歩きながら手をグーパー

寒い朝は、歩きながら手をグーパーするだけで、血流がよくなり指先がポカポカしてきます。

握ったときに中指と薬指が当たる所に「労宮（ろうきゅう）」というツボがあり、押すと疲労回復、緊張・ストレスの緩和になります。握力もついて良いことだらけ。

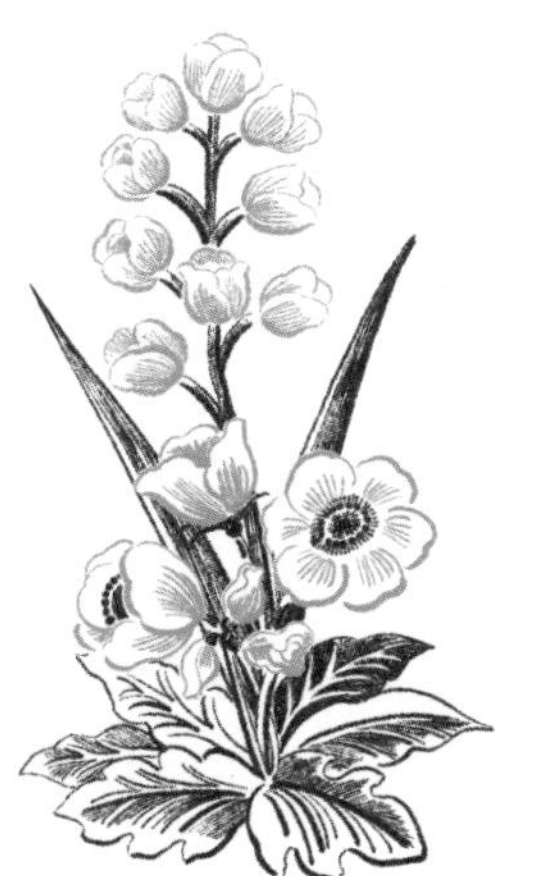

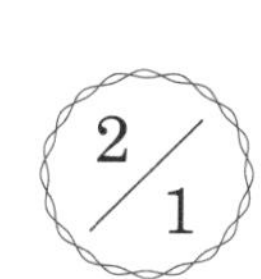

2/1

足先は冷えるのに頭がのぼせたら

暖房をかけると温かい空気が上に行き、部屋の下は冷えていることがありますよね。実は、体の中でもこれと同じことが起こります。温かい気は放っておくと上に昇り、頭がぼーっとのぼせる。でも足はなぜか冷え冷えに。こんなとき、冷え・のぼせのどちらかを解消しようと寒涼食材や温熱食材をとると、もう片方が悪化する原因になってしまいます。

大事なのは体内の熱をかき混ぜること。お風呂を想像してもらうと分かりやすいですよね。座りっぱなしならできるだけ立って歩く。歩けないときはかかとの上げ下げ、深呼吸やハーブティーで気を巡らせる。

体の中をかき混ぜて、のぼせと冷えを同時に解消していきましょうね。

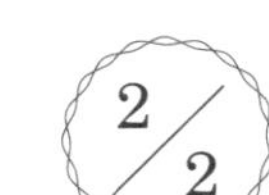

2/2

乾燥肌に「飲む美容液」のほたてスープ

外出から帰ってくると、お部屋の湿度計が20％台。慌てて加湿器をつけたり、お湯を沸かして湿度を上げる、なんて時期。

乾燥が激しい日には、「ほたてと白きくらげのうるうる美肌スープ」で潤い補給を。ほたては胃腸や肝腎（かんじん）、潤いを補い、情緒を安定させます。白きくらげには体液を生み出す効能も。ほたての旨味がじゅわっと染み出て、白きくらげでトロトロプルプル。白菜を刻んで入れてもおいしいですよ。

ほたてと白きくらげのうるうる美肌スープ

① 白きくらげを水で戻してから圧力鍋で10分（普通のお鍋なら1時間くらい弱火でコトコト）。ほたてを入れてさらにコトコト。
② スープが白濁してきたら鶏がらスープで味を整え、ごま油を垂らす。

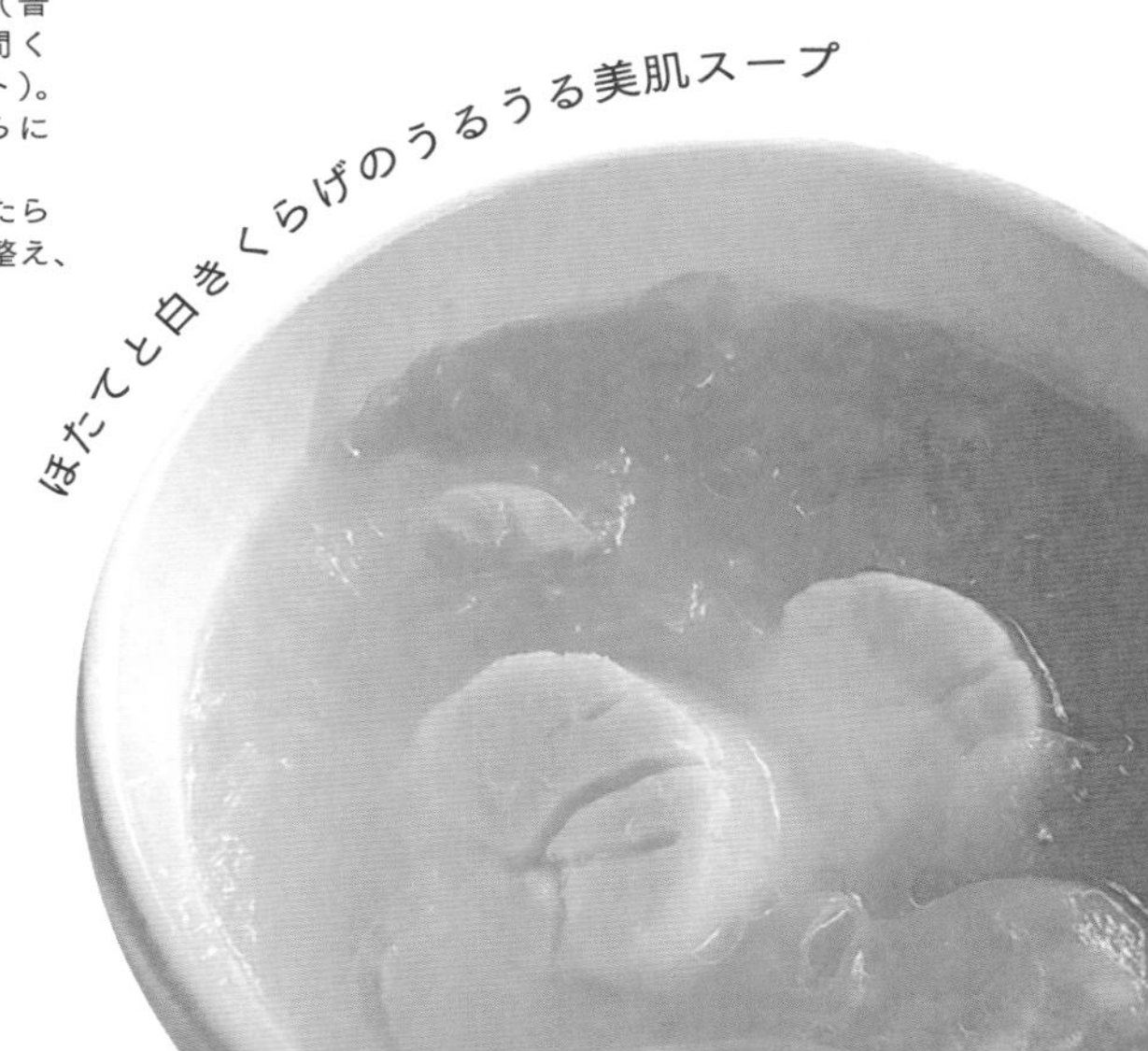

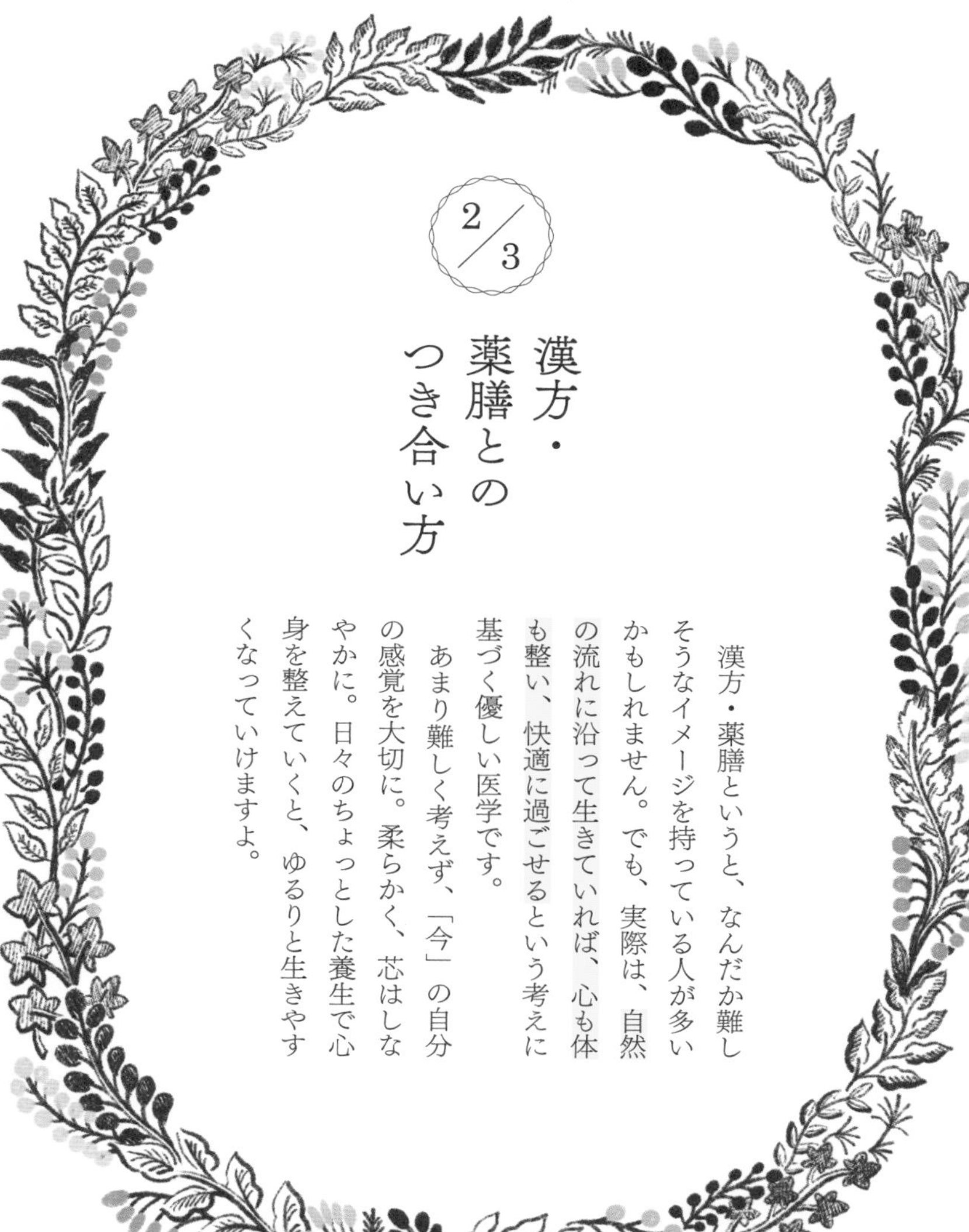

2/3

漢方・薬膳とのつき合い方

漢方・薬膳というと、なんだか難しそうなイメージを持っている人が多いかもしれません。でも、実際は、自然の流れに沿って生きていれば、心も体も整い、快適に過ごせるという考えに基づく優しい医学です。

あまり難しく考えず、「今」の自分の感覚を大切に。柔らかく、芯はしなやかに。日々のちょっとした養生で心身を整えていくと、ゆるりと生きやすくなっていけますよ。

五性

薬膳では、体を温めるのか、冷やすのかの性質で、
食材を5つに分けて考えます。p32もご参照ください。

体を冷やす食材 ⟷ 体を温める食材

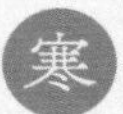

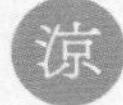

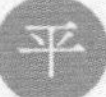

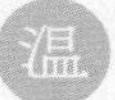

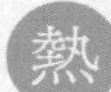

寒	涼	平	温	熱
馬肉	豆腐	米	鶏肉	唐辛子
そば	ほうれん草	豆類	羊肉	シナモン
たこ	もやし	豚肉	さば	ウイスキー
わかめ	きゅうり	牛肉	ぶり	紹興酒
海苔	トマト	まぐろ	長ねぎ	豆板醤
たけのこ	なす	かつお	たまねぎ	花椒
ゴーヤ	セロリ	いか	ニラ	
バナナ	ごぼう	白菜	かぶ	
すいか	大根	キャベツ	桃	
	いちご	にんじん	きんかん	
	ビール	じゃがいも	さくらんぼ	
		ブロッコリー	ワイン	
		ピーマン	焼酎	
		みかん		
		トウモロコシ		
		白砂糖		
		はちみつ		

五行色体表

五臓がそれぞれ深く関わる季節や体の部位、感情、味がわかる一覧表です。
本書の各季節の導入ページもご参照ください。

五臓	肝(かん)	心(しん)	脾(ひ)	肺(はい)	腎(じん)
五季 （五臓が属する季節）	春	夏	長夏 （梅雨）	秋	冬
五官 （五臓の変調が現れる感覚器）	目	舌	口 （唇）	鼻	耳
五華 （五臓の変調が現れる部位）	爪	顔面	唇	体毛	髪
五色 （五臓の変調の際の皮膚の色、摂るといい食べ物の色）	青	赤	黄	白	黒
五志 （五臓の変調の際の感情）	怒	喜	思	悲	恐
五味 （五臓に働きかける味）	酸(さん)	苦(く)	甘(かん)	辛(しん)	鹹(かん) （塩辛い）

食材別・索引

食材から引ける索引です。主にレシピや食材の効能を調べられます。

あ

か

■ お悩み別・索引　体調、症状、目的から引ける索引です。

一般的な不調

胃腸の不調

気候の変化で起きやすい不調

※ p319の「肌の乾燥」も参照

睡眠関連

生理・女性の不調

メンタルの不調

美容・肌関連の不調

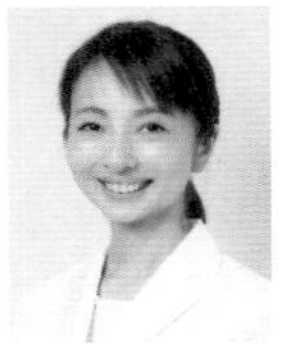

久保奈穂実
（くぼなおみ）

国際中医薬膳管理師。漢方アドバイザー。成城漢方たまりで年間約2000人の漢方相談・薬膳講師を行う。女子美術大学造形科卒業。芸能・音楽活動を行い、ハードな生活で身体のバランスを崩す。漢方薬に助けられた経験から興味を持ち、イスクラ中医薬研修塾にて中医学を学ぶ。SNSにて発信するやさしい養生知識や、カンタン薬膳レシピが大人気。総フォロワー約９万人。

X（旧 Twitter）
@naominkubo

Instagram
naomin_yakuzen

※本書は著者のSNSの投稿内容をもとに、
大幅な加筆修正を加えて編纂いたしました。

執筆協力	和田美穂
イラスト	ニシイズミユカ
デザイン・図版	柿沼みさと
校 正	株式会社円水社
写 真	久保奈穂実 Adobe Photo Stock
編集協力	平井 幸
編 集	杉山亜沙美

1日ひとつ、疲れが消える
おいしい漢方365

発行日	2023年５月５日　初版第１刷発行 2024年３月25日　第６刷発行
著 者	久保奈穂実
発行者	竹間 勉
発 行	株式会社世界文化ブックス
発行・発売	株式会社世界文化社 〒102-8195 東京都千代田区九段北4-2-29 電話編集部　03-3262-5118 販売部　03-3262-5115
印刷・製本	株式会社 リーブルテック

ISBN978-4-418-23413-4

不調別食材メモ

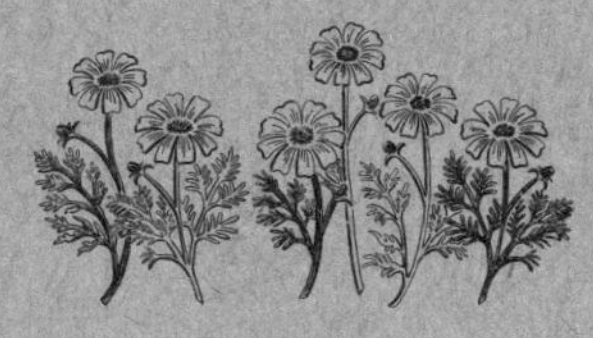

● 体の不調

・疲れ … 米、いも、豆、きのこ、卵、甘酒、かつお節

・冷え … 紅茶、えび、にら、しょうが、鶏肉

・のぼせ … 緑茶、グレープフルーツ、ミント

・肩こり首こり … ねぎ、鮭、さば

・目の疲れ … ブルーベリー、にんじん

・二日酔い … コーヒー、味噌汁、柿、オレンジ

・むくみやだる重 … はとむぎ茶、昆布、もやし

・食べ過ぎ、胃のもたれ … 大根、かぶ、白湯、すだち、そば

・生理痛 … さば缶、いわし、黒糖

・自律神経の乱れ … いちご、セロリ

● メンタルの不調

・不安感 … ココア、紅茶、卵

・イライラ … 柑橘、セロリ、春菊

● 美容

・肌の乾燥 … フルーツ、豆腐、ナッツ類、はちみつ、山芋

・エイジング … ほたて、きくらげ、黒ごま、
干ししいたけ、黒豆茶

・クマやくすみ … ハイビスカスティー、長ねぎ、たまねぎ

・食欲暴走 … グレープフルーツ、濃い緑茶、ゴーヤ、白菜

・髪のツヤ … にんじん、ひじき、黒ごま